Dr. med. Stefan Waller

DER Dr. Heart HERZ COACH

Herzinfarkt verhindern, besser und bewusster leben

QUALITÄTS G|U GARANTIE

DIE GU-QUALITÄTSGARANTIE

Wir möchten Ihnen mit den Informationen und Anregungen in diesem Buch das Leben erleichtern und Sie inspirieren, Neues auszuprobieren. Bei jedem unserer Produkte achten wir auf Aktualität und stellen höchste Ansprüche an Inhalt, Optik und Ausstattung.
Alle Informationen werden von unseren Autoren und unserer Fachredaktion sorgfältig ausgewählt und mehrfach geprüft. Deshalb bieten wir Ihnen eine 100 %ige Qualitätsgarantie.

Darauf können Sie sich verlassen:
Wir legen Wert darauf, dass unsere Gesundheits- und Lebenshilfebücher ganzheitlichen Rat geben. Wir garantieren, dass:
- alle Übungen und Anleitungen in der Praxis geprüft und
- unsere Autoren echte Experten mit langjähriger Erfahrung sind.

Wir möchten für Sie immer besser werden:
Sollten wir mit diesem Buch Ihre Erwartungen nicht erfüllen, lassen Sie es uns bitte wissen! Wir tauschen Ihr Buch jederzeit gegen ein gleichwertiges zum gleichen oder ähnlichen Thema um. Nehmen Sie einfach Kontakt zu unserem Leserservice auf. Die Kontaktdaten unseres Leserservice finden Sie am Ende dieses Buches.

GRÄFE UND UNZER VERLAG. *Der erste Ratgeberverlag – seit 1722.*

KGS

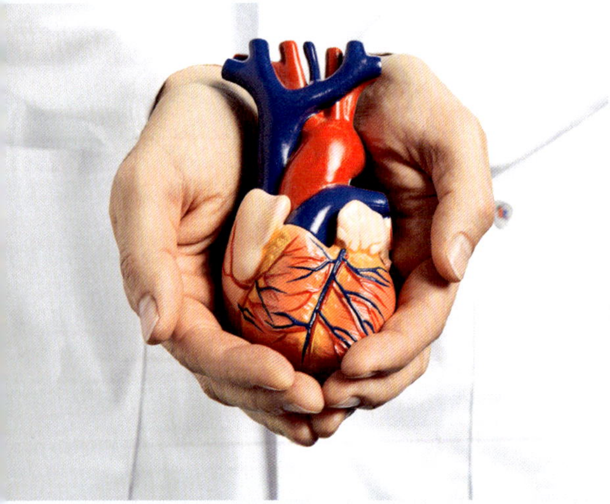

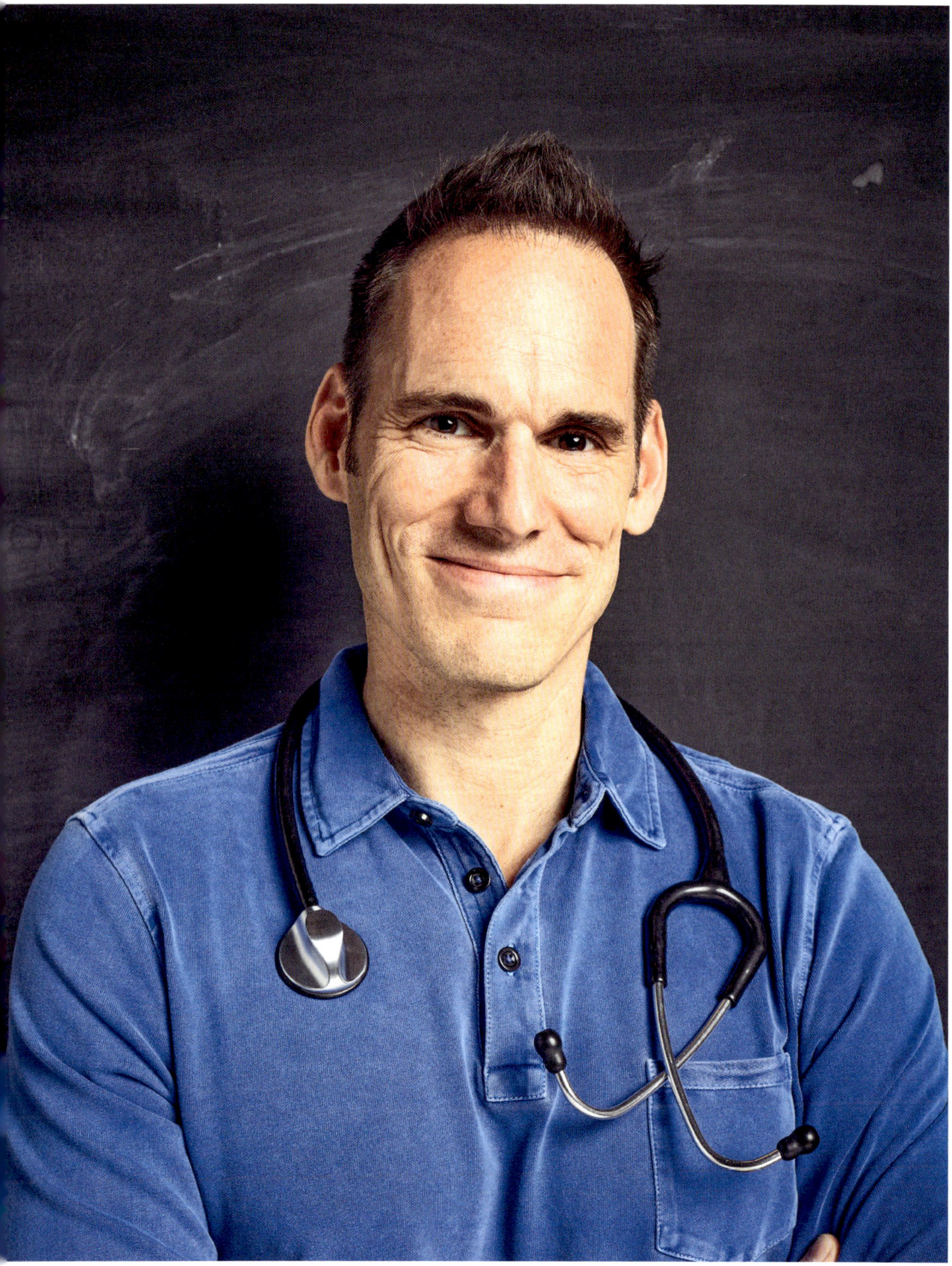

HELFEN SIE SICH SELBST!

Ich kann Sie schon verstehen. Wahrscheinlich wurde bei Ihnen vor Kurzem eine Herzerkrankung festgestellt, Sie oder Ihr Partner haben womöglich sogar einen Herzinfarkt erlitten, oder aber Ihr Hausarzt hat Ihnen einfach nur ins Gewissen geredet, sich mehr um Ihre Herzgesundheit zu kümmern, Blutdruck und Cholesterin in den Griff zu bekommen ... Und nun stehen Sie im Buchladen, haben gerade dieses Buch aus dem Regal gezogen – rechts und links davon viele weitere kluge Ratgeberbücher –, und nun fragen Sie sich zu Recht: Warum soll ich mir jetzt ausgerechnet diesen Herzcoach-Ratgeber kaufen? Ganz einfach. Mit diesem Buch möchte ich Ihnen als aufrechter und ehrlicher Coach und Berater zur Seite stehen und Ihnen in einfachen und klaren Worten genau die Informationen an die Hand geben, von denen ich aus meiner persönlichen Erfahrung als Arzt ehrlich überzeugt bin und sagen kann, dass Sie sie wirklich brauchen, um Ihre Herzgesundheit dauerhaft wieder in den Griff zu bekommen.

WOHLSTANDSERKRANKUNGEN AUF DEM VORMARSCH

Leider sind wir, was einen gesunden Lebensstil angeht, von einem Idealzustand Lichtjahre entfernt, und durch einen ungesunden Lebensstil verursachte Erkrankungen breiten sich in unserer Bevölkerung mit rasanter Geschwindigkeit aus. Nach Hochrechnungen des Robert Koch-Instituts greifen die »Volksseuchen« Übergewicht und Fettsucht (Adipositas) immer mehr um sich, sodass heute schon weit mehr als 20 Prozent der Frauen und Männer in Deutschland an Fettsucht leiden und lediglich ein Drittel der Männer und etwas weniger als die Hälfte der deutschen Frauen noch Normalgewicht haben. Mehr als sechs Millionen Menschen in Deutschland leiden laut einer Untersuchung der Deutschen Diabetes Gesellschaft aus dem Jahr 2015 bereits an einer Zuckerkrankheit (mit leider stark ansteigender Tendenz), über 20 Millionen Deutsche haben Bluthochdruck. Und Bewegungsmangel und Fehlernährung sind heute eher die Regel als die Ausnahme: 60 Prozent der Menschen in Deutschland bewegen sich täglich weniger als 30 Minuten! Gleichzeitig wird immer mehr fett- und kalorienreiches, meist »ultraverarbeitetes«, industriell gefertigtes, ungesundes Essen »genossen«. Als ob das nicht alles schon mehr als genug wäre, ist es um das seelisch-geistige Wohl vieler Menschen in unserem Land auch nicht viel besser bestellt. Chronischer Stress mit all seinen Folgeerkrankungen und Komplikationen ist zu einer der größten Belastungen der Volksgesundheit geworden.

Die Quittung hierfür – und das belegen zahlreiche Studien – ist der rasante Vormarsch von sogenannten »Wohlstandserkrankungen«. Hierzu zählen neben der Fettsucht und der Zuckerkrankheit (Diabetes) vor allem auch die durch Arteriosklerose, also die beschleunigte Verhärtung, Verengung und Verkalkung der Blutgefäße hervorgerufenen Herz-Kreislauf-Erkrankungen wie Herzinfarkt, Herzschwäche und Schlaganfall. Um diese ganz großen Killer unserer

Bevölkerung geht es – neben anderen Erkrankungen – in diesem Buch.
Im Jahr 2004 zeigte beispielsweise die INTERHEART-Studie eindrucksvoll, dass 90 Prozent der Herzinfarkte auf unseren Lebensstil zurückzuführen sind. Und da kommen Sie ins Spiel! Denn so gern ich dazu in der Lage wäre, auch ich kann Sie nicht gesund machen. Ich kann auch nicht verhindern, dass Ihre Erkrankung voranschreitet. Und ich kann auch nicht beeinflussen, ob Sie eine Herzerkrankung bekommen werden oder nicht. Das kann letztlich nur eine einzige Person auf dieser Welt: Sie!

RICHTIG ENTSCHEIDEN OHNE ZWANG

Mit dem Buch, das Sie gerade in der Hand halten, versetze ich Sie jedoch in die Lage, dass Sie auf der Basis einiger grundlegender Informationen die für Sie wirklich wichtigen Entscheidungen zu Ihrer weiteren Lebensführung und Lebensplanung ganz bewusst treffen können. Wenn Sie das Buch fertig gelesen haben, können Sie die freie Entscheidung fällen, regelmäßig ein paar Tabletten einzunehmen und ansonsten genauso wie zuvor weiterzuleben. Das sollte dann aber Ihre bewusste Entscheidung unter Kenntnis der möglichen Folgen und vor allem der verpassten Chancen für ein letztlich gesünderes und schöneres Leben sein. Sie können sich aber auch dafür entscheiden, Ihre Lebenssituation – sei es aufgrund eines erlittenen Herzinfarktes, aufgrund der Diagnose einer Koronaren Herzkrankheit oder auch wegen eines anderen einschneidenden Lebensereignisses – als Chance für eine tiefgreifende Veränderung zum Besseren zu sehen. Die Tatsache, dass Sie diese Zeilen lesen, spricht ja bereits dafür, dass zumindest ein Teil von Ihnen dazu bereit ist, sich auf einen neuen, spannenden und hoffnungsvollen Weg zu begeben.
Ich werde Ihnen in diesem Buch nichts vorschreiben. Ich werde Sie auch nicht unter Druck setzen, indem ich Ihnen sage, dass Sie um jeden Preis Ihr ganzes Leben umkrempeln und dies oder jenes unbedingt tun oder sein lassen müssen. Denn – das musste ich als junger Arzt bereits wiederholt feststellen – es funktioniert (leider) nicht.
Zwang kollidiert mit dem uns allen innewohnenden Freiheitsdrang und unserem innersten Wunsch nach Autonomie und Unabhängigkeit. Das ist sicherlich auch einer der Gründe, warum die Anweisungen des Arztes auf Dauer allenfalls zur Hälfte von den Patienten umgesetzt werden.
Das Einzige, was ich von Ihnen verlange, ist Unvoreingenommenheit. Bleiben Sie offen für die unterschiedlichen Argumente, übertragen Sie diese auf Ihre eigene Lebenswelt, seien Sie kritisch, informieren Sie sich rechts und links. Und dann entscheiden Sie, wie Sie mit den Informationen, die ich Ihnen an die Hand gebe, umgehen wollen.

»Es muss von Herzen kommen, was auf Herzen wirken soll.«

Johann Wolfgang von Goethe

WOZU DAS HERZCOACH-PROGRAMM?

Gute Frage! Lassen Sie sie mich aus meiner persönlichen Perspektive beantworten. Ich arbeite jetzt schon eine ganze Weile als Kardiologe, zunächst viele Jahre im Krankenhausbetrieb und nun in der ambulanten Versorgung in einer großen kardiologischen Praxis im Herzen Berlins. Gleichzeitig bin ich als »Dr. Heart«, als »Internetarzt« damit beschäftigt, Menschen in möglichst einfachen Worten auf Augenhöhe ihre Herzerkrankung zu erklären und Hilfestellung zu einem (herz-)gesünderen Lebensstil zu geben. Denn obwohl es immer mehr, auch digital bereitgestellte Gesundheitsinformationen gibt, kommen diese aus verschiedensten Gründen oftmals nicht beim Patienten an, werden nicht verstanden oder lösen sogar mehr Verwirrung aus, als dass sie zur Klärung bestimmter Fragen beitragen. Bestimmt kennen Sie das »Dr.-Google-Syndrom« …

Viele »herkömmliche« Ratgeber kommen oftmals etwas »trocken« daher und werden dann schlicht nicht gelesen.

Mit dem Herzcoach-Programm versuche ich hier, eine Brücke zu schlagen und Ihnen in einfachen Worten, informativ, aber durchaus auch unterhaltsam, einen umfassenden Überblick zu geben über das, was Sie in Ihrem neuen »herzgesunden Leben« erwartet und was Sie wirklich wissen müssen, um Ihre Erkrankung und Ihre Risikofaktoren in den Griff zu bekommen. Vielleicht sind Sie auch noch gar nicht krank und wollen einfach nur lernen, wie Sie so leben können, dass Sie möglichst gar nicht erst krank werden? Umso besser!

Nachdem ich Ihnen in den ersten Teilen dieses Buches hierfür das notwendige Wissen an die Hand gebe, sind dann Sie an der Reihe! Mithilfe vieler praktischer Anregungen gestalten Sie Ihr neues »herzgesundes Leben«, und zwar individuell auf Sie, Ihre Lebenswelt und Ihre Wünsche und Abneigungen zugeschnitten. Denn die »One size fits all«-Patentlösung, die alle gleichermaßen glücklich macht, die gibt es leider nicht. Daher ist es so wichtig, dass Sie selber, quasi von innen heraus und nicht durch Verbote von außen »ferngesteuert«, aus dem breiten Spektrum der Möglichkeiten einen Lebensstil für sich entwerfen, hinter dem Sie stehen, der sich für Sie vor allem besser anfühlt und der es Ihnen ermöglicht, im Einklang mit Ihrem Körper bewusster, besser und länger zu leben. Wenn Sie selber verstehen und vor allem auch ganz praktisch erfahren, dass Sie mehr Lebensfreude und Lebensqualität durch Ihren Lebenswandel dazugewinnen, als Sie Dinge opfern müssen, wird sich Ihr Lebenswandel für Sie richtig und gut anfühlen und daher von Dauer sein.

Abgerundet wird das Herzcoach-Programm durch exklusive begleitende Videoclips, mit denen ich Sie auf Ihrem neuen Lebensweg mit meiner Motivation und einigen Tipps unterstützen möchte. An den entsprechenden Stellen weise ich Sie im Buch darauf hin.

Ich wünsche Ihnen viel Erfolg auf Ihrem neuen, spannenden Weg!

Ihr

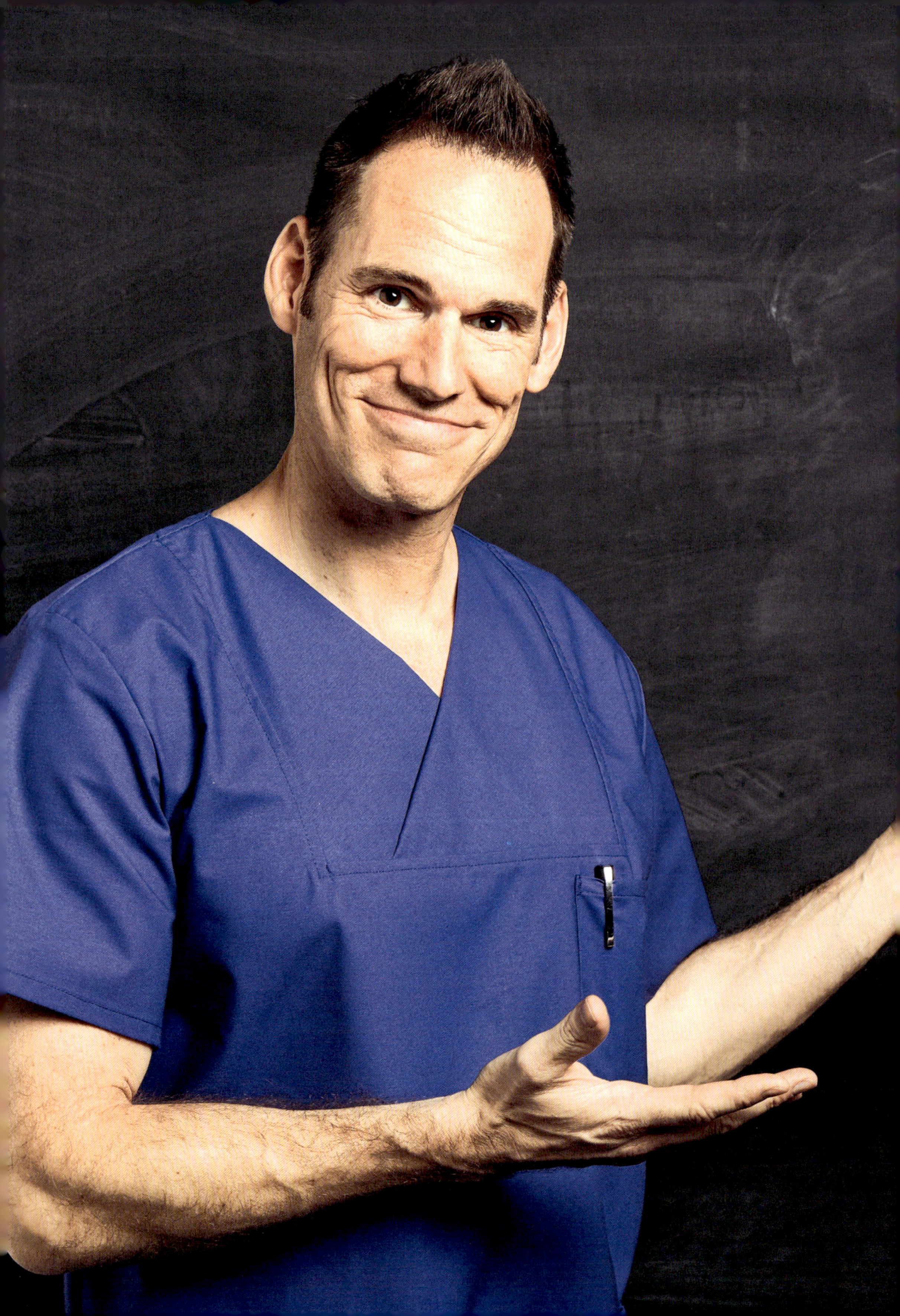

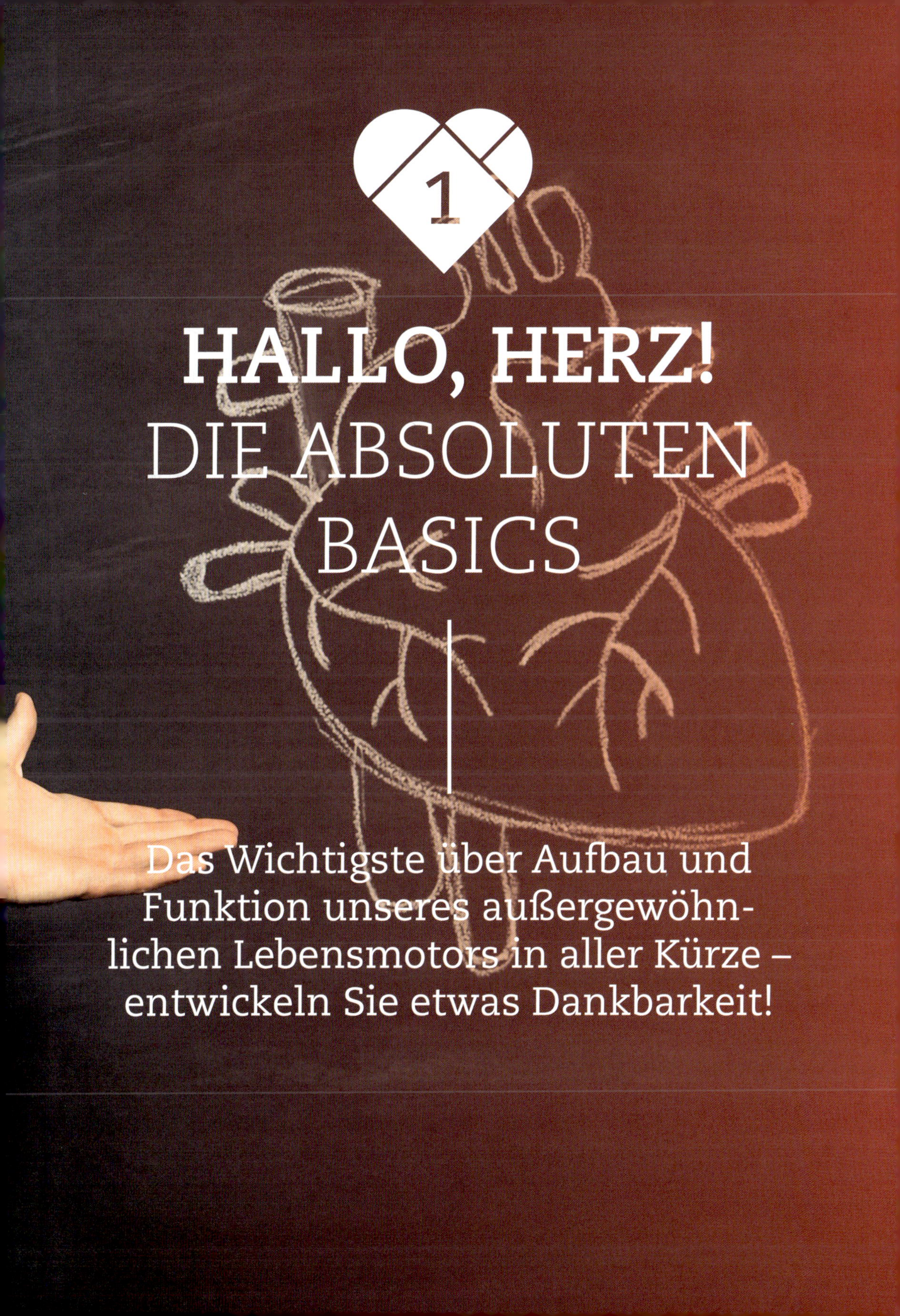

1

HALLO, HERZ!
DIE ABSOLUTEN BASICS

Das Wichtigste über Aufbau und Funktion unseres außergewöhnlichen Lebensmotors in aller Kürze – entwickeln Sie etwas Dankbarkeit!

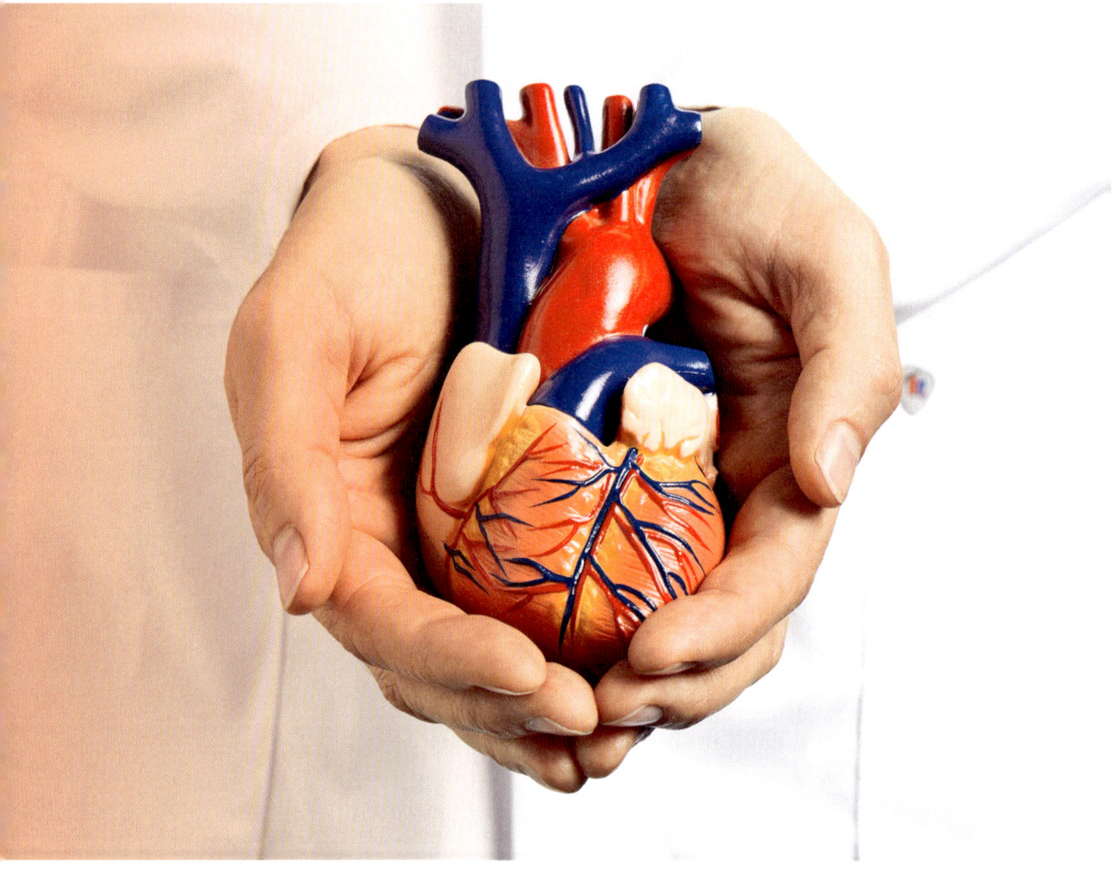

UNSER AUSSERGEWÖHN-LICHER LEBENSMOTOR

Ich weiß, natürlich wollen Sie sich lieber gleich voll in die Thematik stürzen, anstatt sich mit Herzgrundlagen auseinanderzusetzen. Deshalb verspreche ich Ihnen: Ich werde mich möglichst kurz fassen. Aber es wird Ihnen mit Sicherheit viel leichter fallen, vieles von dem, was Sie auf den folgenden Seiten über das Herz und die Koronare Herzkrankheit erfahren werden, besser einordnen und behalten zu können, wenn Sie zuvor ein paar wichtige Grundlagen über den Aufbau und die Funktion unseres Lebensmotors Herz verstanden haben. Darüber hinaus (so ging es zumindest mir persönlich) kann man auch eine gewisse Dankbarkeit für dieses unglaubliche Organ entwickeln, welches unermüdlich, in der Regel ohne zu murren und noch dazu meist völlig unbemerkt 24 Stunden rund um die Uhr, unser gesamtes Leben lang Tag und Nacht Sauerstoff und Nährstoffe zu jeder noch so abgelegenen Zelle in unserem Körper pumpt und somit unser Leben überhaupt erst möglich macht.

DER AUFBAU UNSERES HERZENS

Besprechen wir also zunächst das Wichtigste zum Aufbau unseres Herzens und unseres Blutkreislaufs: Das Herz ist ein sogenannter Hohlmuskel, der aus vier Herzkammern aufgebaut ist. Dabei unterteilt sich das Herz in zwei Hälften, nämlich das rechte und das linke Herz, die jeweils aus einer Vorkammer, dem Vorhof, und einer Hauptkammer, dem Ventrikel, bestehen. Die Herzvorhöfe pumpen das Blut synchron, also zeitgleich, in die Herzkammern, die sich zu diesem Zeitpunkt in der Erschlaffungsphase, medizinisch Diastole, befinden und somit das Blut aus den Herzvorhöfen aufnehmen können. Etwas zeitversetzt ziehen sich dann die Herzkammern zusammen und pumpen so das Blut in den Lungenkreislauf (das übernimmt die rechte Herzkammer) beziehungsweise in den großen Körperkreislauf (das übernimmt die linke Herzkammer).

ZWEI UNTERSCHIEDLICH GROSSE HERZKAMMERN

Rechtes und linkes Herz arbeiten dabei synchron, funktionell betrachtet in Reihe geschaltet. Das »verbrauchte« sauerstoffarme Blut aus dem Körperkreislauf sammelt sich im rechten Herzvorhof und gelangt dann über die sogenannte Trikuspidalherzklappe in die rechte Herzkammer. Die rechte Herzkammer pumpt das sauerstoffarme Blut in den Lungenkreislauf, wo es wieder mit Sauerstoff angereichert wird und gleichzeitig im Stoffwechsel entstandenes Kohlendioxid (CO_2) abgibt. Weil im Lungenkreislauf ein sehr viel geringerer Blutdruck als im Körperkreislauf herrscht, ist die rechte Herzkammer sehr viel weniger muskelstark, und sie ist auch deutlich kleiner als die linke Herzkammer.

SAUERSTOFFTRANSPORT BIS IN DIE ABGELEGENSTE KÖRPERZELLE

Das in der Lunge mit Sauerstoff beladene Blut sammelt sich über die Lungenvenen im linken Herzvorhof und gelangt über die Mitralherzklappe in die linke Herzkammer, die schließlich das Blut durch die Aortenherzklappe und die Aorta, also die Hauptschlagader, in die Arterien pumpt. Die Arterien verzweigen sich immer weiter, bis letztlich jede noch so abgelegene Zelle unseres Körpers erreicht und mit Sauerstoff und Nährstoffen versorgt wird – eine immense Leistung, ohne die unser Stoffwechsel nicht funktionieren würde, und letztlich die Voraussetzung dafür, dass wir leben.

Im Normalfall, also etwa dann, wenn wir in Ruhe auf der Couch sitzen und an nichts Aufregendes denken, zieht sich unser Herz in jeder Minute 50- bis 100-mal zusammen. Pro Stunde befördert unser Herz so die Menge von fast zwei vollen Badewannen an Blut durch den Körper. Dabei muss das Herz bei jedem Zusammenziehen, man sagt

DAS HERZMINUTENVOLUMEN

Pro Minute pumpt das Herz etwa fünf Liter Blut durch unseren Körper. Dies bezeichnen wir Ärzte als »Herzminutenvolumen«.

HERZ-ANATOMIE

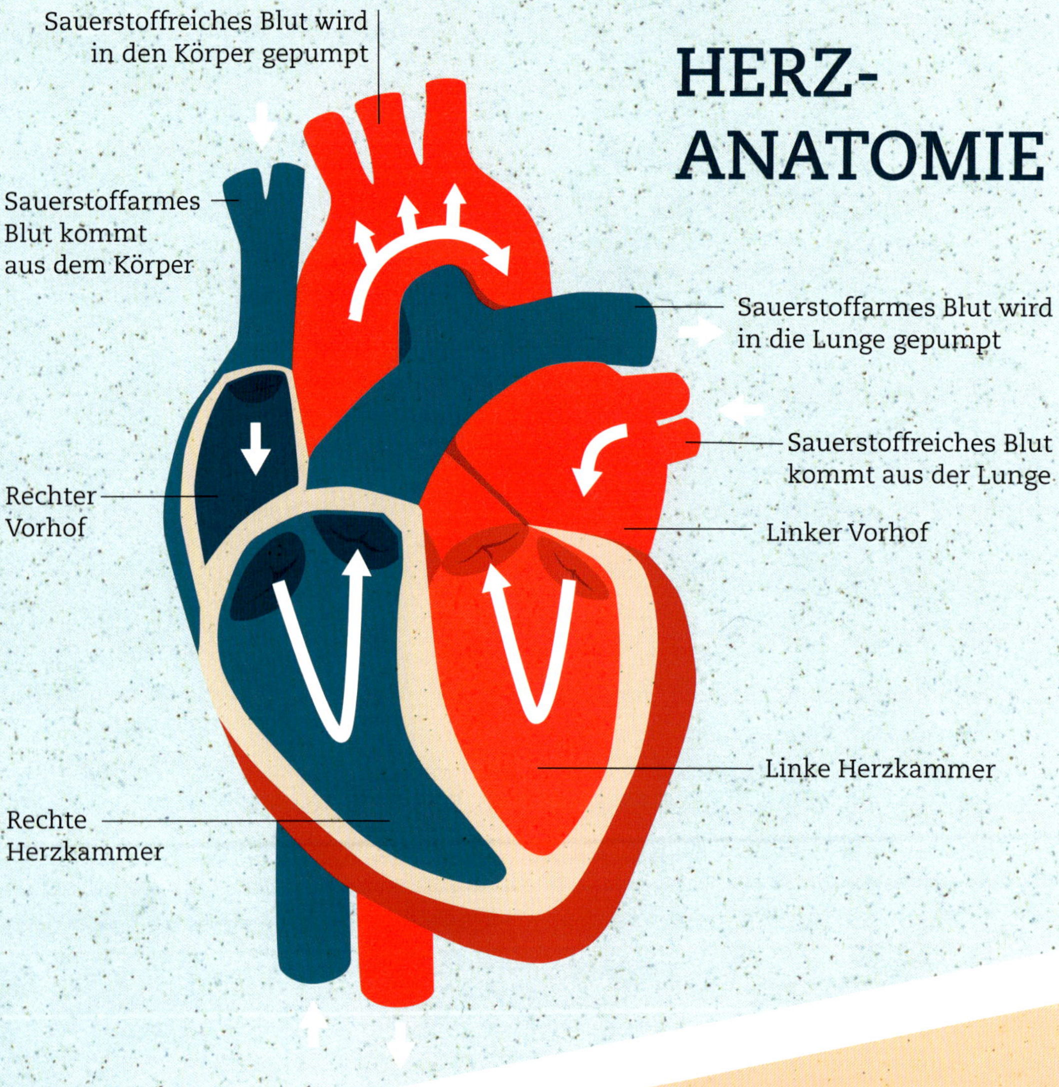

ZELLSTOFFWECHSEL

Stofftransport in der Zelle

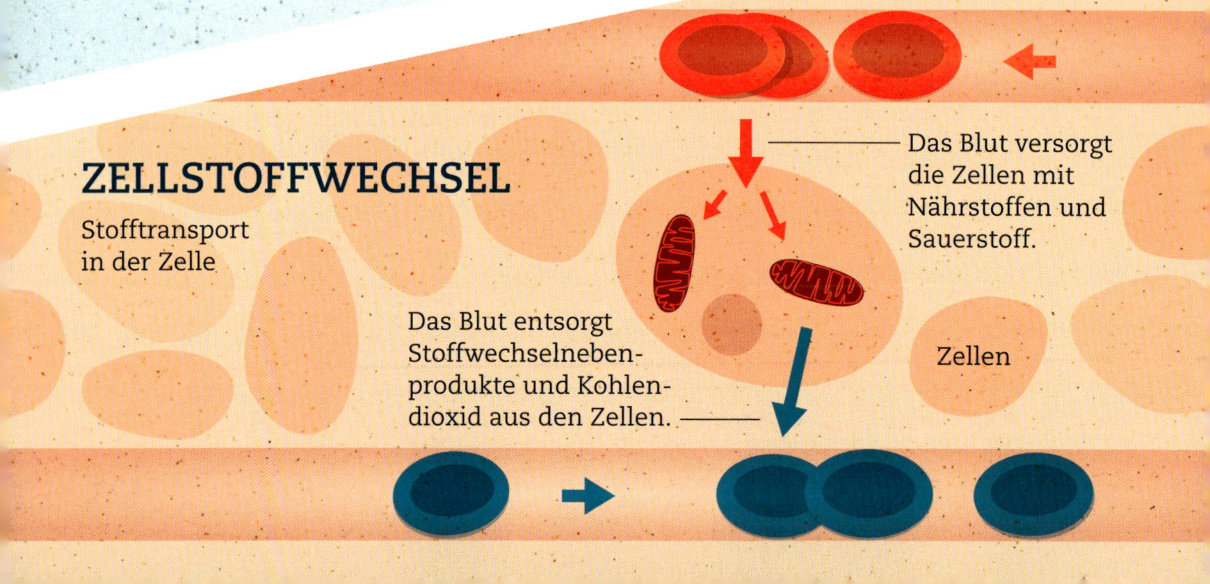

dazu auch Kontraktion, Druck aufbauen, um das Blut gegen den in der Hauptschlagader bestehenden Druck in den Körper pumpen zu können. Dieser Druck ist unmittelbar nach dem Zusammenziehen des Herzmuskels am höchsten und entspricht dem sogenannten systolischen Blutdruck, also dem Wert, der beim Messen des Blutdrucks immer zuerst genannt wird.
In der darauffolgenden Phase der Erschlaffung, in der die Herzkammer wieder mit Blut gefüllt wird, der sogenannten Diastole, fällt der Blutdruck ab. Durch die elastische Wand der Aorta und durch die wie ein Ventil arbeitende Aortenherzklappe wird aber sichergestellt, dass das Blut weiterhin nur nach vorne in die richtige Richtung fließt. Der Wert, den wir in dieser Phase des Herzzyklus messen können, entspricht dem diastolischen Blutdruckwert, also dem zweiten Wert bei der Blutdruckmessung.

EIN BEISPIEL

Ergibt eine Blutdruckmessung bei Ihnen den Wert von 120 / 80 mmHg, heißt das, dass Ihr Herz durch das Zusammenziehen der linken Herzkammer einen Druck von 120 mmHg aufbaut, der während der Erschlaffungsphase des Herzens auf 80 mmHg abfällt, bis der Blutdruck dann beim nächsten Herzschlag erneut auf den Wert von 120 mmHg ansteigt und anschließend wieder auf 80 mmHg abfällt. (Was die Maßeinheit »mmHg« bedeutet, lesen Sie im Kasten auf Seite 73.) Ohne Pause steigt und fällt der Druck immer im Wechsel. Umso höher unser Blutdruck ist, der maßgeblich durch die Muskelspannung in unseren Arterien mitbestimmt wird, desto mehr Arbeit muss unsere große linke Herzkammer leisten, um das sauerstoffreiche Blut gegen diesen Druck in den Körper zu pumpen.
Später (ab Seite 72) werden wir noch genauer über die Rolle des Blutdrucks und vor allem über den Bluthochdruck als wichtigen Risikofaktor und weltweit größten Killer überhaupt reden!

WICHTIGE VENTILE: DIE HERZKLAPPEN

Rechtes und linkes Herz pumpen gleichzeitig. Dabei garantieren unsere Herzklappen, dass das Blut immer in die richtige Richtung fließt. Sie funktionieren wie Ventile, die sowohl zwischen den Herzvorhöfen und den Herzkammern als auch zwischen den Herzkammern und der Lungenarterie beziehungsweise der Hauptschlagader dafür sorgen, dass das Blut nur nach vorne und nicht zurück fließt. So weit alles klar?
Ein so fleißig und rund um die Uhr unaufhörlich arbeitendes Organ wie das Herz muss natürlich auch selbst ausreichend mit Sauerstoff und Nährstoffen versorgt werden, und das ist die Aufgabe unserer Herzkranzarterien, die im Mittelpunkt der weiteren Betrachtungen stehen werden.

DIE HERZKRANZARTERIEN

Im wahrsten Sinne des Wortes Lebensadern sind unsere Herzkranzarterien, die unser Herz ständig mit Blut und dadurch mit Sauerstoff und Nährstoffen versorgen. Das Herz ist eines der am besten durchbluteten Organe überhaupt: In Ruhe, wenn unser Körper keiner besonderen Belastung ausgesetzt ist, fließt ein viertel Liter Blut pro Minute durch unsere Herzkranzarterien in unseren Herzmuskel. Wenn wir uns körperlich belasten,

HERZAKTIONEN

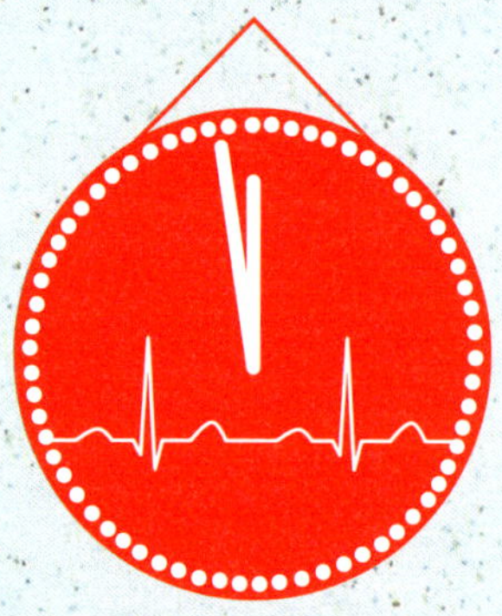

Pro Minute zieht sich das Herz 50- bis 100-mal zusammen.

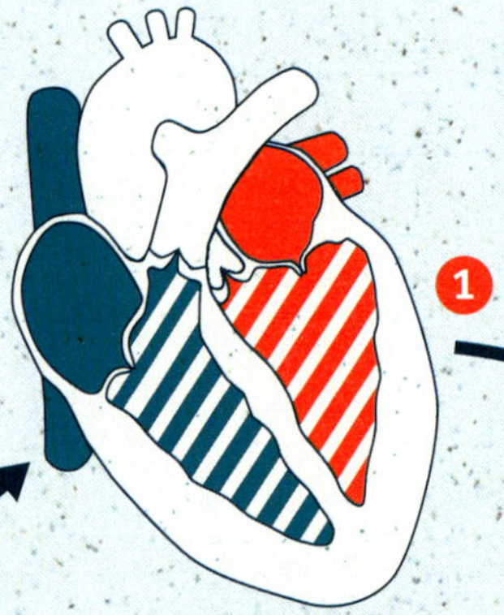

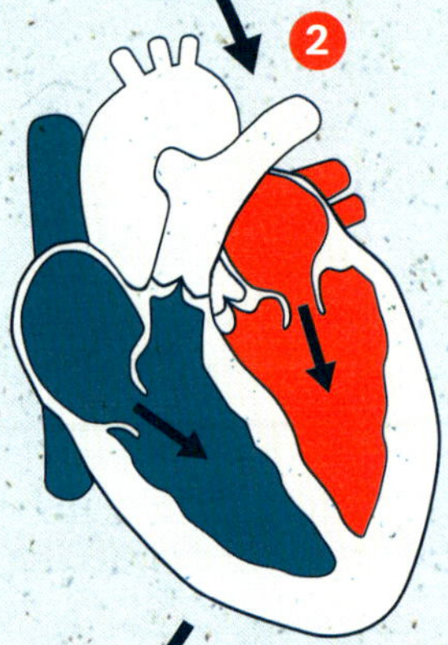

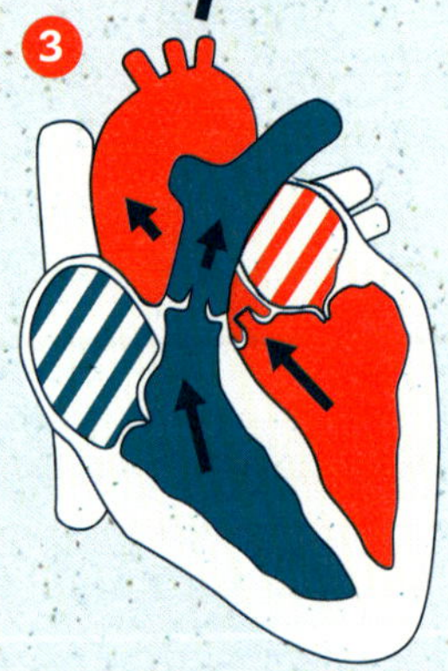

Phasen der Herzaktivität

1 Die Herzvorhöfe füllen sich mit Blut aus dem Körperkreislauf (rechter Vorhof) bzw. aus dem Lungenkreislauf (linker Vorhof).

2 Während der Diastole fließt das Blut aus den Vorhöfen in die Herzkammern.

3 Die Herzkammern pumpen während der Systole das Blut in den Lungenkreislauf (rechte Herzkammer) und den Körperkreislauf (linke Herzkammer).

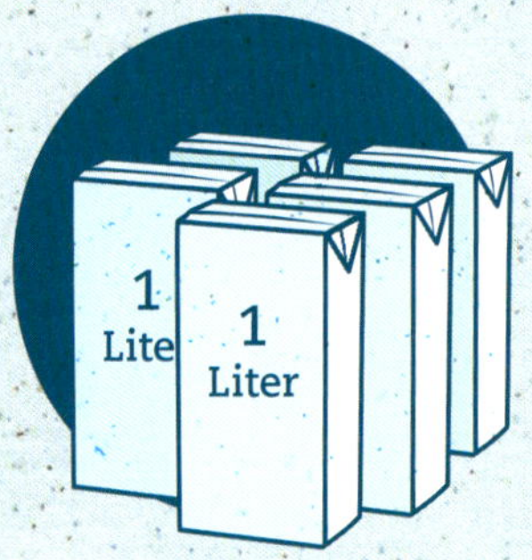

Das Herz pumpt pro Minute ca. fünf Liter Blut durch den Körper.

Pro Stunde befördert das Herz die Menge von fast zwei vollen Badewannen mit Blut durch den Körper.

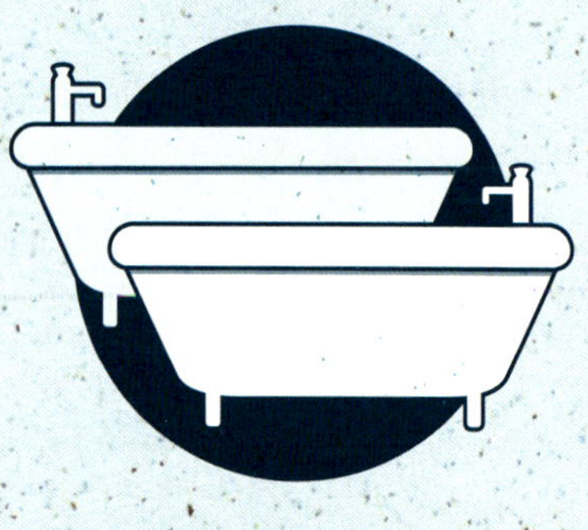

also beispielsweise Sport treiben, und das Herz entsprechend mehr Blut pumpen und somit mehr Arbeit leisten muss, kann die Herzdurchblutung um ein Vielfaches gesteigert werden.

ZWEI HERZHÄLFTEN – ZWEI HERZKRANZARTERIEN

Da es ja ein rechtes und ein linkes Herz gibt, gibt es auch eine rechte und eine linke Herzkranzarterie, die beide direkt an der Wurzel der Hauptschlagader, dem Aortenbulbus, entspringen und sich im weiteren Verlauf immer weiter verästeln, bis über kleinste Blutgefäße, die Kapillaren, auch die letzte Herzmuskelzelle erreicht und mit Sauerstoff und Nährstoffen versorgt wird.
Dabei versorgt die kräftige linke Herzkranzarterie den Großteil der linken Herzkammer mit sauerstoffreichem Blut, während die meist kleiner angelegte rechte Herzkranzarterie vornehmlich die rechte Herzkammer (sowie außerdem einen unterschiedlich großen Anteil bestimmter Bereiche der linken Herzkammer) mit Blut versorgt.

LINKS- ODER RECHTSVERSORGUNGSTYP?

Nicht nur äußerlich gleicht kein Mensch 100-prozentig dem anderen, sondern auch innerlich. Das gilt auch für unsere Herzkranzarterien, die jeweils von Mensch zu Mensch unterschiedlich kräftig ausgeprägt sein können. So unterscheidet man einen Links- von einem Rechtsversorgungstyp oder einem ausgeglichenen Versorgungstyp, je nachdem welche der beiden Herzkranzarterien kräftiger angelegt ist und somit den Löwenanteil des Herzens mit Blut versorgt. Das kann bei einem Herzinfarkt ganz entscheidende Konsequenzen für uns haben. Kommt es zu einem kompletten Verschluss der rechten Herzkranzarterie, kann das bei einem Rechtsversorgungstyp, bei dem ein sehr großer Anteil des Herzens über die rechte Herzkranzarterie versorgt wird, viel verheerendere Folgen haben als bei einem Linksversorgungstyp. Denn bei einem Linksversorgungstyp ist die rechte Herzkranzarterie oft nur sehr klein angelegt und spielt daher für die Gesamtblutversorgung des Herzens eine viel geringere Rolle.

ZWEI VERSORGUNGSÄSTE

Die linke Herzkranzarterie besteht aus dem sogenannten Hauptstamm, der sich in zwei kräftige Äste zur Versorgung von Vorder- und Seitenwand der linken Herzkammer verzweigt. Der erste kräftige Ast läuft vorne im Bereich der Herzscheidewand zwischen rechter und linker Herzkammer in Richtung Herzspitze und wird daher auch als »Ramus interventricularis anterior« bezeichnet, also als Ast, der vorne zwischen den beiden Herzkammern liegt, abgekürzt RIVA.
Im Englischen heißt er auch »left anterior descending« (LAD), also »vorderer, zur Herzspitze herabsteigender Ast der linken Herzkranzarterie«.
Der zweite Ast, der aus dem Hauptstamm der linken Herzkranzarterie hervorgeht, zieht zunächst im Bereich zwischen linker Herzvorkammer und linker Herzkammer nach hinten, um dann ebenfalls in Richtung Herzspitze herabzusteigen und einen je nach Versorgungstyp unterschiedlich großen Anteil der Seiten- und Hinterwand der linken Herzkammer mit Blut zu versorgen. Er wird als »Ramus circumflexus«, also »der herumziehende Ast«, abgekürzt RCX, bezeichnet.

DIE HERZKRANZARTERIEN

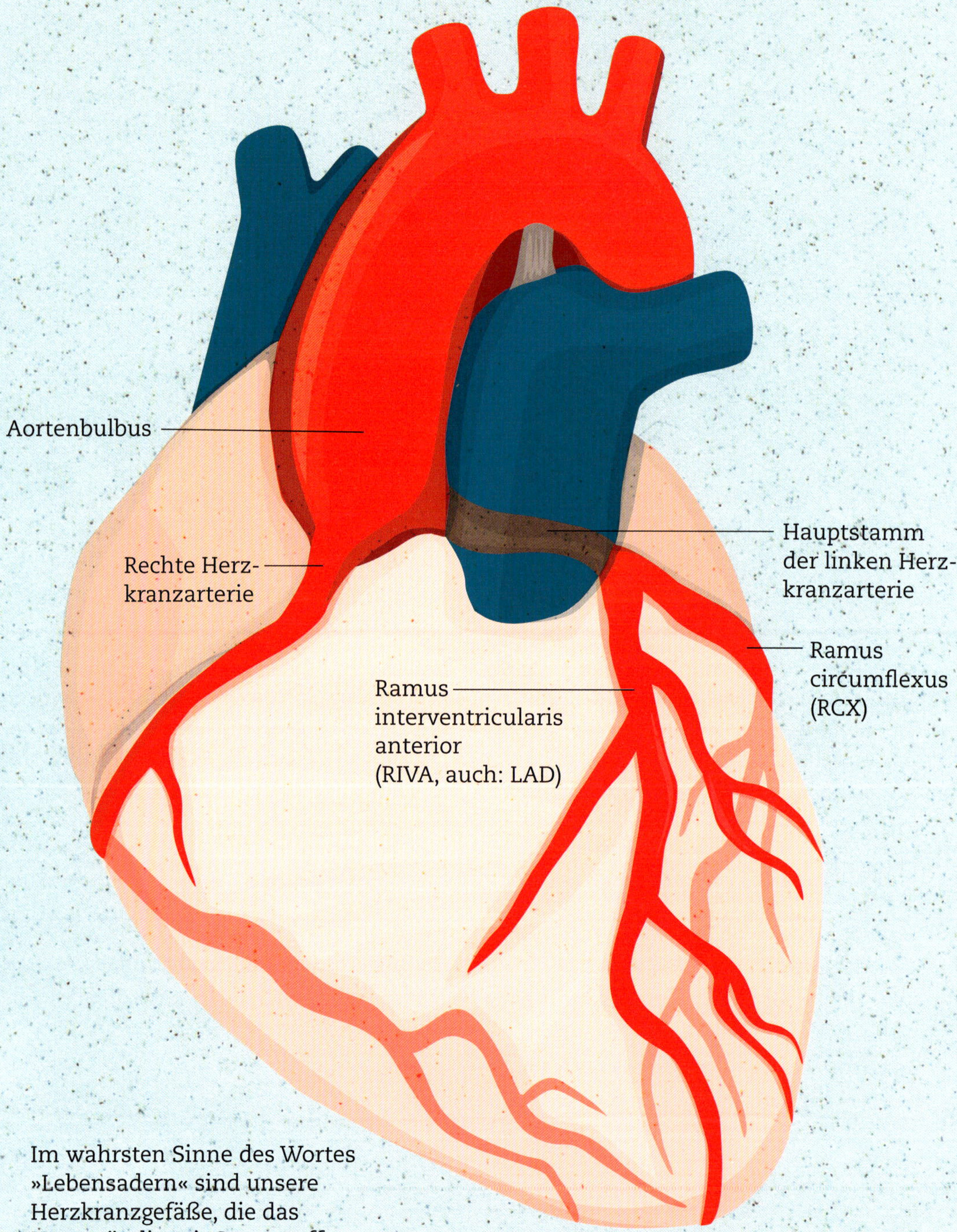

Im wahrsten Sinne des Wortes »Lebensadern« sind unsere Herzkranzgefäße, die das Herz ständig mit Sauerstoff und Nährstoffen versorgen.

Wenn Sie jetzt also in Ihrem Befund oder Arztbrief demnächst diese Abkürzungen lesen, können Sie damit schon etwas anfangen, und es hört sich für Sie nicht mehr ganz so chinesisch an.

STENOSEN – GEFÄHRLICHE ENGSTELLEN

Je näher man im Bereich der Herzkranzarterien in die Richtung ihrer Mündungsstelle an der Hauptschlagader, also quasi »nach vorne« rückt, desto größer wird natürlich auch der Bereich des von diesem Blutgefäß versorgten Teils des Herzens. Klingt für Sie jetzt vielleicht erst mal etwas langweilig, kann bei einem Herzinfarkt aber über Leben und Tod entscheiden. Denn: Tritt ein kompletter Verschluss der Herzkranzarterie »weit hinten« – wir Mediziner sagen auch »peripher« – im Verlauf der Herzkranzarterie auf, dann ist naturgemäß auch nur ein sehr viel kleinerer Anteil des Herzmuskels von der Blutversorgung abgeschnitten, als wenn es zu einem Verschluss nahe der Mündungsstelle der Arterie kommt. Der absolute Super-GAU ist demnach ein Verschluss im Bereich des Hauptstammes der linken Herzkranzarterie, da der davon abhängige Bereich des Herzens so groß ist, dass ein andauernder Verschluss hier meist nicht überlebt wird.

Aus diesem Grund wurden Engstellen, sogenannte Stenosen, im Bereich dieses Hauptstammes lange Zeit nur im Rahmen einer Bypass-Operation und nicht über Herzkathetertechnik versorgt. Denn eine Komplikation in diesem Bereich der Arterie, wie etwa ein durch die Manipulation mit dem Herzkatheter hervorgerufenes Aufreißen der Arterie oder ein plötzlicher Verschluss im Bereich des eingesetzten Stents, sind absolut lebensgefährlich.

Mittlerweile ist die Herzkathetertechnik immer weiter fortgeschritten, und die Kardiologen sind immer erfahrener im Umgang mit dieser Technik geworden. Deshalb können unter gewissen Umständen und nach genauem Abwägen von Vor- und Nachteilen auch »Hauptstammstenosen«, also Verengungen in diesem »delikaten« Bereich der linken Herzkranzarterie, in geeigneten Fällen von mutigen und erfahrenen Kardiologen mit einem Stent versorgt werden.

Problematisch wird es, wenn sich unsere Lebensadern, also unsere Herzkranzarterien, durch Gefäßverkalkung, die sogenannte Arteriosklerose, zunehmend entzünden, verengen und verhärten oder sogar komplett verschließen, ein Prozess, der als Koronare Herzkrankheit bezeichnet wird (und der wahrscheinlich der Grund ist, weshalb Sie nun dieses Buch in den Händen halten).

Aber: Wir können diesen Prozess effektiv aufhalten. Wie? Lesen Sie weiter …

Weitere Informationen:

http://dr-heart.de/project/grundlagen/

> **!** Unser ständig arbeitendes Herz muss selbst auch mit Sauerstoff und Nährstoffen versorgt werden. Dies ist Aufgabe unserer Herzkranzarterien. Verengungen an diesen lebenswichtigen Blutgefäßen führen zur Koronaren Herzkrankheit.

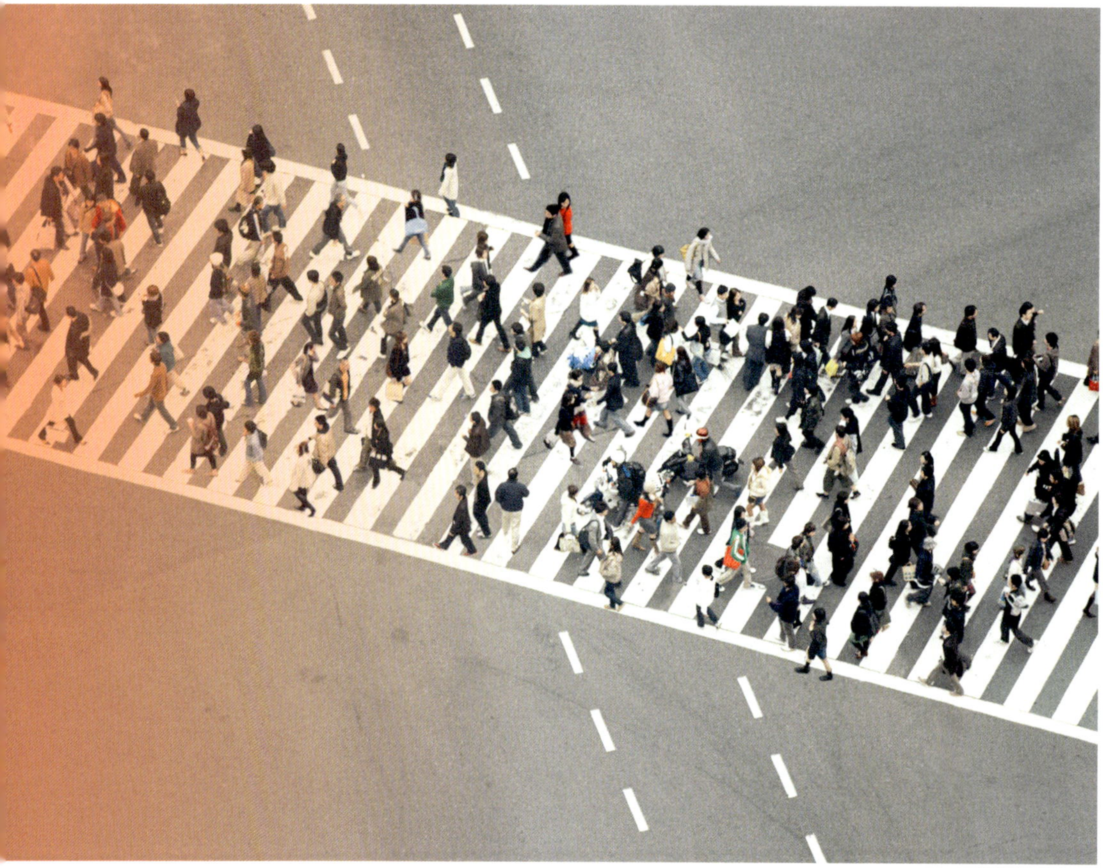

DIE KORONARE HERZKRANKHEIT

Was haben Bill Clinton, David Letterman, Burt Reynolds, Zsa Zsa Gabor und David Bowie miteinander – und aller Wahrscheinlichkeit auch mit Ihnen – gemeinsam? Sie alle leiden oder litten an der häufigsten Herzerkrankung überhaupt, quasi dem Blockbuster unter den Herzerkrankungen, der Koronaren Herzkrankheit. Sie bezeichnet die zunehmende Entzündung, Verhärtung und Verkalkung der Herzkranzarterien mit nachfolgender gestörter Durchblutung unseres Herzens. Obwohl diese Erkrankung seit langer Zeit sämtliche Statistiken über Todesursachen anführt, wird ihre Bedeutung in unserer Bevölkerung immer noch deutlich unterschätzt, Krebserkrankungen werden weitaus mehr gefürchtet.

Wenn Sie nun also diese Zeilen lesen, weil Sie bereits einen Herzinfarkt erlitten haben, eine Koronare Herzkrankheit bei Ihnen festgestellt wurde oder aber Ihre Ehefrau einfach nur besorgt ist, es könnte Sie vielleicht auch bald erwischen, dann kann ich Ihnen schon mal eines versichern: Sie sind absolut nicht allein, sondern Teil einer riesigen Gemeinschaft von Menschen!

EINE VOLKSKRANKHEIT

Allein in Deutschland leiden laut Institut für Herzinfarktforschung sechs Millionen Menschen (2,5 Millionen Frauen und 3,5 Millionen Männer) an der Koronaren Herzkrankheit, jedes Jahr erleiden in Deutschland etwa 300 000 Menschen einen Herzinfarkt, und fast jeder Sechste überlebt diesen nicht (48 181 Menschen im Jahr 2015 laut Herzbericht). Über eine halbe Million Patienten werden jährlich aufgrund von Beschwerden, die durch die Koronare Herzkrankheit bedingt sind, stationär in ein Krankenhaus aufgenommen. Und jeder Fünfte von uns stirbt früher oder später an den Folgen dieser Erkrankung. Die hohe Dunkelziffer mit eingerechnet, entwickelt Schätzungen zufolge fast jeder zweite Mann im Laufe seines Lebens eine Koronare Herzkrankheit, für Frauen beträgt dieses Risiko fast ein Drittel.

BEHANDLUNGSFORTSCHRITTE

Immerhin: Während vor vielen Jahren noch jeder zweite Patient an seinem ersten Herzinfarkt verstorben ist, überleben heute mehr als acht von zehn Patienten das erste Jahr nach ihrem Infarkt. Dies ist vor allem den massiven Fortschritten in der medizinischen Behandlung zu verdanken. Heute haben wir beispielsweise die Möglichkeit, eine verschlossene Herzkranzarterie mithilfe von kleinen Ballons und Gefäßstützen (Stents) rasch wieder zu eröffnen, bevor ein großer Teil des Herzmuskels unwiederbringlich abgestorben ist.

Entscheidend sind aber vor allem die Erkenntnisse über Ursachen, Entstehung und Verlauf dieser Erkrankung, sodass Sie heutzutage – ganz im Gegensatz zu vielen unserer Vorfahren, die diese Erkrankung mehr oder weniger schicksalhaft hinnehmen mussten – in der glücklichen Situation sind, durch eine kluge Umstellung Ihrer Lebensweise und, wenn vom Arzt empfohlen, die Einnahme einiger hochwirksamer Herzmedikamente das Fortschreiten Ihrer Erkrankung beziehungsweise die Entstehung einer Koronaren Herzkrankheit effektiv aufhalten oder sogar verhindern können.
Wie wir das ganz praktisch anstellen, besprechen wir ab Seite 57 dieses Buches. Vorher möchte ich Ihnen aber noch ein bisschen mehr unverzichtbares Wissen mit auf den Weg geben.

MÄNNER FRÜHER BETROFFEN ALS FRAUEN

Das »starke Geschlecht« (ja, damit meine ich uns Männer) ist frühzeitiger von einer Koronaren Herzkrankheit betroffen als das »schwache Geschlecht«. Durchschnittlich wird bei Männern die Diagnose einer Koronaren Herzkrankheit mit 62 Jahren gestellt, während Frauen aufgrund der Schutzwirkung ihrer weiblichen Geschlechtshormone im Durchschnitt zehn Jahre älter sind, wenn die Erkrankung erstmals bei ihnen nachgewiesen wird.

VERBREITUNG DER KORONAREN HERZKRANKHEIT

Ca. 300.000
Menschen in Deutschland pro Jahr erleiden einen Herzinfarkt, jeder Sechste überlebt diesen nicht

Ca. 3,5 Mio **ca. 2,5 Mio**
Zahl der von der Koronaren Herzkrankheit (KHK) betroffenen Menschen in Deutschland

2 1 3

20%

Mit ca. 20 Prozent ist die KHK die häufigste Todesursache in der westlichen Welt

Ca. 645.000
Patienten werden jährlich mit KHK-bedingten Beschwerden stationär in ein Krankenhaus aufgenommen und betreut

ALARMIEREN SIE UMGEHEND DEN RETTUNGSDIENST, WENN FOLGENDE SYMPTOME LÄNGER ALS FÜNF MINUTEN ANDAUERN:

> starke Schmerzen, Druck- oder Engegefühl im Brustbereich
> mit oder ohne Ausstrahlung in Arme, Hals, Kiefer oder Oberbauch
> möglicherweise begleitet von Atemnot, Angst, kaltem Schweiß oder Brechreiz

Ca. 4 von 5 Herzinfarkten
könnten durch einen gesunden Lebensstil verhindert werden

WAS IST ARTERIOSKLEROSE?

Die Arteriosklerose, im Volksmund auch als Arterienverkalkung bekannt, bezeichnet die im Laufe unseres Lebens zunehmende Verhärtung, Verkalkung und Verengung unserer Arterien. Sie ist die Ursache der großen Volkskrankheiten wie Herzinfarkt, Herzschwäche, Schlaganfall, der Schaufensterkrankheit (Periphere arterielle Verschlusskrankheit), vieler Fälle von Impotenz, Nierenversagen und vielen weiteren mehr. Letztlich kann fast jedes Organ unseres Körpers durch eine infolge Arteriosklerose verminderte Durchblutung geschädigt werden. Damit stellt sie die in unseren Breiten mit Abstand häufigste Todesursache dar. Etwas überspitzt formuliert, könnte man auch sagen: Wenn wir nicht vorher vom Auto überfahren werden oder an Krebs sterben, dann versterben wir irgendwann an der Arteriosklerose und ihren Folgen. Aber: Die Geschwindigkeit, mit der die Arterienverkalkung voranschreitet, unterscheidet sich von Mensch zu Mensch sehr stark.

DER LEBENSSTIL ENTSCHEIDET ÜBER DEN ZUSTAND DER ARTERIEN

Ich kann Ihnen aus meiner Erfahrung als Arzt sagen, dass ich bei vielen Herzkatheteruntersuchungen verblüfft feststellen konnte, dass so manche 80-jährige Dame, die ihr Leben lang gesund gelebt hat, noch wunderschöne glatte Herzkranzarterien hatte, während so mancher 45-jährige Kettenraucher bereits mit einem akuten Herzinfarkt eingeliefert wurde und die Herzkranzarterien dann oftmals eher wie eine zerklüftete Kraterlandschaft auf Fuerteventura aussahen. Die Geschwindigkeit, mit der unsere Blutgefäße »altern«, können wir also in ganz entscheidendem Ausmaß durch unseren Lebensstil selbst mitbestimmen. Bei den Inuit, zumindest bei denen, die ihren ursprünglichen Lebensstil beibehalten haben, sind Herzinfarkte überhaupt kein Thema und fast unbekannt. Daher lohnt es sich zu verstehen, was da eigentlich genau passiert in unseren Arterien auf dem langen Weg von den quasi jungfräulichen Blutgefäßen, mit denen wir geboren werden, bis zu dem Fall, dass etwa ein kompletter Verschluss einer Herzkranzarterie zu einem Herzinfarkt führt. Wenn wir das verstanden haben, fällt es uns auch leichter, diesen Prozess durch geeignete Gegenmaßnahmen aufzuhalten. Schauen wir uns das also mal etwas genauer an ...

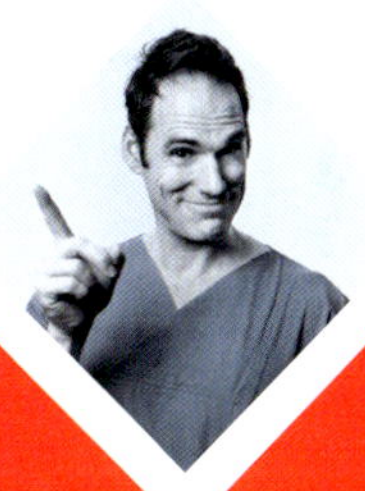

TAKE HOME MESSAGE

Die Arteriosklerose bezeichnet die zunehmende Verengung und Verkalkung unserer Arterien und ist die Ursache unserer großen Volkserkrankungen wie Herzinfarkt, der meisten Fälle von Herzschwäche, Schlaganfall und vielen, vielen mehr und somit die mit Abstand häufigste Todesursache. An unserem Herzen verursacht sie die Koronare Herzkrankheit.

SO ENTSTEHT ARTERIOSKLEROSE

Auslöser der Entwicklung einer Arteriosklerose ist eine Verletzung der innersten, unsere Arterien von innen auskleidenden Zellschicht, einer Schutzschicht, die von uns Medizinern auch als »Endothel« bezeichnet wird (Bild 1). Dieses Endothel ist von herausragender Bedeutung, denn von seiner Schutzfunktion hängt es ab, ob sich schädliche Stoffe in der Arterienwand einlagern können. Zu einer Verletzung der Endothel-Zellschicht kann es durch verschiedenste Faktoren kommen, etwa durch Verwirbelungen der Blutströmung oder erhöhten Blutdruck, aber vor allem auch durch verschiedenste Giftstoffe, zum Beispiel aggressive Stoffe, sogenannte freie Radikale, aus dem Zigarettenrauch. Ist die Endothel-Schutzschicht erst einmal verletzt, können sich nun Blutfette, insbesondere das »böse« LDL-Cholesterin, in die Arterienwand einlagern, wo sie von Entzündungszellen »aufgefressen« (phagozytiert) werden.

Aus den eingelagerten Blutfetten und den vollgefressenen, zum großen Teil abgestorbenen Entzündungszellen bildet sich in der Wand der Arterie ein weicher bis flüssiger Fettkern. Um diesen Fettkern herum baut sich das Gewebe um und bildet durch Einwanderung von Zellen aus der Arterienwand, wie etwa Bindegewebs- und Gefäßmuskelzellen, sowie durch die nachfolgende Einlagerung von Kalk eine härtere Kappe. Dieses so entstandene Gebilde aus einem weichen Fettkern und umgebender, fester, bindegewebiger Kappe nennt man eine arteriosklerotische Plaque – im Folgenden bezeichnen wir sie öfters auch nur als Plaque (Bild 2).

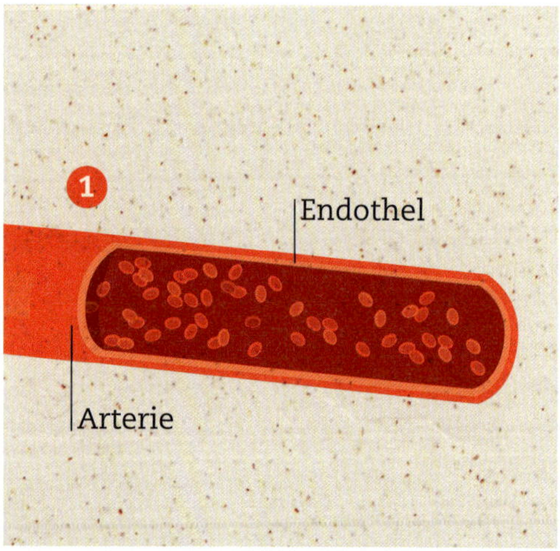

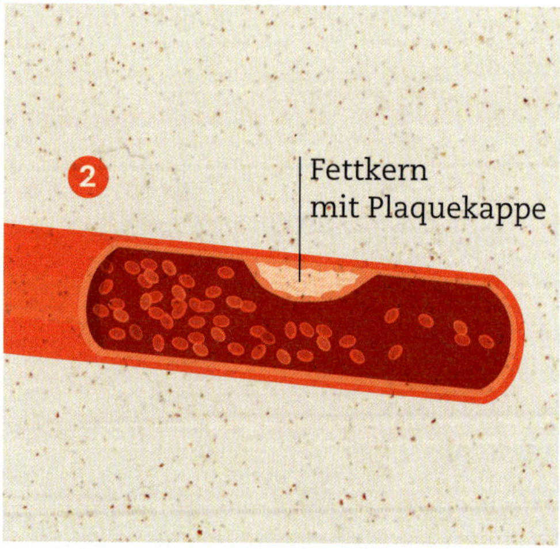

Wachsen diese Plaques, wird die Arterie zunehmend verengt. Damit wird auch die Durchblutung der entsprechenden Organe eingeschränkt, die von dieser verengten Arterie mit Blut versorgt werden (Bild 3). An den Beinarterien führt dies beispielsweise zur »Schaufensterkrankheit«: Dann müssen Sie nach einer bestimmten Laufstrecke stehen bleiben, Pause machen und »ins Schaufenster gucken«, weil die Durchblutung Ihrer Beinmuskeln aufgrund der verengten Beinarterien nicht ausreicht. Am Herzen führt der gleiche Prozess zu den belastungsabhängig auftretenden Angina-Pectoris-Brustschmerzen (Näheres siehe Seite 24).

Der Super-GAU tritt ein, wenn eine Plaque instabil wird und aufreißt (Bild 4). Dies kann durch verschiedene Auslöser, etwa akute körperliche Belastung, Blutdruckschwankungen oder eine vermehrte Entzündungsaktivität in dieser Plaque geschehen. Dann bildet sich ganz akut, also in kürzester Zeit, an dieser aufgerissenen Plaquekappe durch Anhaftung von Blutplättchen und nachfolgende Blutgerinnungsvorgänge ein Blutgerinnsel. Dieses verschließt das häufig schon eingeengte Blutgefäß hochgradig oder sogar vollständig (Bild 5). Tritt dies in einer Herzkranzarterie auf, erhält der Anteil des Herzmuskels, der von der nun komplett verschlossenen Herzkranzarterie mit Blut versorgt wurde, keinen Sauerstoff und keine Nährstoffe mehr und stirbt innerhalb von Stunden ab. Der Betroffene erleidet einen Herzinfarkt.

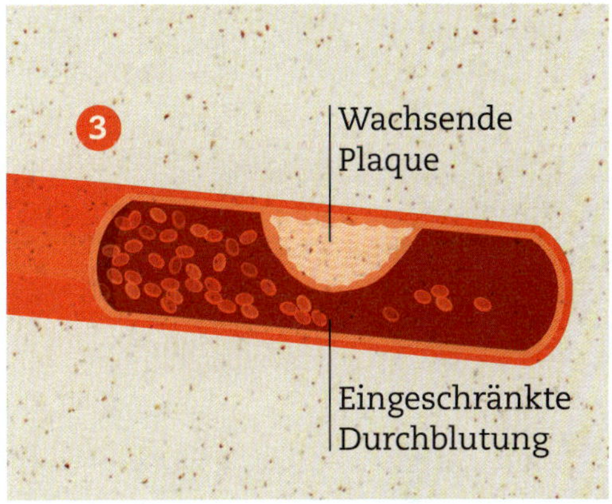

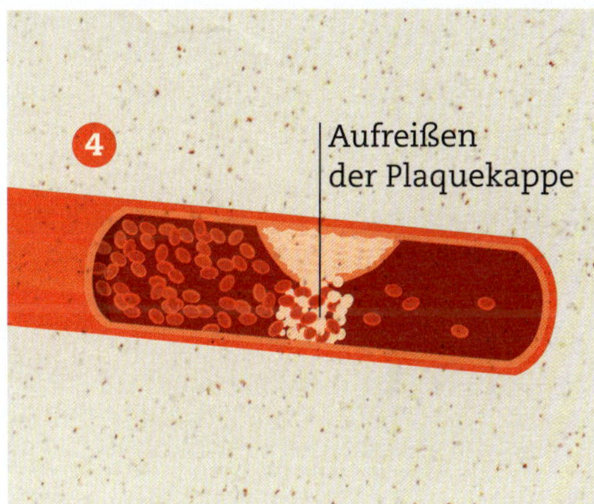

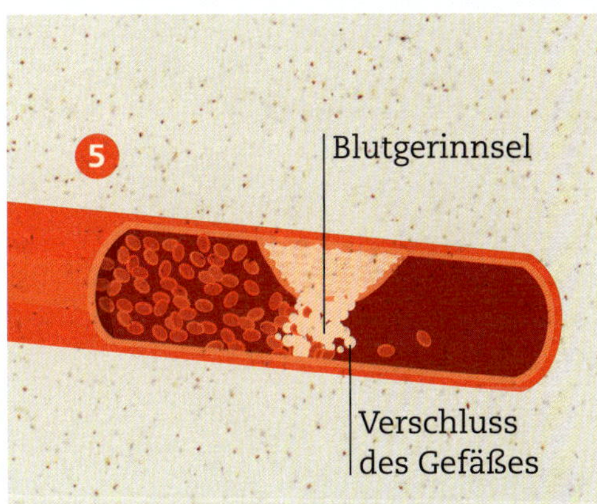

DIE VERSCHIEDENEN GESICHTER DER KORONAREN HERZKRANKHEIT

Obwohl die Mechanismen einer Arteriosklerose der Herzkranzarterien immer die gleichen sind, kann sich die Koronare Herzkrankheit für Sie als Patient unterschiedlich bemerkbar machen, zum Beispiel als:

> Angina Pectoris,
> Akutes Koronarsyndrom,
> Plötzlicher Herztod,
> Herzschwäche.

Gehen wir die verschiedenen Erscheinungsformen kurz gemeinsam durch.

ANGINA PECTORIS

Das Tückische an den oben beschriebenen Ablagerungen in unseren Arterien, den Plaques, ist, dass diese mit der Zeit immer weiter anwachsen. Und über viele Jahre hinweg bemerken wir dies überhaupt nicht – bis die Ablagerungen so groß geworden sind, dass sie den Durchmesser unserer Herzkranzarterie um etwa drei Viertel oder mehr einengen. Dann reicht die Durchblutung unseres Herzens im Ruhezustand, also dann, wenn wir beispielsweise auf der Couch liegen und fernsehen, vielleicht noch aus. Aber wenn das Herz plötzlich mehr Blut pumpen muss, weil wir in der Werbepause schnell von der Couch aufspringen und zum Kühlschrank rennen, um noch ein Bier zu holen, dann kann die Blutversorgung des Herzens aufgrund der Verstopfung der Herzkranzarterie nicht mehr ausreichend gedeckt werden. Dann verspüren wir einen typischen Brustschmerz, die sogenannte Angina Pectoris. Wörtlich übersetzt bedeutet dies »Brustenge« und beschreibt recht gut das Gefühl, das Patienten in diesem Moment verspüren: einen als beengend und drückend empfundenen Schmerz im Brustbereich hinter dem Brustbein, häufig etwas mehr linksseitig, oft auch mit Ausstrahlung in Arme, Hals, Kiefer oder Oberbauch. Angina-Pectoris-Beschwerden treten typischerweise ab einer bestimmten Belastungsstufe auf und verschwinden auch wieder, sobald die Belastung beendet wird.

DAS AKUTE KORONARSYNDROM

Aber Plaque ist nicht gleich Plaque. Bei einer instabilen Plaque besteht das Problem, dass diese einen großen weichen bis flüssigen Fettkern besitzt, der nur durch eine sehr dünne, darüberliegende Plaquekappe stabilisiert wird. Diese kann durch verschiedene Auslöser, wie etwa akute körperliche Belastungen, Blutdruckschwankungen und vor allem durch eine vermehrte Entzündungsaktivität in dieser instabilen Plaque, aufreißen. Dann ragt diese aufgerissene Plaquekappe frei in das vorbeiströmende Blut, und es kann sich an ihr durch Anhaftung von Blutplättchen und nachfolgende Blutgerinnungsvorgänge ein Blutgerinnsel bilden. Das ist so ähnlich, wie wenn Sie sich an einer dornigen Rose piksen, etwas bluten und sich auf Ihrer Haut ein Schorf bildet, der die Blutung zum Stillstand bringt. Aber während die Bildung von Schorf auf der Haut ein sinnvoller Vorgang ist, kann das Gerinnsel, welches sich an der aufgerissenen Plaquekappe bildet, die Herzkranzarterie hochgradig einengen oder sogar vollständig verschließen. Bei einer hochgradigen Einengung bildet sich eine instabile Angina Pectoris aus. Dann gelangt durch dieses Blutgerinnsel nur noch ganz wenig Blut

AKUTES KORONARSYNDROM

Die instabile Angina Pectoris und den akuten Herzinfarkt bezeichnet man zusammen auch als »akutes Koronarsyndrom« oder – weil wir Mediziner auf englische Abkürzungen stehen – als ACS, »Acute Coronary Syndrome«.

durch die Herzkranzarterie. Es kommt sogar im Ruhezustand zu Beschwerden. Verschließt das Blutgerinnsel unsere Herzkranzarterie vollständig, haben wir den Super-GAU, einen Herzinfarkt. Das bedeutet, dass der Teil des Herzmuskels, der von diesem Blutgefäß versorgt wurde, nicht mehr durchblutet wird und abstirbt. Dies kann nur verhindert werden, wenn der Verschluss rechtzeitig im Rahmen einer Notfall-Herzkatheteruntersuchung wieder eröffnet wird. Warten Sie daher bei entsprechenden Beschwerden bitte nicht darauf, dass sie von alleine verschwinden, nach dem Motto: »Ist von allein gekommen, geht auch wieder von allein«, wie ich es leider häufig von meinen Patienten gehört habe, die ihren Herzinfarkt »tapfer ausgesessen« haben und jetzt für den Rest ihres Lebens mit einer Herzschwäche leben müssen. Verlieren Sie keine Zeit, indem Sie zunächst versuchen, Freunde, den Medizinstudenten aus der Nachbarschaft oder Ihren Hausarzt zu erreichen, sondern alarmieren Sie umgehend den Notarzt über die europaweit gültige Nummer 112. Es vergeht immer noch viel zu viel Zeit zwischen dem Beginn der Beschwerden und der Alarmierung des Rettungsdienstes, insbesondere bei Frauen! Sie »verschenken« im Durchschnitt 108 Minuten (Männer 80). Noch eine Bitte: Fahren Sie nicht mit dem eigenen Auto ins Krankenhaus. Im Falle eines Herzinfarktes kann Sie der Notarzt mit dem Rettungswagen nicht nur am schnellsten in das nächstgelegene Krankenhaus transportieren, sondern vor allem auch am sichersten. Er ist auf eventuell auftretende Komplikationen, wie etwa gefährliche Herzrhythmusstörungen bis hin zum potenziell tödlichen Kammerflimmern, vorbereitet und kann dies an Ort und Stelle effektiv behandeln. Ein weiterer wichtiger Vorteil: Der Notarzt kann frühzeitig die möglicherweise notwendige, lebensrettende Notfall-Herzkatheterbehandlung im Krankenhaus vorbereiten lassen. Das spart lebensrettende Zeit. Leider kann ein Koronarsyndrom auch ganz ohne Vorankündigung beziehungsweise ohne die oben beschriebenen typischen Symptome auftreten. Insbesondere bei Frauen, älteren und zuckerkranken Menschen fehlt häufig der typische Brustschmerz, und es wird dann oftmals nur über eher diffuse Beschwerden wie Atemnot, Übelkeit und Oberbauchschmerzen geklagt.

PLÖTZLICHER HERZTOD

Dies ist ein sehr trauriges Kapitel, denn leider haben nicht alle Menschen das »Glück«, dass sich ihre Erkrankung zunächst mit den für sie typischen Brustschmerzen bemerkbar macht. Bei ungefähr einem Drittel der Patienten ist die erste Erscheinungsform der Koronaren Herzkrankheit der plötzliche Herztod, worunter man einen plötzlich aufgetretenen, unerwarteten »herzbedingten«

Tod innerhalb einer Stunde nach Auftreten der ersten Beschwerden versteht. Jedes Jahr erliegen nach einer Hochrechnung des Deutschen Zentrums für Herz-Kreislauf-Forschung aus dem Jahr 2014 allein in Deutschland geschätzte 65 000 Menschen dem plötzlichen Herztod. Diese Menschen hatten dann also nicht die Chance (die Sie jetzt haben), das Ruder durch eine Änderung der Lebensführung noch einmal herumzureißen, sondern es hat sie mit den ersten Beschwerden auch schon dahingerafft.
Ursache des plötzlichen Herztodes ist in den allermeisten Fällen das Auftreten der bösartigsten aller Herzrhythmusstörungen, des Kammerflimmerns. Meist durch eine Durchblutungsstörung des Herzmuskels bedingt (in 80 Prozent der Fälle im Rahmen eines Herzinfarktes), werden Herzmuskelzellen so stark geschädigt, dass sie elektrisch instabil und damit Ausgangspunkt elektrischer Störimpulse werden beziehungsweise elektrische Impulse nicht mehr in gewohnter Weise weiterleiten können. Es bilden sich kreisende Erregungswellen, die mit hoher Frequenz über die Herzkammern ziehen und eine normale Pumpfunktion des Herzens unmöglich machen. Die Herzkammern können nur noch Flimmerbewegungen ausführen (daher die Bezeichnung Kammerflimmern), die Pumpfunktion des Herzens kommt zum Erliegen. Ohne rechtzeitige Beendigung dieses Zustandes verstirbt der Patient innerhalb von wenigen Minuten durch Herz-Kreislauf-Stillstand.
Hat sich erst mal ein Kammerflimmern ausgebildet, ist die einzige lebensrettende Sofortmaßnahme der Einsatz eines Defibrillators. Das heißt, das elektrische Chaos in den Herzkammern wird durch einen von außen applizierten Elektroschock beendet.
So ein lebensrettender Elektroschock muss so schnell wie nur irgend möglich angewendet werden, da der Patient im Kammerflimmern einen Herz-Kreislauf-Stillstand hat und sich seine Überlebenswahrscheinlichkeit ohne bleibende Schäden, insbesondere des empfindlichen Gehirns, jede Minute um zehn Prozent reduziert.
Sie kennen diese Situation bestimmt aus unzähligen Arztserien, wenn fünf Ärzte hektisch um einen leblosen Patienten herumrennen, schließlich der ranghöchste unter ihnen mit zwei großen Defibrillator-Elektroden den lebensrettenden Elektroschock verabreicht, der Patient kräftig zuckt und fast im Stück aus dem Bett zu springen scheint und kurze Zeit später noch etwas bedröppelt die Augen öffnet und die hübsche Krankenschwester fragend ansieht: »War was?«

AUTOMATISIERTE EXTERNE DEFIBRILLATOREN

An immer mehr öffentlichen Plätzen finden Sie heute sogenannte AEDs, Automatisierte Externe Defibrillatoren. Das sind Defibrillatoren, die kinderleicht auch von Laien bedient werden können, da sie nach dem Öffnen des Gehäuses genaue, leicht verständliche Anweisungen geben. Sie können ein Kammerflimmern selbstständig erkennen und geben dann den lebensrettenden Elektroimpuls ab.

DIE HERZSCHWÄCHE

Es gibt noch eine weitere Erscheinungsform der Koronaren Herzkrankheit, die viel leiser und schleichend daherkommt und oftmals lange unbemerkt bleibt – die Herzschwäche, medizinisch Herzinsuffizienz. Nüchtern betrachtet, handelt es sich dabei um die Unfähigkeit unseres Herzens, eine dem Bedarf unseres Körpers entsprechende Menge Blut zu pumpen, bedingt durch eine Pumpleistungsschwäche des Herzens. Praktisch heißt das für betroffene Menschen: Sie fühlen sich immer schlapper und weniger leistungsfähig. Selbst einfachste körperliche Aktivitäten verursachen zunehmend Luftnot. Es kommt zu Wasseransammlungen in den Beinen, und oftmals leiden sogar die mentalen Fähigkeiten, sprich das Denkvermögen und die Gedächtnisleistung. Im fortgeschrittenen Stadium »hängt« dann sogar die Stimmung, was bis zur Ausbildung einer Depression führen kann (siehe Seite 125 f.).

Wenngleich als Ursache für eine Herzschwäche eine Vielzahl von Erkrankungen infrage kommen kann, sind es in unseren Breiten vor allem zwei große Player, die zusammen für etwa drei Viertel aller Fälle von Herzschwäche verantwortlich sind: der Bluthochdruck und die Koronare Herzkrankheit. Hierbei beschleunigt meist ein Bluthochdruck die Koronare Herzkrankheit, und schließlich entwickelt sich über einen oder mehrere Herzinfarkte eine Herzschwäche. Oder aber der Herzmuskel wird über eine dauerhafte unzureichende Blutversorgung, die auch auf der Ebene der kleineren Blutgefäße ablaufen kann (Ärzte sprechen von einer »Mikroangiopathie«, also Veränderungen an den kleineren und kleinsten Arterien), schleichend immer mehr geschädigt.

Praktisch läuft das Ganze meist so ab, dass betroffene Menschen aufgrund der oben genannten Beschwerden zunächst zum Hausarzt gehen. Er veranlasst dann nach einer körperlichen Untersuchung bei entsprechendem Verdacht eine Vorstellung beim Kardiologen. Hier fällt im Herzultraschall (Echokardiografie) die schlechte Pumpleistung des Herzens ins Auge.

Weitere Informationen:
http://dr-heart.de/koronare-herzkrankheit/
http://dr-heart.de/herzschwaeche-herzinsuffizienz/

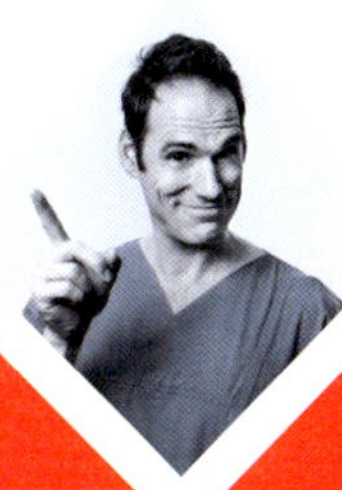

TAKE HOME MESSAGE

Die Herzschwäche ist eine extrem häufige, aber leider auch extrem häufig unterschätzte Erkrankung, die unbehandelt einen sehr schwerwiegenden und ernsten Verlauf nimmt. Menschen mit einer nicht beziehungsweise nicht ausreichend behandelten Herzschwäche haben eine Lebenserwartung, die der der meisten Krebserkrankungen entspricht. Rechtzeitig erkannt, gibt es aber zum Glück viele wirksame Behandlungsmethoden, die die Lebensqualität und auch die Lebenserwartung betroffener Menschen heutzutage bedeutend verbessern können.

SEX NACH DEM HERZINFARKT?

Wenn Sie selbst bereits einen Herzinfarkt erlitten haben, erinnern Sie sich sicherlich gut daran, dass dies für Sie eine einschneidende, lebensverändernde Erfahrung war, bei der das Thema Sex nicht unbedingt im Vordergrund stand. Das sollte aber nicht auf alle Zeit so bleiben! Denn ein gesundes Sexleben ist sogar förderlich für unsere Herzgesundheit. Nichtsdestotrotz sind natürlich viele Betroffene zunächst (verständlicherweise) sehr verunsichert, und viele fragen sich: Darf ich denn nun wieder so ran, wie ich will? Und wenn ja, gibt es vielleicht Dinge, die ich nicht darf? Vielleicht ist auch Ihr Partner beziehungsweise Ihre Partnerin verunsichert, was er/sie mit Ihnen im Bett noch so alles anstellen darf und was nicht.

GROSSE VERUNSICHERUNG BEI DEN BETROFFENEN

Tatsächlich herrscht beim Thema Sex nach Herzinfarkt eine große Verunsicherung. Nach einer 2012 durchgeführten US-amerikanischen Studie reduzieren 50 Prozent der Männer und 60 Prozent der Frauen ihre sexuellen Aktivitäten nach einem Herzinfarkt, und jeder zehnte Patient traut sich nach dem Infarkt überhaupt keinen Sex mehr zu. Und auch wir Mediziner drücken uns nach den Ergebnissen einer 2013 in den USA und Spanien durchgeführten Studie (Virgo-Studie) vor einer befriedigenden Patientenberatung zu diesem Thema. Nicht einmal jeder fünfte Mann und nur etwa jede zehnte Frau wurde vom behandelnden Kardiologen auf dieses scheinbar auch für Ärzte delikate Thema angesprochen.

ERFÜLLTES SEXUALLEBEN POSITIV FÜRS HERZ

Die gute Nachricht vorweg: Sie dürfen und sollen auch nach einem Herzinfarkt ein erfülltes Sexualleben haben, dies ist sogar förderlich für Ihr Herz! Ein kluger Kopf hat errechnet (fragen Sie mich bitte nicht, wie er das getan hat), dass die körperliche Belastung eines »durchschnittlichen mitteleuropäischen Liebesaktes« ungefähr der Belastung von ein bis zwei Etagen Treppensteigen entspricht, auch wenn es sicherlich vereinzelt Matratzenakrobaten gibt, die sich hier vielleicht körperlich etwas mehr verausgaben. Wenn Sie also nach Ihrem Infarkt so weit wiederhergestellt sind, dass Sie ein bis zwei Treppen ohne Mühe bewältigen, dann steht auch der Rückkehr in Amors Reich von medizinischer Seite nichts entgegen!
Aber: Alles kann, nichts muss! Setzen Sie sich nicht unter Druck und reden Sie mit Ihrem Partner oder Ihrer Partnerin über eventuelle Ängste oder Sorgen.

HERZINFARKT BEIM SEX? EXTREM SELTEN!

Beruhigend zu wissen ist, dass ein Herzinfarkt beim Sex, auch wenn man in der Regenbogenpresse gelegentlich andere Schlagzeilen liest, sehr selten ist. Insgesamt betrachtet, treten nur 0,6 bis 1,7 Prozent aller plötzlichen Herztodesfälle während des Geschlechtsverkehrs auf (interessanterweise insbesondere beim Seitensprung älterer Männer mit jüngeren Frauen, nach opulentem Essen oder gesteigertem Alkoholkonsum – hiermit also ein wenig Vorsicht!). Die praktische Empfehlung der Experten lautet, dass Sie nach einem unkomplizierten Herzkatheter schon nach wenigen Tagen, nach einem Herzinfarkt nach etwa einer Woche und nach einer größeren Bypass-Operation nach ungefähr sechs bis acht Wochen Ihre sexuelle Aktivität wieder aufnehmen können, unter der Voraussetzung natürlich, Sie sind wirklich beschwerdefrei.

Falls Sie während Ihres Liebesaktes Beschwerden verspüren sollten, müssen Sie in jedem Falle das Liebesspiel abbrechen und einen Notarzt rufen, dies kann aber natürlich theoretisch auch bei jeder anderen Art von körperlicher Belastung geschehen.

WIE STEHT ES MIT VIAGRA® ?

Hierüber redet niemand wirklich gerne, aber wenn man sich die Verkaufszahlen der großen Pharmakonzerne ansieht, dann müssen die kleinen blauen Helfer in deutschen Betten doch sehr beliebt sein. Auch hier die gute Nachricht gleich vorweg: Im Allgemeinen spricht auch für Sie als Herzpatient nichts dagegen, von Viagra® und Co. Gebrauch zu machen. Wenn Sie insgesamt von Ihrem körperlichen Zustand her fit genug für Sex sind, dann dürfen auch Sie die Vorzüge dieser Medikamentengruppe genießen.

Genau genommen ist es sogar so, dass diese Medikamente in der Entwicklungsphase zunächst als Blutdruckmittel geplant waren, erst als die Studienpatienten aus zunächst unerklärlichen Gründen ihre übrig gebliebenen Tabletten so ungern zurückgeben wollten, entdeckte man die angenehme und lukrative »Nebenwirkung« dieser Medikamente.

VORSICHT MIT NITROPRÄPARATEN

Und dies ist auch die einzige Einschränkung, die ich Ihnen mit auf den Weg geben will: Diese Potenzmittel wirken über eine Erweiterung der Blutgefäße, und dies eben nicht nur im Bereich Ihres »kleinen Freundes«, wo über die vermehrte Durchblutung der Schwellkörper die Erektion sehr effektiv unterstützt wird, sondern im gesamten Körper. Daher kann es dann gefährlich werden, wenn Sie diese Medikamente zusammen mit anderen blutgefäßerweiternden Medikamenten, den sogenannten Nitropräparaten, verwenden. Dies dürfen Sie also nicht tun, da es sonst zu einem Blutdruckabfall mit verminderter Durchblutung des Gehirns bis hin zum Kollaps, also Ohnmachtsanfall, kommen kann. Daher gilt die dringende Empfehlung, 48 Stunden vor und nach der Einnahme von Potenzmitteln keine Nitropräparate einzunehmen! Aber abgesehen von dieser Einschränkung bleibt mir nur zu sagen: Viel Spaß mit der Liebe!

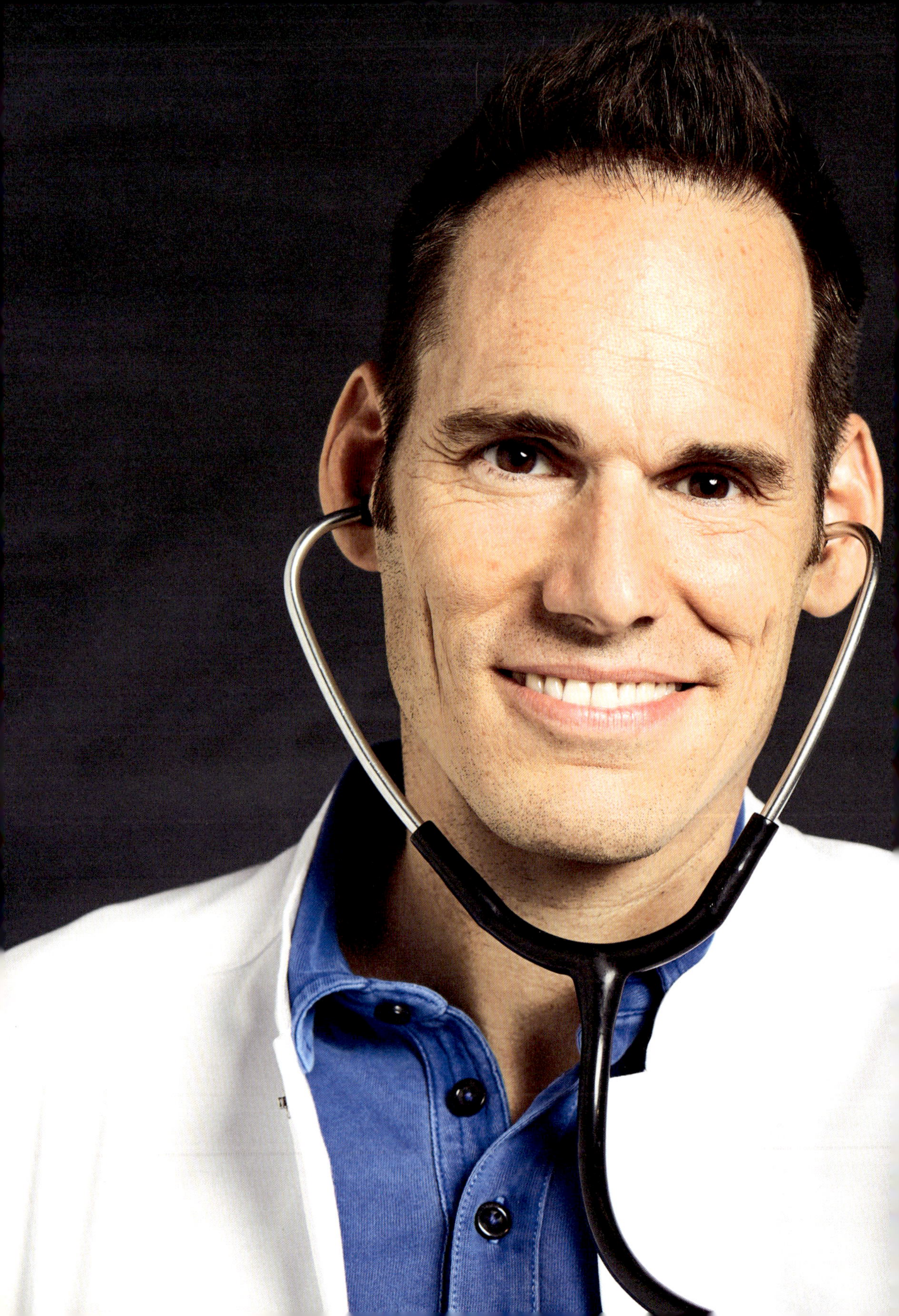

HILFE FÜRS HERZ – ZU BESUCH BEIM KARDIOLOGEN

Macht uns das Herz Probleme, stehen neben Medikamenten nicht nur die klassischen Operationstechniken zur Verfügung, sondern auch modernste minimalinvasive Verfahren. Hier lesen Sie, wie Ihnen der Herzspezialist helfen kann.

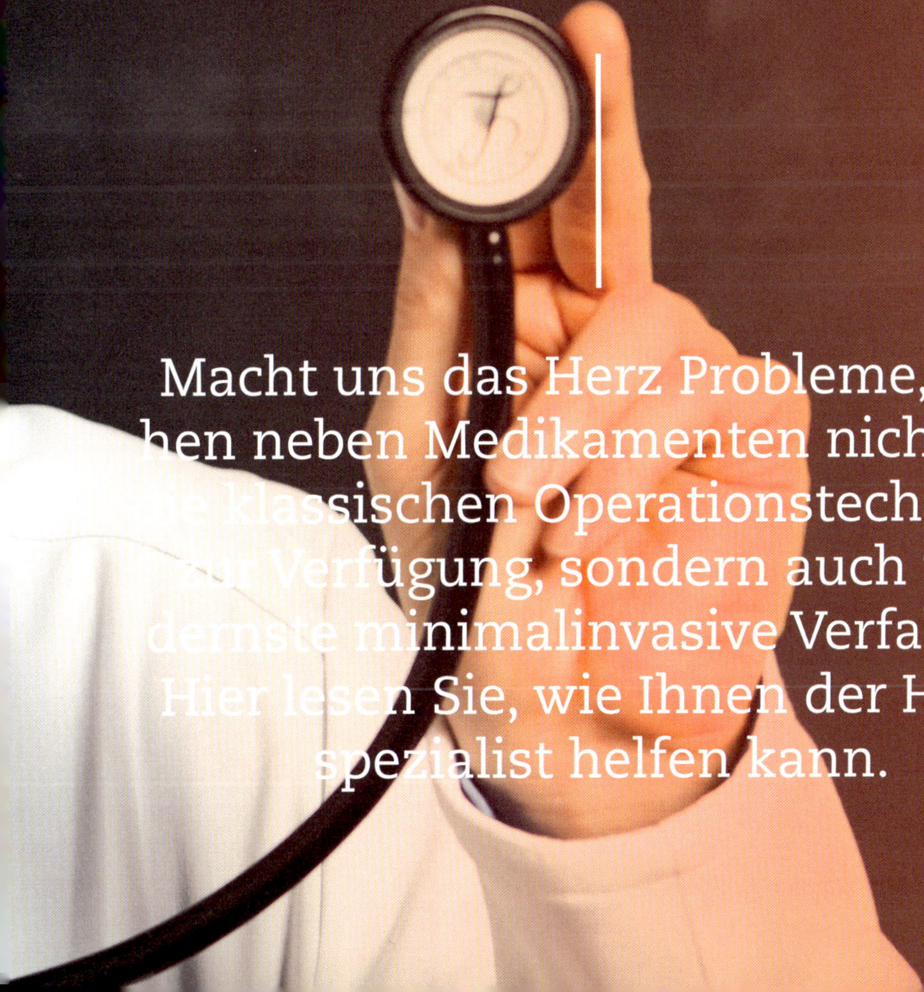

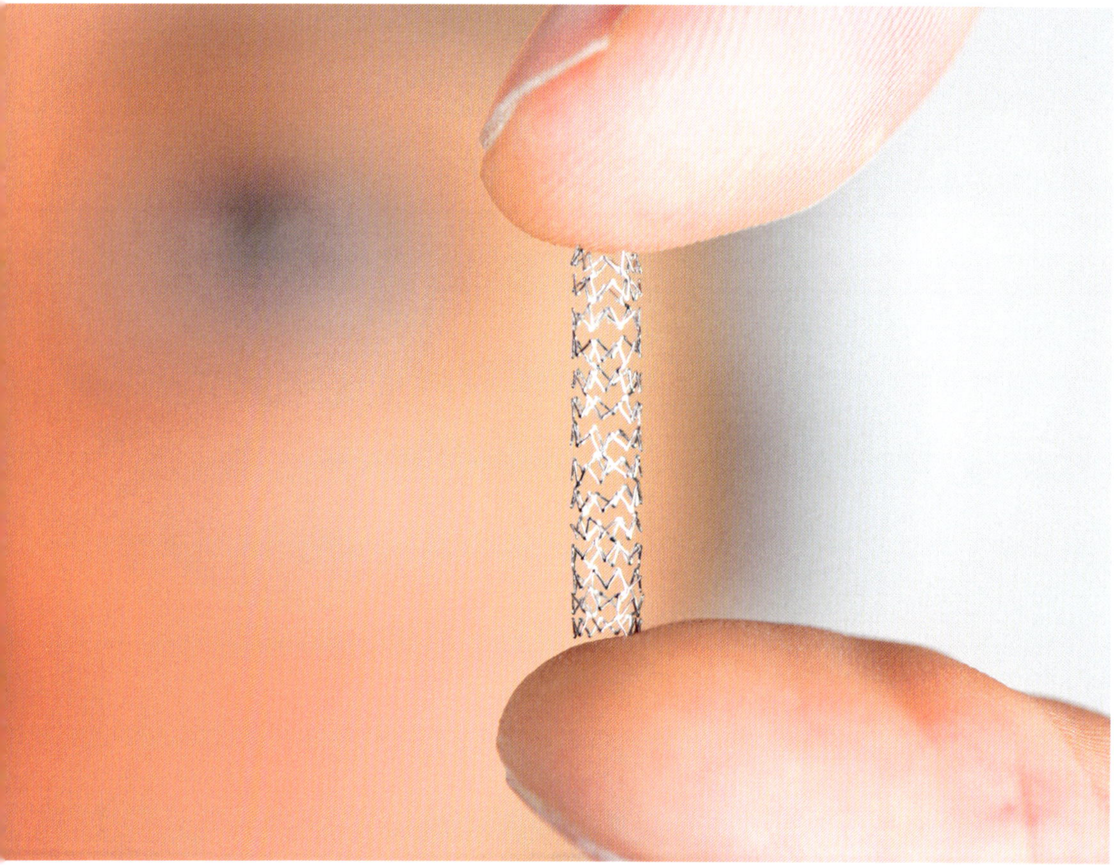

VON KATHETERN, BALLONS UND STENTS

Möglicherweise sind Sie schon einmal in den »Genuss« dieser Untersuchung gekommen. Falls noch nicht, ist die Wahrscheinlichkeit, dass dies in Zukunft noch geschehen wird, nicht gering. Deutschland gehört nämlich mit etwa 750 000 Untersuchungen pro Jahr zu den absoluten Herzkatheter-Weltmeistern. Es lohnt sich also, ein wenig über diese Untersuchung Bescheid zu wissen:
Mit einer Herzkatheteruntersuchung, einer sogenannten Koronarangiografie, kann man die Herzkranzarterien wunderbar »direkt« darstellen und feststellen, ob eine Koronare Herzkrankheit beziehungsweise behandlungsbedürftige Verengungen an den größeren Herzkranzarterien vorliegen. Dabei werden lange, dünne Schläuche, die Plastikkatheter, über die Arm- und gelegentlich auch noch über die Leistenarterie in den Blutkreislauf eingeführt und zum Herzen vorgeschoben, bis die Mündungsstelle der rechten beziehungsweise linken Herzkranzarterie im Bereich der herznahen

Hauptschlagader erreicht ist. Mithilfe eines Röntgenkontrastmittels kann man diese dann im Rahmen einer Röntgendurchleuchtung sehr gut darstellen. Meistens werfen die Ärzte vor der Betrachtung der Herzkranzarterien zunächst einen Blick auf die linke Herzkammer (Ventrikulografie). Dazu wird mithilfe einer speziellen Pumpe das Röntgenkontrastmittel durch einen Plastikkatheter direkt in die Herzkammer eingespritzt, sodass dann unter Röntgendurchleuchtung Form und Pumpfunktion der linken Herzkammer beurteilt werden können. Oft kann der Untersucher hier schon erahnen, in welchem Bereich der Herzkranzarterien ein Problem vorliegt, indem er schaut, welcher Teil der Herzkammer nicht richtig arbeitet. Nach der Darstellung der linken Herzkammer erfolgt die Darstellung der Herzkranzarterien durch Einspritzen des Röntgenkontrastmittels erst in die rechte und dann in die linke Herzkranzarterie. Zeigen sich die Herzkranzarterien glattwandig und ohne Verengungen, kann eine Koronare Herzkrankheit der großen Herzkranzarterien ausgeschlossen werden.

GEFÄHRLICHE ENGSTELLEN

Anders sieht es aus, wenn man eine oder mehrere Engstellen, sogenannte Stenosen, vorfindet. Dann wird normalerweise im selben Untersuchungsgang auch eine Behandlung durchgeführt. Hierfür wird durch den in der Herzkranzarterie liegenden Plastikkatheter ein feiner, weicher Metalldraht durch die Engstelle hindurchgeschoben. Über den in der Engstelle liegenden Draht, der als Leitschiene dient, wird dann ein kleiner Ballon (der noch zusammengefaltet ist) in die Engstelle vorgeschoben und mit großem Druck aufgeblasen, sodass die Ablagerungen (Plaques) an die Arterienwand gepresst werden. Um den Ballon herum befindet sich ein Metallgeflecht, ein Stent. Dabei handelt es sich um ein stabiles Metallgerüst, welches mit dem Aufblasen des Ballons in die Arterienwand gedrückt wird. Dadurch soll eine spätere Wiederverengung der Arterie nach Möglichkeit vermieden werden.

Nachdem die ersten Stents einfach nur aus verschiedenen Metall-Legierungen bestanden, werden seit vielen Jahren beschichtete Stents bevorzugt, die bestimmte Medikamente freisetzen (»Drug Eluting Stents«, DES). Diese verhindern das Zellwachstum und das Einwandern von Zellen aus der Arterienwand, was zu einer erneuten Verengung im Bereich des Stents führen würde.

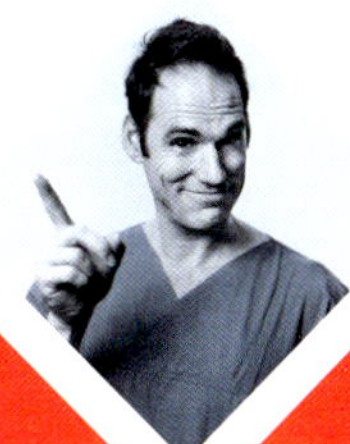

TAKE HOME MESSAGE

Die Herzkathetertechnik schreitet ständig voran, rettet im akuten Herzinfarkt Leben und Lebensqualität und ermöglicht die Behandlung immer komplizierterer Krankheitsbilder. Aber: Sie kann Sie ebenso wenig wie die Herzchirurgie dauerhaft von Ihrer Koronaren Herzkrankheit heilen! Deshalb bitte weiterlesen …

HERZKATHETER-UNTERSUCHUNG

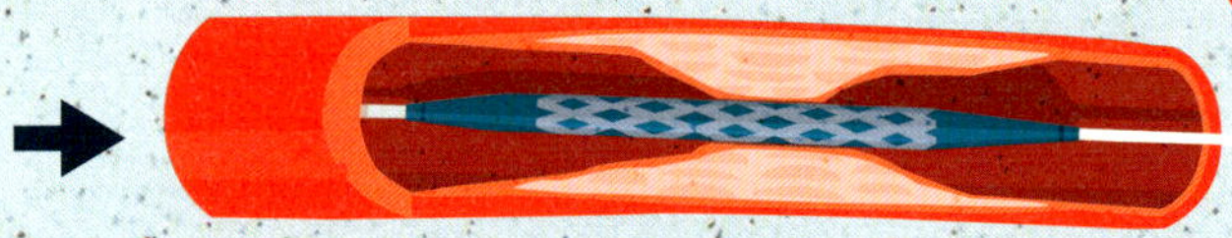

1 Ein weicher Metalldraht wird durch die Engstelle (Stenose) geschoben. Über den Draht wird ein kleiner Ballon in die zu behandelnde Engstelle geschoben.

2 Der Ballon wird mit hohem Druck entfaltet, wodurch die Ablagerungen an die Wand gepresst werden und die Engstelle beseitigt wird. Mit dem Aufblasen des Ballons wird auch der Stent (ein Metallgeflecht, welches auf den Ballon montiert ist) entfaltet. Der Stent wird so in die Arterienwand gedrückt und kann das Blutgefäß fortan stabilisieren und offen halten.

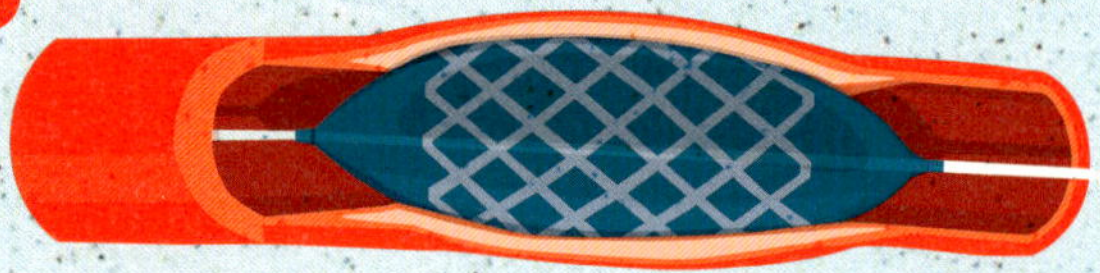

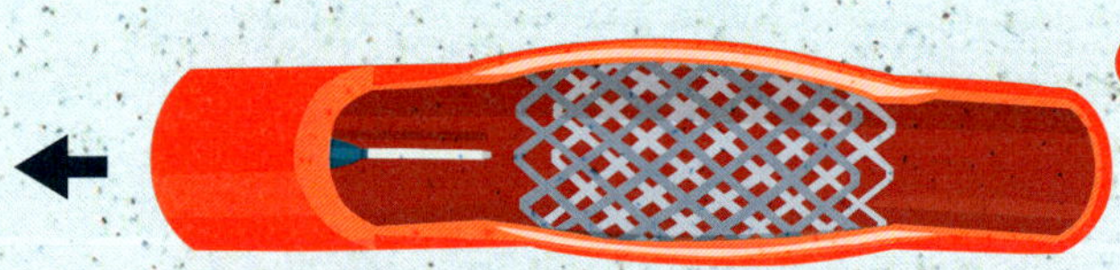

3 Der Stent verbleibt in der Arterie, Draht und entlüfteter Ballon werden wieder aus der Arterie herausgezogen.

Bei der Herzkatheteruntersuchung können Engstellen der Herzkranzarterien (Stenosen) festgestellt und, falls notwendig, in derselben Untersuchung mit einer Ballondilatation und Stentimplantation behandelt werden.

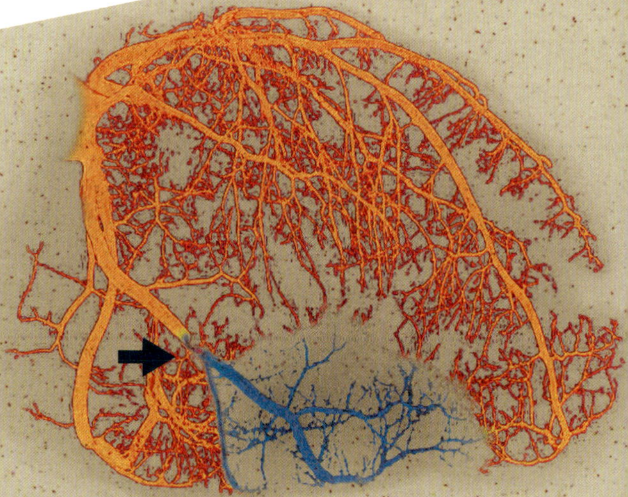

WANN IST EIN STENT NOTWENDIG?

Das »Tagesgeschäft« des Kardiologen sind Routine-Herzkatheteruntersuchungen, sprich Patienten mit verdächtigen Beschwerden werden auf das Vorhandensein einer Koronaren Herzkrankheit untersucht. Oder aber Patienten mit bereits bekannter Koronarer Herzkrankheit haben wieder zunehmend Brustschmerzen, und man will nun wissen, ob hierfür neue oder zunehmende Verengungen an den Herzkranzarterien verantwortlich sind.

Nicht immer ist eindeutig erkennbar, ob die Verengung auch zu einer für den Patienten spürbaren Einschränkung der Durchblutung führt. Nun könnte man sagen: Egal, gehen wir auf Nummer sicher und implantieren einen Stent. Allerdings bringt eine Stent-Implantation (neben den nicht unerheblichen Kosten) – wie jeder andere medizinische Eingriff auch – ein gewisses Risiko mit sich, wie zum Beispiel eine Verletzung der Herzkranzarterie. Außerdem stellt ein Stent einen Fremdkörper dar, der zur Ausbildung von Blutgerinnseln führen kann. Dies erfordert eine (lebenslängliche) Blutverdünnung mithilfe von Medikamenten. In seltenen Fällen kann es sogar zu einer gefürchteten Stentthrombose kommen (siehe Seite 39).

Ein Stent sollte deshalb nur dann eingesetzt werden, wenn er die Beschwerden des Patienten wirklich lindern und die Durchblutungssituation deutlich verbessern kann. Ein Verfahren, mit dem festgestellt werden kann, ob die Verengung einer Herzkranzarterie tatsächlich eine relevante Verminderung der Durchblutung bewirkt oder ob sie vielleicht nur schlimmer aussieht, als sie wirklich ist, bietet heute die FFR-Technik – FFR steht für »funktionelle Flussreserve«.

DIE FFR-TECHNIK – SO LÄUFT SIE AB

Und das läuft so ab: Über den in der Herzkranzarterie liegenden Herzkatheter wird ein dünner Metalldraht durch die zu untersuchende Engstelle geschoben. Am Ende des Drahtes befindet sich ein winziger Druckabnehmer, mit dessen Hilfe der Druckabfall hinter dieser Engstelle bestimmt wird. Fällt der mit diesem »Druckdraht« gemessene Blutdruck in der Herzkranzarterie hinter der Engstelle um über 20 Prozent ab, wird davon ausgegangen, dass die Engstelle »relevant« ist und eine Behandlung mittels Aufdehnung und Stent-Implantation nötig ist. Seit in den sogenannten FAME-Studien (2009 und 2013) nachgewiesen wurde, dass ein durch diese »Druckdraht-Technik« gesteuertes Vorgehen nicht nur die Zahl der eingesetzten Stents um 30 Prozent reduzieren, sondern auch die Zahl der Herzinfarkte deutlich senken konnte, stellt dieses Verfahren den heutigen Standard vor Implantation eines Stents dar.

Weitere Informationen: http://dr-heart.de/stents-wem-nutzen-sie-wirklich-die-ffr-technik/

STENTS – IMMER MODERNER, IMMER BESSER

Die neueste Generation von Stents – die »scaffolds« – zeichnet sich dadurch aus, dass diese aus einem biologisch abbaubaren Material bestehen. Im Laufe der Zeit werden sie komplett abgebaut, sodass Langzeitnebenwirkungen des in der Arterienwand liegenden Stent-Fremdkörpers theoretisch vermieden werden sollen. Allerdings konnten diese Stents zum Zeitpunkt, an dem ich diese Zeilen schreibe, in Studien noch keine eindeutige Überlegenheit gegenüber den herkömmlichen Stents zeigen, sodass hier aktuell noch nicht eindeutig abzusehen ist, inwieweit diese hoffnungsvolle Technik in Zukunft breitere Anwendung finden wird.

HERZKATHETERTECHNIK – QUO VADIS?

Mit der rasanten Fortentwicklung der Herzkathetertechnik werden nicht nur immer kompliziertere Verengungen an den Herzkranzarterien mittels Herzkathetertechnik versorgt, die vor Jahren noch eindeutig eine Domäne für den Herzchirurgen und seine Bypass-Operation (siehe Seite 40 f.) waren. Mittlerweile werden mit dieser Technik Herzströme und Herzrhythmusstörungen gemessen und bei Bedarf »korrigiert« (EPU, elektrophysiologische Untersuchung), Herzschrittmachersonden gelegt, Löcher im Herzen verschlossen, Gewebeproben aus dem Herzmuskel entnommen und sogar Herzklappen repariert oder ersetzt.
Seinen Ausgang nahm der Siegeszug dieser Technik im Jahre 1929 mit dem mutigen 25-jährigen Studenten Werner Forßmann, der im Selbstversuch (da sich für sein kühnes Experiment kein Freiwilliger finden ließ …) die Sache gewissermaßen selbst in die Hand nahm und sich einen dünnen, sterilen Gummischlauch durch seine Armvene bis in die rechte Herzkammer vorschob und dies mit einem Röntgenbild dokumentierte. Nun war die Herzkathetertechnik nicht mehr aufzuhalten. Forßmann erhielt 1956 den Nobelpreis. 1977 gelang dann Dr. Andreas Grüntzig der erste Herzkathetereingriff an einem menschlichen Herzen (siehe Kasten), und seither entwickelte sich die Technik bis heute rasant weiter.
Der deutsche Kardiologe Ulrich Sigwart war der Nächste, der mit der Entwicklung und Anwendung von Stents, also kleinen, röhrenförmigen Metallgittern, die eine Wiederverengung im Bereich der geöffneten Engstellen verhindern, der Herzkathetertechnik einen entscheidenden »push« gegeben hat. Mittlerweile werden immer ausgefeiltere Herzkathetertechniken entwickelt, die weit über das Einsatzgebiet der Herzkranzarterien hinausgehen. Heute werden sogar defekte Herzklappen quasi mimimalinvasiv repariert oder sogar komplett ersetzt, ohne dass dabei, wie bei großen Herzoperationen üblich, der Brustkorb eröffnet und die Herz-Lungen-Maschine angewendet werden muss. Somit erobern neue moderne Herzkathetertechniken zunehmend Indikationen, die vor kurzer Zeit noch ureigenstes Territorium des Herzchirurgen waren.
Heutzutage können beispielsweise hochbetagte oder schwerstkranke Menschen mit einer hochgradigen Verengung der Aortenherzklappe (Aortenstenose), die man früher wegen ihres Alters oder der vielen weiteren bestehenden Erkrankungen aufgrund eines sehr hohen Operationsrisikos schlicht nicht

DER ERSTE HERZKATHETER-EINGRIFF

Der erste Herzkatheter-Eingriff an einer Herzkranzarterie gelang im Jahr 1977 dem deutschen Kardiologen **Dr. Andreas Grüntzig** in Zürich. Er erweiterte damals eine drei Millimeter lange 80-prozentige Verengung des Vorderwandastes der linken Herzkranzarterie (LAD) seines Patienten mittels einer Ballondilatation, also der Aufdehnung eines mittels Herzkatheter in die Engstelle der Koronararterie platzierten Ballons, und ersparte somit dem damals 38-jährigen Patienten Dölf Bachmann eine Bypass-Operation. Das war die Geburtsstunde der PTCA, der perkutanen transluminalen Koronarangioplastie, heute als PCI, perkutane Koronarintervention, bezeichnet. Letztlich war dies also der **Beginn der Ära der sogenannten »interventionellen«, sprich Herzkathetertechnik-basierten Kardiologie.** Wie das Leben so spielt, überlebte der Patient Bachmann seinen Kardiologen Grüntzig um viele Jahre. 2015, also 37 Jahre nach der weltweit ersten Herzkatheter-Intervention, führte er weiterhin ein aktives und beruflich wie sozial engagiertes Leben bei bester Gesundheit. Grüntzig hingegen verstarb 1985 bei einem Flugzeugabsturz und konnte so den unglaublichen Siegeszug seiner neuen Technik (mittlerweile werden weltweit jährlich Millionen Patienten mit einer Koronaren Herzkrankheit mittels Herzkathetertechnik versorgt) nicht miterleben.

mehr operiert hat, dank der pfiffigen Erfindung eines grandiosen Franzosen, Dr. Alain Cribier, doch noch hocheffektiv behandelt werden. Mittels der von Dr. Cribier entwickelten TAVI-Technik (Transkatheter-Aortenklappen-Implantation, Transcatheter Aortic Valve Implantation) wird eine zusammengefaltete neue Aortenherzklappe mittels Herzkatheter in der alten, verengten Herzklappe positioniert und schließlich über einen Ballon entfaltet und in der alten, defekten Herzklappe verankert, die somit an den Rand gepresst worden ist und als verkalkter Halteapparat für die neu eingeführte, voll funktionsfähige Herzklappe dient. Betroffene Patienten gewinnen durch diesen Eingriff nicht nur wertvolle Lebensjahre, sondern vor allem auch Lebensqualität, und sie müssen ihre letzten Lebensjahre nicht elendig mit Luftnot, Schwindel und Brustschmerz verleben.

Viele weitere, faszinierende Kathetertechniken (etwa die MitraClip-Technik zur Reparatur einer undichten Mitralherzklappe) sind bereits erfolgreich im Einsatz oder werden in klinischen Studien erprobt. Wir dürfen also gespannt sein, was für neue Behandlungsmöglichkeiten uns diese Technik in der Zukunft noch bescheren wird.

Weitere Informationen:
http://dr-heart.de/herzkatheter-ballons-stents-und-co-die-koronarangiographie/

DIE HERZKATHETERUNTERSUCHUNG

Zu Risiken und Nebenwirkungen lesen Sie bitte hier …

> **Strahlenbelastung.** Sie entsteht, da es sich hierbei ja um eine länger andauernde Röntgenuntersuchung handelt. Durch ständige technische Verbesserungen der Untersuchungsanlagen und ausgefeilte Schutzvorkehrungen wird versucht, die Belastung Ihres Körpers mit Röntgenstrahlung so niedrig wie möglich zu halten.

> **Jodhaltiges Kontrastmittel zur Darstellung der Herzkranzarterien.** Hierdurch kann es zu einer Schädigung der Nieren kommen, die dieses Kontrastmittel aus dem Blut herausfiltern und mit dem Urin ausscheiden müssen. Insbesondere wenn bei Ihnen eine Nierenschwäche (Niereninsuffizienz) vorliegt, kann eine Verschlechterung oder sogar ein Versagen der Nierenfunktion ausgelöst werden. Der beste Schutz, mit dem Sie Ihre Nieren auf die Belastung mit dem Kontrastmittel vorbereiten können, ist eine ausreichende Zufuhr von Flüssigkeit. Achten Sie daher darauf, dass Sie am Tag vor der Herzkatheteruntersuchung ausreichend viel trinken, damit Ihre Nieren gut durchgespült werden.

> Wichtig ist, vor der Herzkatheteruntersuchung eine normale Funktion Ihrer Schilddrüse sicherzustellen. Das in dem Kontrastmittel vorhandene Jod kann nämlich bei einer bislang nicht entdeckten Überfunktion der Schilddrüse zu **gefährlichen Entgleisungen der Schilddrüsenfunktion** führen. Aufgrund des zuhauf angebotenen Jods bildet die außer Kontrolle geratene Schilddrüse plötzlich viel zu viel Schilddrüsenhormon. Aus diesem Grund wird vor jeder Herzkatheteruntersuchung die Schilddrüsenfunktion mittels Blutentnahme und Bestimmung eines einfachen Laborwertes (dem TSH-Wert) überprüft.

> **Allergische Reaktionen gegen das Kontrastmittel**. Falls bei Ihnen eine Allergieneigung bekannt ist oder Sie vielleicht sogar schon einmal eine Überempfindlichkeitsreaktion entwickelt haben, sollten Sie dies Ihrem Arzt unbedingt vorher mitteilen.

> Zu den sehr seltenen schweren Komplikationen zählen die **Entwicklung eines Herzinfarktes oder eines Schlaganfalls oder weitere Blutgefäßverschlüsse** durch während der Untersuchung abgelöste Blutgefäßablagerungen beziehungsweise Blutgerinnsel.

> Zu den häufigsten, aber in der Regel sehr gut beherrschbaren Komplikationen gehört eine **Einblutung in die Punktionsstelle der Arterie.** Das ist auch kein Wunder, denn im Gegensatz zu einer normalen Blutentnahme,

die an einer Vene stattfindet, wird bei der Herzkatheteruntersuchung eine Arterie punktiert, in der ein vielfach höherer Blutdruck als in unseren Venen herrscht. Im einfachsten Fall wird durch ein nochmaliges Anlegen des Druckverbandes eine Blutstillung erreicht. In sehr seltenen Fällen muss ein Gefäßchirurg hinzugezogen werden.

> Da bei der Herzkatheteruntersuchung an teilweise recht kleinen, vorgeschädigten und oftmals empfindlichen Herzkranzarterien gearbeitet wird, kann es in seltenen Fällen auch zu **Komplikationen an den Herzkranzarterien** selber kommen. Dies kann zum Beispiel ein **Einriss an der Innenhaut der Herzkranzarterie** mit Einblutung in die Arterienwand beziehungsweise eine **Einblutung in den Herzbeutel** sein, die dann eine notfallmäßige Drainage mit Entlastung des Herzbeutels notwendig macht, um eine gefährliche Einengung der Herzkammern zu verhindern.

> Das Risiko, bei einer Herzkatheteruntersuchung zu versterben, ist sehr gering, insbesondere dann, wenn keine Behandlung einer Engstelle (Stenose) erfolgen muss. Aber selbst wenn eine Engstelle erweitert und mit einem Stent versorgt werden muss, liegt die Sterblichkeit im Krankenhaus, wenn nicht gleichzeitig ein Herzinfarkt vorliegt, zwischen 0,4 und 0,7 Prozent. (Wenn im Rahmen eines Herzinfarktes untersucht und behandelt werden muss, ist die Sterblichkeit natürlich höher und beträgt bis zu 4,5 Prozent.) Somit ist die Herzkatheteruntersuchung insgesamt ein sehr komplikationsarmer Eingriff, sollte aber aufgrund der besprochenen Risiken dennoch nur bei begründeter Indikation, sprich aus gutem Grund, durchgeführt werden.

> Eher **zu den Langzeitkomplikationen gehört die Restenose, also eine erneute Verengung im Bereich des implantierten Stents.** Um diese zu verhindern, versucht man, durch die heutzutage übliche Verwendung von sogenannten »Drug Eluting Stents« (DES, siehe Seite 33) das Einwandern von Zellen der Arterienwand durch die Stentstreben hindurch mit daraus resultierender Wiederverengung zu verhindern. Tatsächlich lassen sich hierdurch erneute Verengungen, also Restenosen, im Stentbereich reduzieren. Nachteil ist allerdings, dass auch das erwünschte Überwachsen der Stentstreben mit der Innenhaut der Arterie verzögert wird. Dadurch liegt der Stent länger gewissermaßen »nackt« im strömenden Blut, was die Gefahr birgt, dass sich an diesem Stent-Fremdkörper durch Anhaftung vorbeiziehender Blutplättchen und nachfolgende Blutgerinnungsvorgänge ein Blutgerinnsel bildet, welches die Arterie im Stentbereich verschließen kann. Dies ist ein sehr gefürchteter Vorgang, der als Stentthrombose bezeichnet wird und durch den Verschluss der Herzkranzarterie im Stentbereich zu einem Herzinfarkt führen kann.

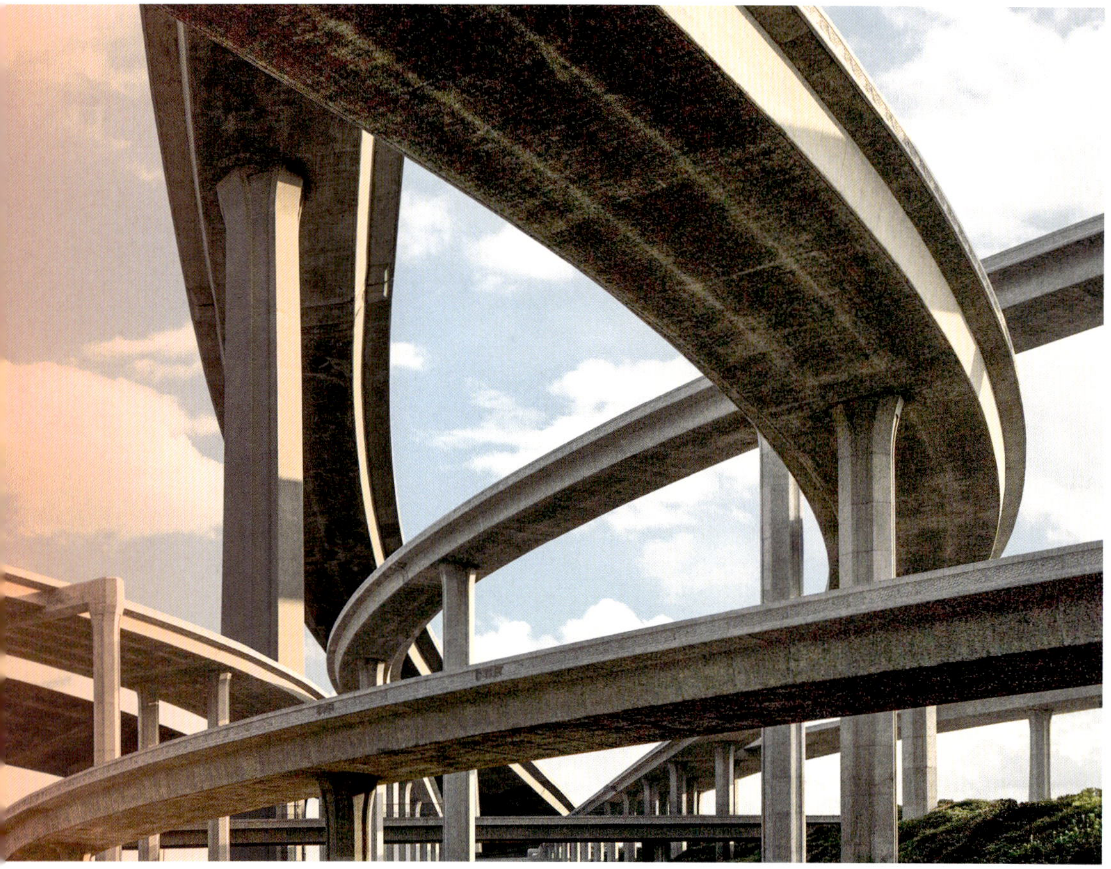

WENN DER CHIRURG DANN DOCH RANMUSS

Neben der Herzkatheteruntersuchung gibt es grundsätzlich noch eine weitere Möglichkeit, die Durchblutungssituation am Herzen dauerhaft zu verbessern, und das ist die Bypass-Operation. Hierbei werden hochgradige Engstellen in unseren Herzkranzarterien überbrückt, indem ein intaktes Blutgefäß hinter der Verengung auf die Herzkranzarterie genäht wird. Dadurch wird der Bereich hinter der Verengung wieder ausreichend mit Blut versorgt. Als Bypass-Blutgefäß kann ein Venenstück dienen, welches aus dem Bein entnommen wird (Vena saphena magna). Oder aber es wird eine Brustkorbarterie, die ja schon in Herznähe verläuft, umgeleitet und auf die verengte Herzkranzarterie aufgenäht. So gelingt es, die Durchblutungssituation hinter der Verengung dauerhaft zu verbessern. Daneben findet auch die Unterarmarterie (Arteria radialis) als Bypass-Gefäß Anwendung. Da in den meisten Fällen (abhängig von der Ausprägung und Schwere der Erkrankung) nicht nur ein Bypass, sondern zwei bis vier Bypass-Gefäße benötigt werden, um die Durchblutungssituation befriedigend zu verbessern, werden arterielle und venöse Bypässe häufig kombiniert angewendet.

DIE BYPASS-OPERATION: KLASSISCH ODER MINIMAL-INVASIV

Die klassische Bypass-Operation wird seit 40 Jahren routinemäßig durchgeführt, in Deutschland über 50 000-mal jährlich. Die Sterblichkeit im Krankenhaus nach Bypass-Operation ist aufgrund der großen Erfahrung mittlerweile sehr gering und liegt bei etwa 0,5 bis 2,5 Prozent. In der Regel kann der Patient schon am ersten Tag nach der Operation aufstehen und in Begleitung das Bett verlassen. Nach sieben bis zehn Tagen erfolgt meist bereits die Entlassung in die Anschlussheilbehandlung (Reha) beziehungsweise nach Hause. Nach ungefähr drei Monaten ist wieder mit voller Einsatzfähigkeit zu rechnen.
Als Fortentwicklung der klassischen großen Bypass-Operation mit Eröffnung des Brustkorbes und Einsatz der Herz-Lungen-Maschine sind mittlerweile minimalinvasive Bypass-Operationsverfahren entwickelt worden. Diese werden allerdings nur bei ausgewählten Patienten angewendet. Hierzu gehören die folgenden zwei Operationstechniken:

> **die MIDCAB-Operation** (Minimally Invasive Direct Coronary Artery Bypass)
Hierbei wird auf die Durchtrennung des Brustbeins verzichtet und der Zugang zum Herzen über einen etwa sieben Zentimeter langen Zwischenrippenschnitt hergestellt. Dementsprechend können über diesen kleineren Zugangsweg aber nur verengte Gefäße der Herzvorderwand und der Herzseitenwand erreicht werden.

> **die OPCAB-Operation** (Off-Pump Coronary Artery Bypass)
Der Zugang zum Brustkorb erfolgt wie bei der herkömmlichen Bypass-Operation über eine Durchtrennung des Brustbeins. Danach werden das Herz und das Operationsfeld mittels spezieller technischer Vorkehrungen so stabilisiert, dass eine Operation am schlagenden Herzen möglich ist. Auf eine Herz-Lungen-Maschine mit ihren potenziellen Komplikationen kann so verzichtet werden.

IM AKUTFALL: SCHNELLE HILFE DURCH HERZKATHETERTECHNIK

Eine Bypass-Operation ist ein größerer Eingriff. Bei einem akuten Herzinfarkt würde eine solche Operation viel zu lange dauern. Außerdem muss bei einem Herzinfarkt ohnehin zunächst festgestellt werden, an welcher Stelle der Herzkranzarterien die Verengung beziehungsweise der Verschluss der Arterie liegt. Aus diesem Grund wird im Akutfall eine rasche notfallmäßige Herzkatheteruntersuchung durchgeführt.

»Erst kommt das Wort, dann die Arznei und dann das Messer.«

Theodor Billroth, deutscher Chirurg

VERBESSERUNG DER DURCHBLUTUNGSSITUATION DURCH EINEN BYPASS

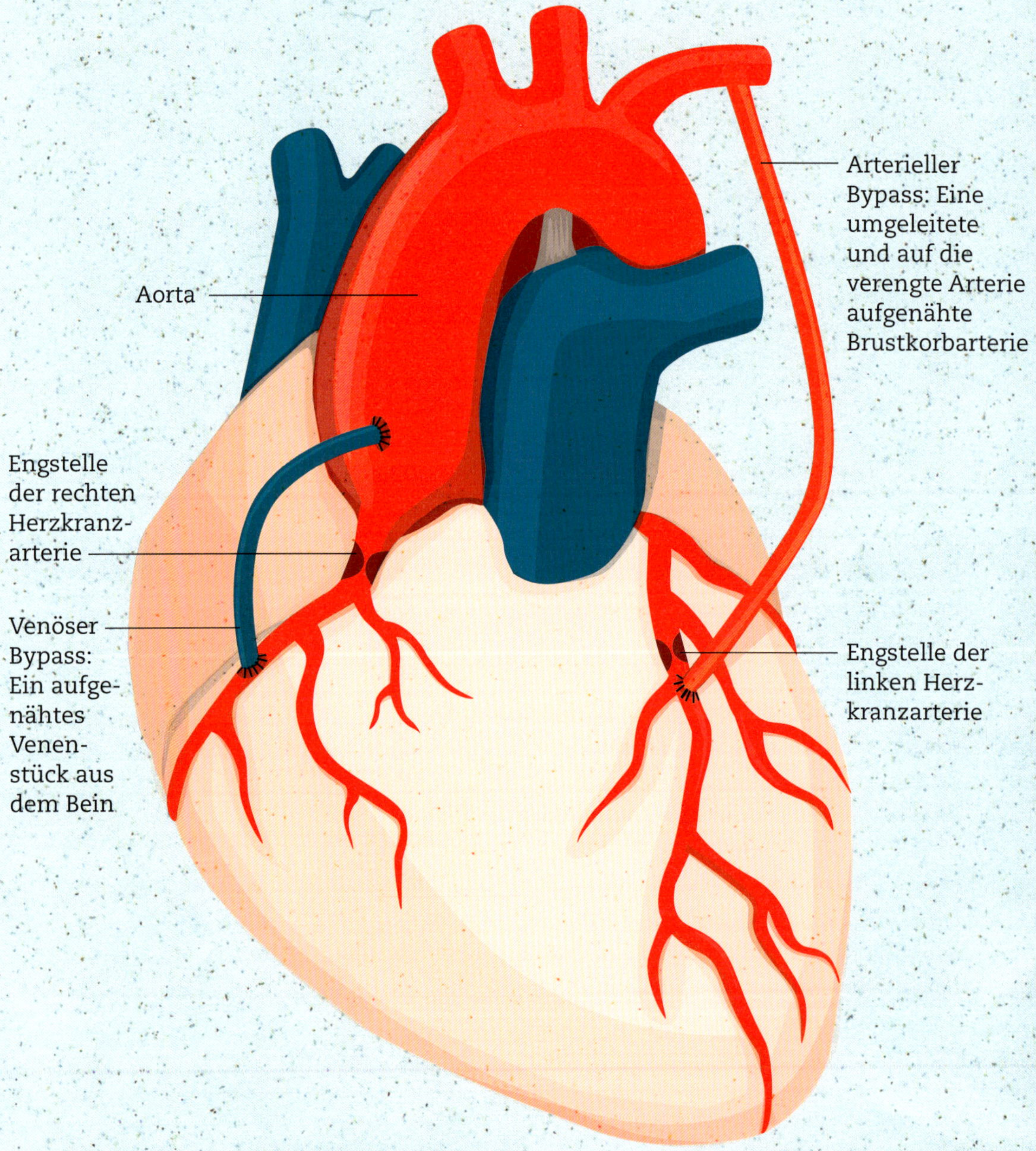

Auch außerhalb des akuten Herzinfarktes kommt bei anhaltenden oder wiederkehrenden Beschwerden meist die Herzkathetertechnik zum Einsatz, um kritische Engstellen an den Herzkranzarterien festzustellen und zu beseitigen.
In einigen Situationen, wie etwa bei sehr ausgeprägten und komplexen Veränderungen der Herzkranzarterien, ist aber nach wie vor der Herzchirurg gefragt und führt eine Bypass-Operation durch. Das ist dann notwendig, wenn die Veränderungen bereits so weit fortgeschritten sind, dass sie mit Stents allein nicht zu reparieren sind. Oder auch dann, wenn eine Stent-Implantation an besonders heiklen Stellen zu risikoreich ist, weil eine Komplikation an dieser Stelle lebensbedrohlich ist.

ZAHLREICHE STUDIEN ALS ENTSCHEIDUNGSHILFE

Die Entscheidung für oder gegen eine Bypass-Operation beziehungsweise einen interventionellen, also Herzkathetertechnik-basierten Behandlungsansatz ist nicht immer ganz einfach. Viele Studien wurden hierzu bereits durchgeführt, die die Entscheidung erleichtern und auf eine begründete Basis stellen sollen. Grob vereinfacht kann man sagen: Je mehr Herzkranzarterien betroffen sind, je komplizierter die Engstellen erscheinen und je risikoreicher folglich ein Behandlungsversuch mittels Herzkathetertechnik wäre, desto eher wird eine Operation empfohlen. Auch das gleichzeitige Vorliegen einer Zuckerkrankheit spricht bei fortgeschrittener Erkrankung eher für die Durchführung einer Bypass-Operation.
Letztlich entscheidet der Kardiologe, also der Herzspezialist, der die Herzkatheteruntersuchung durchführt (idealerweise zusammen mit den anderen beteiligten Herzchirurgen im »Heart-Team« der Klinik), welches Verfahren – Herzkathetertechnik oder Bypass-Operation – für den Patienten am besten ist.
Außerhalb eines akuten Notfalles (sprich außerhalb eines Herzinfarktes, bei dem natürlich keine Zeit mit langwierigen Diskussionen verschenkt werden darf) sollten Sie als Patient in jedem Fall in die Entscheidungsfindung einbezogen werden. Denn schließlich ist der Patientenwunsch, im Rahmen des medizinisch Sinnvollen, ein entscheidender Faktor bei der Auswahl eines Behandlungsverfahrens. Suchen Sie also das vertrauensvolle Gespräch mit Ihren behandelnden Ärzten!

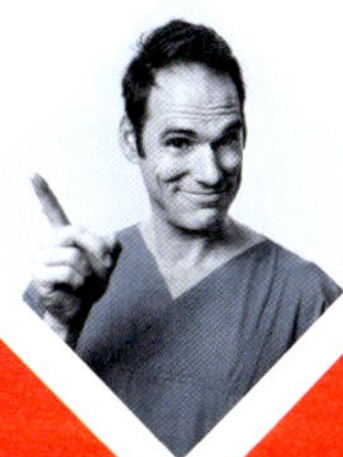

TAKE HOME MESSAGE

Die Herzchirurgie hat in Deutschland eine lange Tradition und zeigt hervorragende Ergebnisse. Auch wenn die Herzkathetertechnik heute in vielen vormals herzchirurgischen Gebieten zunehmend attraktive Alternativen anbietet, ist der Herzchirurg weiterhin in vielen Situationen unersetzlich und wird nicht so schnell arbeitslos werden.

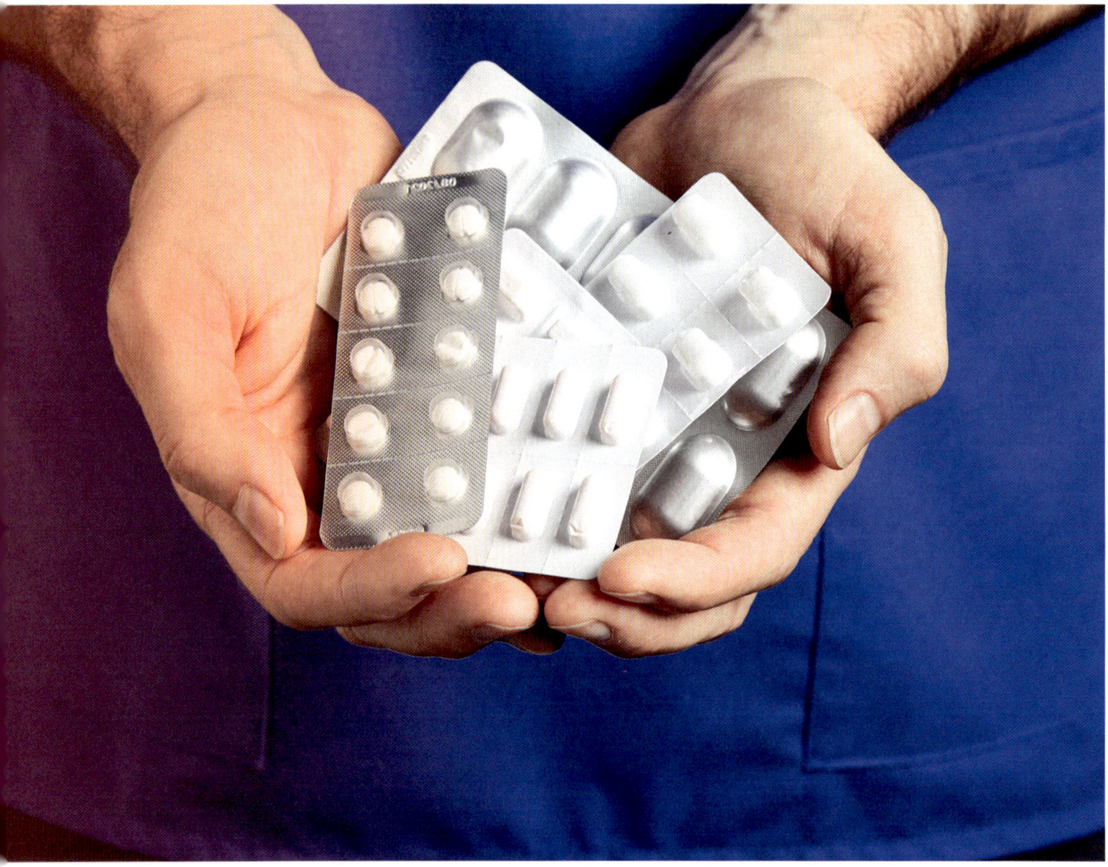

DIE WICHTIGSTEN MEDIKAMENTE BEI DER KORONAREN HERZKRANKHEIT

Ich hoffe sehr, dass Sie – wie ich auch – einen gesunden und möglichst natürlichen Lebensstil als den absolut entscheidenden Faktor aller unserer Bemühungen um unsere Gesundheit betrachten. Wem es gelingt, dies ein Leben lang zu leben, der wird meistens mit guter Lebensqualität bis ins hohe Alter belohnt und hat oftmals erstaunlich wenig Kontakt mit Ärzten und Krankenhäusern aufnehmen müssen. Ich freue mich immer, wenn mir in der Praxis fitte, gut gelaunte Senioren begegnen, die keinerlei Medikamente einnehmen müssen. Fragt man etwas genauer nach, dann sind es immer wieder ganz ähnliche Faktoren, die das Erfolgsrezept auszumachen scheinen: eine positive, unaufgeregte Lebenseinstellung, Teilhabe am gesellschaftlichen Leben, geistige und körperliche Aktivität bis ins hohe Alter und meist auch eine ausgewogene, abwechslungsreiche Ernährung (darüber werden wir in den folgenden Kapiteln ausführlich sprechen).

Wenn Sie dieses Buch nun aber in der Hand halten, weil Sie bereits einen Herzinfarkt erlitten haben oder weil eine Koronare Herzkrankheit bei Ihnen festgestellt wurde, dann ist ja das Kind leider schon ein Stück weit in den Brunnen gefallen und auch etwas nass geworden. Dann ist es neben der weiterhin im Mittelpunkt stehenden Verbesserung unseres Lebensstils vor allen Dingen auch die konsequente Einnahme bestimmter Medikamente, die Ihnen hilft, das Fortschreiten Ihrer Herzerkrankung aufzuhalten. Auch wenn viele Patienten verständlicherweise eine Abneigung gegen Tabletten haben und eine weitverbreitete Skepsis gegenüber der Pharmaindustrie teilweise nachvollziehbar ist, muss man doch anerkennen, dass es auf kaum einem Gebiet der Medizin so viele Studien zur Überprüfung des tatsächlichen Nutzens von Medikamenten gibt wie in der Kardiologie. (Natürlich sollte man die Studien immer kritisch hinterfragen und sich auch anschauen, woher die Studie stammt und wer sie bezahlt hat.)

THE BIG FOUR: DIE VIER BLOCKBUSTER-HERZMEDIKAMENTE

Aus unzähligen, sehr großen Studien haben sich letzten Endes für Patienten vier Wirkstoffgruppen herauskristallisiert, die unser Leben nach einem Herzinfarkt nachweislich verlängern können und somit zur anerkannten Standardtherapie gehören. Die Studien konnten zeigen, dass Sie als Patient sehr viel bessere Karten haben, nämlich eine dreimal niedrigere Sterblichkeit, wenn Sie diese Standardmedikation erhalten – im Gegensatz zu denjenigen Patienten, die diese vier Medikamentengruppen nicht oder nur teilweise einnehmen. Zu den vier wichtigen Medikamentengruppen gehören:

> **die Blutplättchenhemmer** (medizinisch Thrombozyten-Aggregationshemmer, am bekanntesten das Aspirin®),
> **die ACE-Hemmer oder Sartane** (RAAS-Hemmer),
> **die Statine** (Cholesterinsenker) und im Allgemeinen auch
> **die Betablocker.**

Schauen wir uns die Verdächtigen nun mal etwas genauer an ...

DIE HEMMUNG DER BLUTPLÄTTCHEN: DAS GUTE, ALTE ASPIRIN®

Die Acetylsalicylsäure (ASS) ist unter dem Namen Aspirin® das wahrscheinlich bekannteste Medikament überhaupt und hat sich seit vielen Jahrzehnten vor allem als Kopfschmerzmittel bewährt. Es gehört zum absoluten Behandlungsstandard bei der Koronaren Herzkrankheit. ASS vermindert die Fähigkeit der Blutplättchen (Thrombozyten), miteinander zu verklumpen und zu verkleben, setzt also die sogenannte Aggregationsfähigkeit der Blutplättchen herab.

Der Vorteil: Es verringert somit die Fähigkeit der Blutplättchen, sich an Plaques anzulagern und Blutgerinnsel zu bilden. Dadurch kann das Risiko für einen Herzinfarkt entscheidend gesenkt werden.

Die Behandlung mit einem Blutplättchenhemmer, in der Regel dem ASS, gehört zum absoluten, lebenslangen Behandlungsstandard bei der Koronaren Herzkrankheit. Dies ist also eine der Tabletten, um die Sie in

NEBENWIRKUNGEN VON ASS

Zu den relativ häufigen Nebenwirkungen von ASS zählt eine Magenschleimhautentzündung. Sollten Sie in diesem Bereich empfindlich sein, wäre als magenschonende Variante das Aspirin® protect zu erwägen, welches durch eine magensaftresistente Schutz-Ummantelung den Wirkstoff erst im Dünndarm freisetzt. Daneben sollte, insbesondere wenn aus anderen Gründen noch weitere Hemmer der Blutplättchenfunktion beziehungsweise der Blutgerinnung eingenommen werden müssen (beispielsweise bei einem gleichzeitig bestehenden Vorhofflimmern), die Kombination mit einem Magensäureblocker, einem sogenannten »Protonenpumpeninhibitor« (oft als PPI abgekürzt) erwogen werden. Natürlich besteht unter der Behandlung mit einem Plättchenhemmer eine leicht erhöhte Blutungsneigung, die in der Natur der Sache liegt, da man ja gerade die blutungsstillende Funktion der Blutplättchen hemmt. In der Regel ist diese jedoch sehr gut beherrschbar.

Zukunft nicht herumkommen. In vielen Situationen ist es jedoch notwendig, noch einen zweiten Blutplättchenhemmer einzunehmen. Dies ist zum Beispiel nach einem akuten Herzinfarkt der Fall. Dann muss für die Dauer von einem Jahr eine duale Blutplättchenhemmung, also neben dem ASS noch ein zweiter Blutplättchenhemmer angewendet werden. Hierdurch (das konnte in den sogenannten CURE-Studien 2001 an über 12 500 Patienten mit akuter Durchblutungsstörung des Herzens gezeigt werden) kann das Risiko für einen erneuten Herzinfarkt, Schlaganfall oder anderweitigen Tod durch Herz-Kreislauf-Erkrankungen um zusätzliche 20 Prozent gesenkt werden. Auch nach der Implantation eines Stents, der ja einen Fremdkörper darstellt, an dem sich besonders leicht Blutplättchen anhaften und ein Gerinnsel ausbilden können, ist für eine Dauer von mehreren Monaten bis zu einem Jahr (je nach Art des implantierten Stents) die Verabreichung einer doppelten, also dualen Blutplättchenhemmung notwendig. Wichtig ist, diese Medikamente gewissenhaft und absolut regelmäßig einzunehmen, da sich sonst die Gefahr für einen akuten Verschluss im Stentbereich, eine sogenannte Stentthrombose, mit nachfolgendem Herzinfarkt drastisch erhöht. Das Problem mit den Blutplättchenhemmern ist, dass Sie sich durch ihre Einnahme nicht unmittelbar besser fühlen. Daher fällt es vielen Menschen besonders schwer, diese ein Leben lang Tag für Tag einzunehmen. Wenn Sie aber die Medikamente absetzen und eine Stentthrombose mit Herzinfarkt erleiden, fühlen Sie sich garantiert schlechter. Deshalb ist es so wichtig, ihre Funktion zu verstehen.

WEITERE WIRKSAME BLUTPLÄTTCHENHEMMER

Neben dem lange bekannten und bewährten ASS galt lange Zeit das Clopidogrel (Handelsname Plavix®) als zweiter wichtiger und bekannter Blutplättchenhemmer. In den letzten Jahren sind nun weitere hochwirksame Plättchenhemmer entwickelt worden, wie zum Beispiel das Ticagrelor (der Handelsname ist Brilique®) und das Prasugrel (Handelsname Efient®). Je nach Situation und begleitenden Erkrankungen werden Ihre behandelnden Ärzte die für Sie passende Kombination an Blutplättchenhemmern zusammenstellen.

RUNTER MIT DEM DRUCK: ACE-HEMMER UND SARTANE

ACE-Hemmer und die sogenannten Sartane gehören zu den am häufigsten verschriebenen Medikamenten überhaupt und werden insbesondere bei der Behandlung von Bluthochdruck und Herzschwäche mit großem Erfolg eingesetzt. Häufigste Vertreter der ACE-Hemmer sind Captopril, Enalapril, Lisinopril und Ramipril. Sie wirken über die Hemmung eines Hormonsystems mit dem etwas komplizierten Namen Renin-Angiotensin-Aldosteron-System, weshalb beide Wirkstoffgruppen (ACE-Hemmer und Sartane) auch als RAAS-Hemmer zusammengefasst werden.

Über eine Verengung der Blutgefäße wirkt dieses Hormonsystem normalerweise blutdrucksteigernd. Folglich wirken die Medikamente über eine Hemmung ebendieses Hormonsystems blutdrucksenkend. Dadurch werden Herz und Blutgefäße entlastet. Neben ihren blutdrucksenkenden Eigenschaften haben RAAS-Hemmer auch positive Effekte auf Blutgefäße und Zellen des Herzmuskels. In großen Studien konnten sie ihre lebensverlängernde Wirkung beweisen, insbesondere dann, wenn die Pumpleistung des Herzens bereits eingeschränkt ist.

In dieselbe Kategorie, jedoch zu einer anderen Wirkstoffgruppe gehören die Sartane, auch als AT1-Antagonisten bezeichnet. Diese haben innerhalb des gleichen Hormonsystems (Renin-Angiotensin-Aldosteron-System) einen anderen Angriffspunkt als die ACE-Hemmer. Sie blockieren die Bindungsstelle eines Hormons, welches normalerweise den Blutdruck erhöht. Dadurch gelingt es ihnen, den Blutdruck zu senken.

NEBENWIRKUNGEN VON ACE-HEMMERN

Eine relativ häufige Nebenwirkung der ACE-Hemmer ist ein trockener Reizhusten. Davon betroffene Patienten können auf ein Sartan mit ähnlicher Wirkung umgestellt werden, da diese Wirkstoffgruppe die Husten-Nebenwirkung typischerweise nur extrem selten zeigt.

Eine weitere, relativ häufige Nebenwirkung ist der Anstieg des Blutkaliumwertes, weshalb der behandelnde Arzt insbesondere zu Beginn der Einnahme die Blutwerte kontrollieren wird. Daneben gibt es wie bei allen Medikamenten mögliche allergische Reaktionen, die sich beispielsweise in Form von Hautausschlägen zeigen können. Gelegentlich können auch Beschwerden im Magen-Darm-Trakt sowie Kopfschmerzen und Schwindel bei der Einnahme dieser Medikamente auftreten.

> **!** ACE-Hemmer und Sartane sind ähnlich effektiv und können alternativ verschrieben werden, sollten aber in aller Regel nicht zusammen verordnet werden, da sich dann ihre Nebenwirkungen potenzieren können.

Häufige Vertreter sind Candesartan, Valsartan, Losartan, Irbesartan, Telmisartan und viele mehr.
Auch die RAAS-Hemmer, also ein ACE-Hemmer oder ein Sartan, gehören aufgrund ihrer in großen Studien nachgewiesenen lebensverlängernden Wirkung nach Herzinfarkt zum lebenslangen Behandlungsstandard – also eine weitere Tablette, die Sie nach einem Infarkt aus sehr gutem Grund in aller Regel lebenslang »gebucht« haben.
Weitere Informationen: http://dr-heart.de/ace-hemmer-und-sartane/

DAS »SCHLECHTE« LDL-CHOLESTERIN MUSS RUNTER: CHOLESTERINSENKER

Achtung, jetzt betreten wir vermintes Gebiet: Über kaum eine Medikamentengruppe wird so viel und so leidenschaftlich gestritten und debattiert wie über die Gruppe der Cholesterinsenker, die Statine. Leider wird das negative Image dieser Medikamentengruppe auch regelmäßig durch von der Klatschpresse gern aufgenommene Beiträge zur »Cholesterinlüge« und der »profitgeilen« Pharmaindustrie immer wieder aufs Neue im öffentlichen Bewusstsein zementiert.

In Ihrem Interesse sollten wir versuchen, uns dem Thema sachlich und emotionslos zu nähern, denn in der sogenannten Sekundärprävention (also auf Deutsch: Wenn Sie bereits eine Koronare Herzkrankheit oder eine andere Erscheinungsform der Arteriosklerose haben) gehören diese Medikamente zu den wirksamsten, sprich lebensverlängerndsten Medikamenten überhaupt. Der Zusammenhang zwischen erhöhten LDL-Cholesterinwerten und dem Auftreten von Herz-Kreislauf-Erkrankungen wie dem Herzinfarkt konnte in vielen Studien eindrucksvoll nachgewiesen werden. Daher gehören die Statine – auch als CSE-Hemmer, also Cholesterinsynthesehemmer, bekannt – ebenfalls zum absoluten Behandlungsstandard für alle Patienten mit einer Koronaren Herzkrankheit.
Statine sind in der Regel gut verträglich und wirken durch die Hemmung der körpereigenen Cholesterinbildung. Zu den bei uns am häufigsten verschriebenen Statinen gehören Atorvastatin, Simvastatin, Rosuvastatin, Pravastatin und weitere. Neben der bekannten hochwirksamen Senkung des LDL-Cholesterinwertes zeigen sie noch eine Reihe weiterer wichtiger Effekte. Sie haben eine entzündungshemmende Wirkung innerhalb der arteriellen Plaques und können diese stabilisieren. Dadurch verhindern sie das gefährliche Aufreißen von Gefäßplaques und beugen Herzinfarkten und anderen Blutgefäßkomplikationen vor. Aufgrund der cholesterinsenkenden und plaquestabilisierenden Wirkmechanismen (sowie noch weiterer vermuteter positiver Wirkungen) konnten Studien bereits vor mehr als 20 Jahren eine deutliche Verringerung von Herzinfarkten (Verringerung des Infarkttodes um 42 Pro-

zent) und der Gesamtsterblichkeit (minus 30 Prozent) nachweisen. Erstaunlicherweise zeigen Statine einen über viele Jahrzehnte anhaltenden Schutz für unsere Blutgefäße. Eine Studie stellte bei Männern noch 20 Jahre nach einer Behandlung mit Statinen eine Verringerung der Sterberate um immerhin 13 Prozent fest.

Ebenfalls zu den Cholesterinsenkern gehört das Ezetimib (Handelsname Ezetrol®). Dieses wirkt weniger stark LDL-senkend als die oben besprochenen Statine, kann aber, zumindest zusammen mit den Statinen eingenommen, Herz-Kreislauf-Komplikationen wie Herzinfarkt und auch die Sterblichkeit insgesamt senken. Es hat einen gänzlich anderen Wirkmechanismus als die Statine, es blockiert nämlich die Cholesterinaufnahme im Darm. Seltene Nebenwirkungen können daher Blähungen, Durchfall oder Bauchschmerzen sein.

Am häufigsten eingesetzt werden diese Medikamente, wenn unter der alleinigen Behandlung mit einem Statin der Zielwert für das LDL-Cholesterin nicht erreicht oder wenn aufgrund vermeintlicher Unverträglichkeit das Statin nicht ausreichend hoch dosiert werden kann.

Dabei kann mit einer Kombination aus einem niedrig dosierten Statin mit Ezetimib eine fast genauso gute Absenkung des LDL-Cholesterins erreicht werden wie mit einer hoch dosierten Monotherapie mit dem Statin allein. Um die Anzahl Ihrer Medikamente übersichtlich zu halten, gibt es bereits Tabletten, die beide Wirkstoffe kombiniert in den erwünschten Dosierungen enthalten.

Weitere Informationen: http://dr-heart.de/statine-ldl-cholesterinsenker-bei-der-koronaren-herzkrankheit/

NEBENWIRKUNGEN VON STATINEN

Im Allgemeinen sind Statine gut verträglich. Gelegentlich wird über Muskelbeschwerden geklagt. In sehr seltenen Fällen kann die Muskulatur so stark beeinträchtigt werden, dass das Medikament abgesetzt werden muss.

Zunächst kann der behandelnde Kardiologe versuchen, durch eine veränderte Dosierung, andere Einnahmezeiten, Wechsel auf ein anderes Medikament derselben Wirkstoffklasse oder durch das Verordnen von Vitamin-D-Präparaten doch noch eine Verträglichkeit zu erreichen. Sollte unter der alleinigen Behandlung der Zielwert für das LDL-Cholesterin nicht erreicht werden, kann auch mit anderen Cholesterinsenkern kombiniert werden.

Wenn Sie trotz aller Tipps und Tricks Statine dennoch nicht vertragen oder nicht in den gewünschten LDL-Zielbereich gelangen, gibt es mit den PCSK-9-Hemmern (siehe auch Seite 50) jetzt eine hoffnungsvolle Alternative.

In den letzten Jahren gab es Berichte über ein gehäuftes Auftreten von Diabetes unter der Behandlung mit Statinen. Dies steht aber in keinem Verhältnis zum Nutzen der Behandlung.

NEUE WAFFE IM KAMPF GEGEN DAS CHOLESTERIN – DIE PCSK-9-HEMMER

Nachdem ja die Statine, also Wirkstoffe wie beispielsweise Atorvastatin oder Simvastatin, seit vielen Jahren der absolute Standard zur Behandlung erhöhter Cholesterinwerte sind und dies vermutlich auch noch eine Weile bleiben werden, gibt es nun ein weiteres, Erfolg versprechendes Behandlungsverfahren, die sogenannte »PCSK-9-Hemmung«.

MEDIKAMENTE ERSETZEN BLUTWÄSCHE

In besonders extremen Fällen, etwa bei Menschen mit angeborenen schweren Fettstoffwechselstörungen, benötigen Patienten aufgrund exorbitant erhöhter Cholesterinwerte sogar eine regelmäßige Blutwäsche (Plasmapherese), um nicht schon in jungen Jahren einen Herzinfarkt oder Schlaganfall zu erleiden. Für diese Menschen gibt es jetzt mit den neuen Medikamenten der PCSK-9-Hemmer ein stark wirksames Behandlungsprinzip, mit dem eine eindrucksvolle Absenkung des LDL-Cholesterins erreicht werden kann. PCSK-9 steht für das unaussprechliche Proproteinkonvertase Subtilisin/Kexin Typ 9. Dies ist ein Enzym, welches den Abbau von LDL-Cholesterinrezeptoren fördert. Wenn man nun dieses Enzym hemmt, werden weniger LDL-Rezeptoren abgebaut, und es verbleiben entsprechend mehr LDL-Rezeptoren aktiv. Diese binden folglich mehr LDL-Cholesterin aus dem Blut und entfernen es, sodass sich die Betroffenen am Ende über niedrigere LDL-Cholesterinwerte freuen können. In Studien wurde durch dieses neuartige Behandlungsprinzip zusätzlich zur Standardbehandlung mit einem Statin eine 55- bis 60-prozentige Reduktion des LDL-Cholesterins nachgewiesen, und drei Viertel der Patienten konnten ihre geforderten LDL-Cholesterin-Zielwerte erreichen.
Bislang sind zwei Wirkstoffe auf dem Markt, das Evolocumab (Handelsname Repatha®) und das Alirocumab (Handelsname Praluent®). Bei diesen Wirkstoffen handelt es sich um Antikörper, die alle zwei bis vier Wochen unter die Haut gespritzt werden.

HILFE IN SPEZIELLER FETTSTOFF-WECHSEL-SPRECHSTUNDE

Zählen Sie zu den Risikopatienten und erreichen die geforderten Cholesterin-Zielwerte trotz einer optimalen Behandlung mit den »Standard-Cholesterinsenkern« (also Statin, Ezetimib) nicht, oder vertragen Sie tatsächlich keine Statine (sehr selten der Fall), dann kann es sinnvoll sein, sich in einer speziellen Fettstoffwechsel-Sprechstunde vorstellen zu lassen (an fast allen Universitätskliniken eingerichtet) und dort die verschiedenen Behandlungsmöglichkeiten mit einem spezialisierten Arzt zu besprechen.

MANCHEM EIN DORN IM AUGE: BETABLOCKER

Betablocker gehören zu den am häufigsten verschriebenen Medikamenten überhaupt. In der Kardiologie kommen vor allem die Wirkstoffe Metoprolol, Bisoprolol, Nebivolol und Carvedilol zum Einsatz. Wie die Bezeichnung Betablocker schon vermuten lässt, wirkt diese Medikamentengruppe über eine Blockierung bestimmter Bindungsstellen (Rezeptoren). Und zwar blockieren diese Medikamente die Bindungsstellen von Stresshormonen, namentlich Adrenalin und Noradrenalin. Dadurch schirmen sie das Herz vor zu starkem Stress ab. Das Herz wird geschont, da es somit weniger schnell und auch weniger stark pumpen muss. Auf diese Weise wird der Sauerstoffbedarf des Herzens gesenkt und die Entstehung von Angina-Pectoris-Beschwerden wird wirksam vermindert. Darüber hinaus senken Betablocker den Blutdruck und schützen vor Herzrhythmusstörungen.

Insbesondere bei einer Herzschwäche und nach einem Herzinfarkt zeigen Betablocker äußerst eindrucksvolle lebensverlängernde Wirkungen. Nach mehreren neueren Studien gibt es allerdings Zweifel, ob Betablocker tatsächlich für alle Patienten mit einer Koronaren Herzkrankheit von Nutzen sind. Wenn Sie zu denjenigen Patienten gehören, die weder Beschwerden haben noch in den letzten ein bis drei Jahren einen Herzinfarkt erlitten haben und die außerdem eine normale Pumpleistung des Herzens aufweisen, dann kann über die Notwendigkeit eines Betablockers durchaus diskutiert werden. Und tatsächlich würden viele Betroffene, insbesondere sexuell aktive Männer, gerne auf sie verzichten.

NEBENWIRKUNGEN VON BETABLOCKERN

Als Nebenwirkungen von Betablockern werden Schwindel sowie Abgeschlagenheit und kalte Extremitäten beklagt. Daneben wird immer wieder auch über Potenzstörungen berichtet.

Darüber hinaus sind Betablocker für Asthmatiker aufgrund ihrer verkrampfenden Wirkung auf die Bronchien ungeeignet, nicht jedoch für Patienten mit einer chronischen Bronchitis, hier zeigen sie eher eine lebensverlängernde Wirkung.

Auf keinen Fall dürfen Sie jedoch Ihren Betablocker ohne Rücksprache mit Ihrem Arzt absetzen, denn ein plötzliches Absetzen ohne vorherige langsame Reduktion der Dosis kann für Sie sogar gefährlich sein.

Und noch ein letzter Punkt: Die häufig beklagten Potenzstörungen unter diesen Medikamenten scheinen zu einem ganz erheblichen Anteil auch psychologisch bedingt zu sein. Man hat zeigen können, dass diese vermeintliche Nebenwirkung stark abhängig ist vom Lesen des Beipackzettels. Bei Patienten, die den Beipackzettel studiert hatten, traten Potenzstörungen in 50 Prozent der Fälle auf, verglichen mit 5 Prozent bei denjenigen Patienten, die dies nicht getan hatten.

Weitere Informationen:
http://dr-heart.de/betablocker-wirkungen-und-nebenwirkungen/

WEITERE HÄUFIG VERWENDETE MEDIKAMENTE

Die vier großen »Blockbuster«-Medikamentengruppen gehören zum absoluten Behandlungsstandard bei der Koronaren Herzkrankheit und sollten außer in Ausnahmefällen (und den oben beschriebenen Einschränkungen hinsichtlich der Betablocker) jedem Patienten zugutekommen (nicht als Ersatz, sondern zusätzlich zu einer im Mittelpunkt stehenden Lebensstilverbesserung!). Daneben gibt es noch einige weitere Medikamente, die im Gegensatz zu den bereits beschriebenen Medikamenten zwar nicht lebensverlängernd wirken, aber häufig dabei helfen können, in hartnäckigen Fällen Beschwerdefreiheit und damit eine Verbesserung der Lebensqualität zu erreichen.

NITRATE

Die Medikamentengruppe der Nitrate und der Wirkstoff Molsidomin wirken über eine Freisetzung von Stickstoffmonoxid (NO) in unseren Blutgefäßen »entspannend« auf die Muskulatur der Gefäßwände. Die Blutgefäße erweitern sich. Die Durchblutung wird sehr rasch verbessert. So kann durch die Anwendung eines »Nitrosprays«, das auf die Unterseite der Zunge gesprüht wird, ein Angina-Pectoris-Anfall durch eine Erweiterung der Herzkranzarterien in kürzester Zeit unterbrochen werden. Der Herzmuskel wird wieder besser durchblutet, und die Angina-Pectoris-Schmerzen lassen nach. Hinzu kommt, dass Nitrate auch den Blutdruck senken und somit das Herz direkt entlasten. Zu den bekanntesten Vertretern gehören Isosorbidmononitrat, Isosorbiddinitrat und Glyceroltrinitrat. Der Wirkstoff Molsidomin wirkt ähnlich wie Nitrate. Im Gegensatz zu Nitraten kommt es beim Molsidomin allerdings nicht zu einer sogenannten Nitrattoleranz (einer zunehmend verminderten Wirkung des Wirkstoffs bei wiederholter Anwendung).

Neben einer »Bedarfsbehandlung« von Angina-Pectoris-Anfällen mit Nitrospray nehmen viele Patienten auch dauerhaft Nitrattabletten ein, um Angina-Pectoris-Anfällen vorzubeugen.

Besonders gut zur Behandlung von Angina Pectoris eignet sich eine Kombination der Nitratbehandlung mit konsequenter Bewegungstherapie. Wenn Sie unter Angina-Pectoris-Beschwerden leiden, sollten Sie regelmäßig an Sport- und Bewegungsprogrammen teilnehmen. Diese helfen Ihnen, Ihre Belastbarkeit zu verbessern und im Idealfall sogar Beschwerdefreiheit zu erreichen. In komplizierten Fällen helfen Nitropräparate und Molsidomin, Patienten so weit beschwerdefrei zu bekommen, dass eine regel-

NEBENWIRKUNGEN VON NITRATEN

Gerade zu Beginn einer Nitratbehandlung kann es zu einem typischen »Nitratkopfschmerz« kommen, bedingt durch die Erweiterung von Hirngefäßen. Meist lässt er im Verlauf der Behandlung nach, kann aber auch zum Absetzen des Medikamentes zwingen.

mäßige körperliche Aktivität möglich wird. Diese Substanzen führen bei den Betroffenen, insbesondere zusammen mit Sport und Bewegung, zu einer nachhaltigen Verbesserung der körperlichen Leistungsfähigkeit.

CALCIUMANTAGONISTEN

Calciumantagonisten (Calciumkanalblocker) sind Medikamente, die zur Behandlung von Bluthochdruck, Koronarer Herzkrankheit und Herzrhythmusstörungen erfolgreich eingesetzt werden. Wie ihre Bezeichnung schon vermuten lässt, verringern sie durch eine Blockade von Calciumkanälen den Einstrom von Calcium in das Innere der Muskelzelle. Dadurch wird vor allem die Kontraktion (also das Zusammenziehen) der glatten Gefäßmuskeln herabgesetzt, sodass die Blutgefäße erweitert, die Durchblutung verbessert und gleichzeitig der Blutdruck gesenkt werden. Amlodipin und andere Calciumantagonisten können bei nicht ausreichender Wirkung von Betablockern auf die Angina-Pectoris-Anfälle zusätzlich zu diesen eingesetzt werden.
Zur Vorbeugung von Angina-Pectoris-Anfällen sind neben den Betablockern sowohl Nitrate als auch Calciumantagonisten geeignet. Beide verbessern allerdings nicht die Prognose. Was die Verhinderung von Angina-Pectoris-Anfällen betrifft, so scheint es nach einer kleinen Studie sogar einen minimalen Vorteil zugunsten der Behandlung mit einem Calciumantagonisten (Amlodipin) im Vergleich zur Behandlung mit einem Nitrat zu geben.

> **!**
>
> Aufgrund der (im Allgemeinen erwünschten) blutdrucksenkenden Wirkung dürfen Nitrate und Molsidomin bei Patienten mit niedrigem Blutdruck nur vorsichtig angewendet werden, um Schwindel und Ohnmachtsanfälle zu vermeiden. Auf keinen Fall dürfen diese Präparate gleichzeitig mit Erektionsverstärkern wie Sildenafil (Viagra®), Vardenafil (Levitra®) oder Tadalafil (Cialis®) und anderen eingenommen werden. Durch die ähnliche Wirkungsweise der Blutgefäßerweiterung kann es zu einem gefährlichen Blutdruckabfall kommen.

RANOLAZIN

Bei hartnäckigen Angina-Pectoris-Brustschmerzen, die trotz einer bestmöglichen Verbesserung der Durchblutungssituation mithilfe konsequenter Bewegungstherapie, Stent-Implantationen und / oder Bypass-Operation und trotz optimaler Behandlung mit Standardmedikamenten weiterhin nicht befriedigend verringert werden, wird häufig durch den Einsatz von Ranolazin versucht, doch noch eine Beschwerdelinderung zu erreichen. Das Medikament, das unter dem Handelsnamen Ranexa® bekannt ist, dockt an bestimmten Natriumkanälen der Herzmuskelzelle an. Die Europäische Arzneimittelagentur stellt hierzu fest, dass die Wirksamkeit von Ranexa® bei der Verbesserung der Symptome von Patienten mit stabiler Angina Pectoris eher mäßig ist, dass es jedoch bei Patienten, die auf andere Arzneimittel nicht ausreichend ansprechen (sprich, wenn sie weiter Beschwerden haben), von Nutzen sein kann. Der Krankheitsverlauf wird nicht signifikant verbessert.

DIE ROLLE IHRER »MEDIKAMENTÖSEN BEHANDLUNGSTREUE«

Neben der im Vordergrund stehenden Optimierung unseres Lebensstils ist es die regelmäßige Einnahme einiger hochwirksamer und nachweislich lebensverlängernder Medikamente, mit der Sie Ihre Lebenserwartung deutlich verbessern können. Eine gewissenhafte Einnahme dieser »Standardmedikamente« ist aber in der Praxis leider eher die Ausnahme als die Regel, womit unschätzbar viele Lebensjahre und Lebensqualität verschenkt werden.

Insgesamt ist es laut Aussage der Weltgesundheitsorganisation WHO so, dass bei chronischen, also dauerhaften Erkrankungen, wie eben auch vielen Herzerkrankungen, die Einnahmetreue auch dringend notwendiger Medikamente bei etwa 50 Prozent liegt: Jede zweite Tablette, die Ihren Krankheitsverlauf günstig beeinflussen kann, wird nicht eingenommen.

Ich bin überzeugt, dass einer der Hauptgründe hierfür ist, dass viele Menschen einfach nicht ausreichend über ihre Erkrankung informiert sind. Sie wissen nicht,

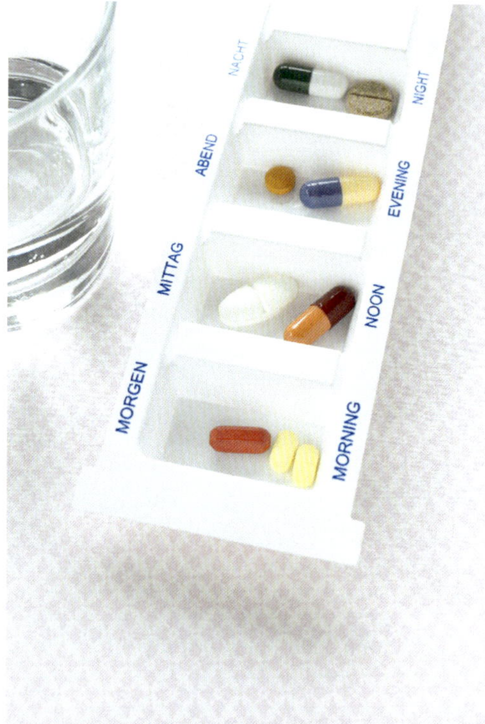

An einer gewissenhaften Einnahme von verordneten Medikamenten führt kein Weg vorbei.

WENIGER HERZINFARKTE NACH GRIPPEIMPFUNG

Die Impfung gegen das Grippe-(Influenza-)Virus reduziert nicht nur die Häufigkeit von Atemwegserkrankungen und die Sterblichkeit insgesamt, sondern sie bewirkt auch eine deutliche Verringerung der Sterblichkeit an Herz-Kreislauf-Erkrankungen, insbesondere bei Patienten mit einem schon erhöhten Herz-Risiko. Die Grippeimpfung ist sicher und einfach durchzuführen. Geimpft werden sollten alle über 60-jährigen Menschen und Menschen mit dauerhaften Erkrankungen und Risikofaktoren, wie zum Beispiel einer chronischen Herzerkrankung, einer chronischen Bronchitis oder einer Asthmaerkrankung.

weshalb bestimmte Behandlungsempfehlungen und Medikamente für Sie lebensverlängernd, teilweise sogar lebensrettend sein können. Deshalb haben wir uns in den vorausgegangenen Zeilen ausführlich mit den wichtigsten Herzmedikamenten und ihren Wirkungsweisen beschäftigt. Denn ganz ehrlich: Wenn ich mir so manches Mal die Medikamenten-Schächtelchen meiner Patienten mit diesen unzähligen Pillen ansehe, dann muss ich zugeben: Ich hätte wahrscheinlich auch so meine Probleme, all diese Tabletten bis an mein Lebensende brav morgens, mittags und abends einzunehmen, wenn ich nicht genau wüsste, warum und weshalb. Und deshalb ist es so wichtig, dass Sie Bescheid wissen über Ihre Erkrankung und deren optimale Behandlung.

Bringen Sie sich ruhig auch aktiv in Ihren Behandlungsplan mit ein, sprich: Wenn Sie nicht verstanden haben, weshalb Sie Tablette x oder y einnehmen sollen, dann fragen Sie Ihren Arzt und bitten Sie um eine einfache, Ihnen verständliche Erklärung. Nur wenn Sie Ihren Behandlungsplan verstanden haben und voll dahinterstehen, werden Sie ihm auf Dauer auch folgen können.

SO KLAPPT DIE REGELMÄSSIGE TABLETTENEINNAHME

> Versuchen Sie, Ihre tägliche Tabletteneinnahme zu »ritualisieren«, also an bestimmte, regelmäßig wiederkehrende Tätigkeiten wie das Zähneputzen oder Mahlzeiten wie das Frühstück zu koppeln, damit Sie die Einnahme nicht vergessen.

> Bewahren Sie Ihre Tabletten an gut sichtbaren Orten auf, sodass Sie gewissermaßen zwangsläufig darüberstolpern und sie somit gar nicht vergessen können.

> Hilfreich können auch verschiedenste Medikamentenerinnerungs-Apps sein, die Sie zu bestimmten Zeiten an die regelmäßige Einnahme Ihrer Medikamente erinnern. Daneben gibt es sogar Systeme mit »intelligenten Medikamentenboxen«, die Sie bei fehlender Medikamentenentnahme zu den voreingestellten Zeiten automatisch via Smartphone daran erinnern und sogar Vertrauenspersonen alarmieren können (wenn man das will …).

> Rechtzeitig an neue Rezepte denken! Machen Sie es sich zur Routine, spätestens wenn der letzte Blister der Packung angebrochen ist, ein Folgerezept zu holen, damit Sie das Medikament dann rechtzeitig in der Apotheke besorgen (lassen) können. Mittlerweile gibt es auch die Möglichkeit, Folgerezepte und Medikamente bequem online über das Internet zu bestellen. Hierbei können Sie dann eine automatische Erinnerungsfunktion nutzen (zum Beispiel unter www.medabo.de).

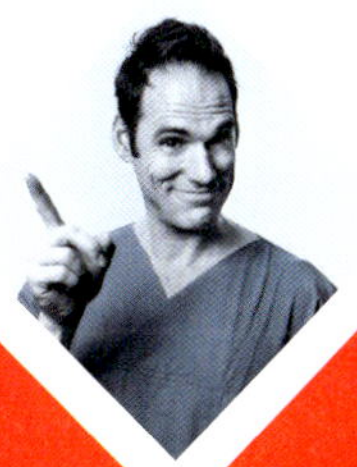

TAKE HOME MESSAGE

Setzen Sie nicht einfach Medikamente, von denen Sie nicht überzeugt sind, alleine ohne Rücksprache mit Ihrem Arzt ab. Das kann für Sie katastrophale Folgen haben.

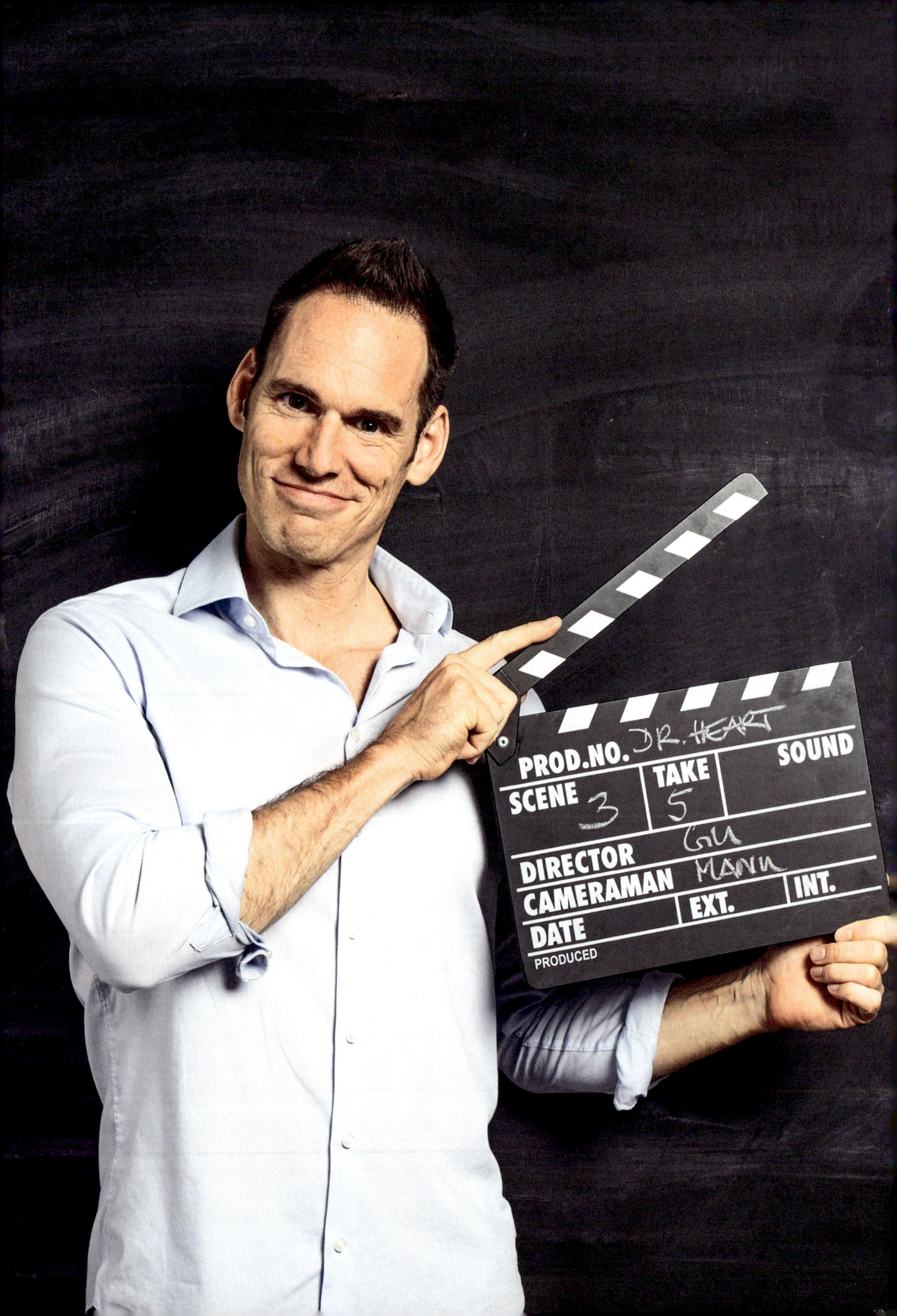
PROD.NO. DR. HEART
SOUND
TAKE 5
SCENE 3
DIRECTOR GU
CAMERAMAN MANU
INT.
EXT.
DATE
PRODUCED

3

UND JETZT?
WIE KANN ICH DIE ERKRANKUNG AUFHALTEN?

Hier lesen Sie, was es mit dem Urzeitmensch-Dilemma auf sich hat, und erfahren, wie Sie ein neues, besseres Leben im Einklang mit Ihrem Körper führen. Übernehmen Sie Verantwortung für Ihre Gesundheit!

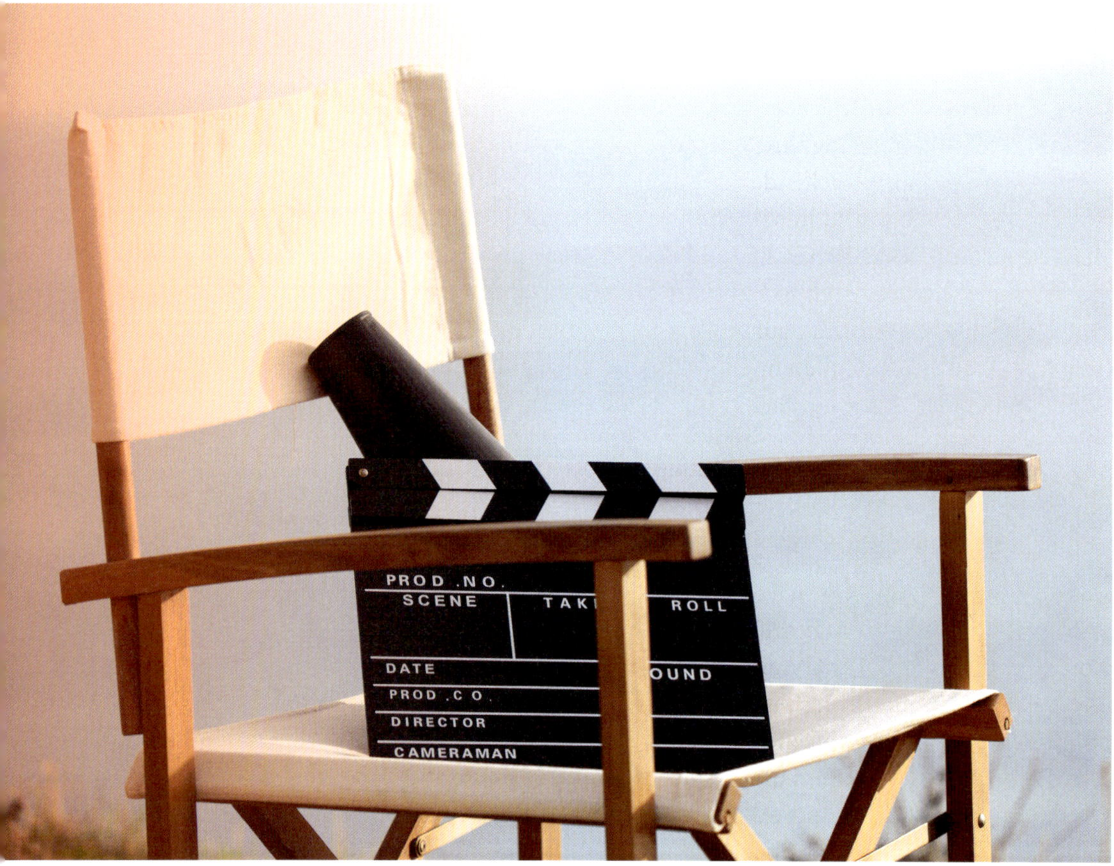

WERDEN SIE ZUM REGISSEUR IHRES NEUEN LEBENS!

Bei all den im zweiten Kapitel mit berechtigter Begeisterung geschilderten Fortschritten der modernen Medizin, insbesondere im Bereich der interventionellen, also der Herzkathetertechnik-basierten Kardiologie, könnte man fast denken, das Problem der Koronaren Herzkrankheit wäre gelöst. Man muss sich bei entsprechenden Problemen einfach nur einen guten »Koronar-Klempner« suchen, der einem bei Bedarf die verstopften Herzkranzarterien wieder frei putzt. Und damit wir uns hier nicht falsch verstehen: Insgesamt betrachtet, halte ich die Techniken und Methoden der modernen Kardiologie für einen großen Segen. Im akuten Herzinfarkt eine verschlossene Herzkranzarterie mittels Herzkathetertechnik wieder zu eröffnen rettet Menschenleben. Und es verbessert die Lebensqualität, indem es Betroffene vor einem Leben mit schwerer Herzschwäche bewahren kann. Aber: Alle diese Techniken und Bypass-Operationen können Sie nicht heilen! Das eigentliche Voranschreiten Ihrer Erkrankung, nämlich die zunehmende Verhärtung, Verkalkung und Verengung Ihrer Arterien im Rahmen einer fortschreitenden Arteriosklerose (übrigens nicht nur in Ihren Herzkranzarterien, sondern in Ihrem ganzen Körper) kann kein noch so begnadeter Kardiologe oder Herzchirurg aufhalten, sondern nur eine Person auf diesem Planeten, und das sind – Sie ahnen es schon: SIE.

NEHMEN SIE IHR LEBEN IN DIE HAND!

Aus diesem Grund schreibe ich diese Zeilen, mit denen ich Sie motivieren will, Verantwortung für sich und Ihre Gesundheit zu übernehmen und ein neues, besseres Leben im Einklang mit Ihrem Körper zu leben. Denn im Grunde sind Sie ein unglaublicher Glückspilz. Egal ob Sie bereits einen Herzinfarkt durchgemacht haben, stolzer Besitzer von fünf Stents sind oder eine Bypass-Operation hinter sich gebracht haben: Sie leben, Sie haben dieses Buch in der Hand und sind in der Lage, diese Zeilen zu lesen. Damit haben Sie auch die Möglichkeit, der Regisseur Ihres eigenen, neuen und besseren Lebens zu werden. Diese Chance bleibt 65 000 Menschen allein in Deutschland jedes Jahr verwehrt. Sie versterben am plötzlichen Herztod, oftmals ohne überhaupt von ihrer Erkrankung gewusst zu haben.

Und das Allerbeste ist: Ihr neues Leben wird sich nach einer Weile der Umgewöhnung einfacher, natürlicher und vor allem besser anfühlen, davon möchte ich Sie in diesem Buch überzeugen.

DAS »URZEITMENSCH-DILEMMA«

Aber was ist ein gesunder Lebensstil? Hierzu erhält man von verschiedenen Seiten die unterschiedlichsten Ratschläge und Empfehlungen. Dabei ist es im Grunde ganz einfach. Wir müssen uns eigentlich nur das folgende Bild (siehe Seite 60) einprägen und das dahinterstehende Problem begreifen, für das wir eine kluge Lösung finden müssen. Das folgende Grundproblem – ich möchte es fortan als das »Urzeitmensch-Dilemma« bezeichnen – ist die Ursache fast aller unserer modernen »Wohlstandserkrankungen« und damit auch die eigentliche Ursache der Koronaren Herzkrankheit:

Unser Körper ist ein unglaubliches, perfektes Wunderwerk! Leider wurde dieser Körper aber nicht für unsere heutige, moderne Lebensrealität perfektioniert, sondern für das raue Leben unserer Vorfahren. Dabei wurden unser Körper und unser gesamter Stoffwechsel in den vielen Jahrtausenden der menschlichen Evolution, in denen unser nacktes Überleben immer auch von Nahrungsmangel und Hungersnöten bedroht war, darauf trainiert, die mühsam zugeführ-

»Du wirst es nie schaffen, einen Menschen, der in seiner Welt des Leidens gefangen ist, herauszuholen, solange er selbst nicht nach dem Ausgang zu suchen beginnt.«

Ana Blom

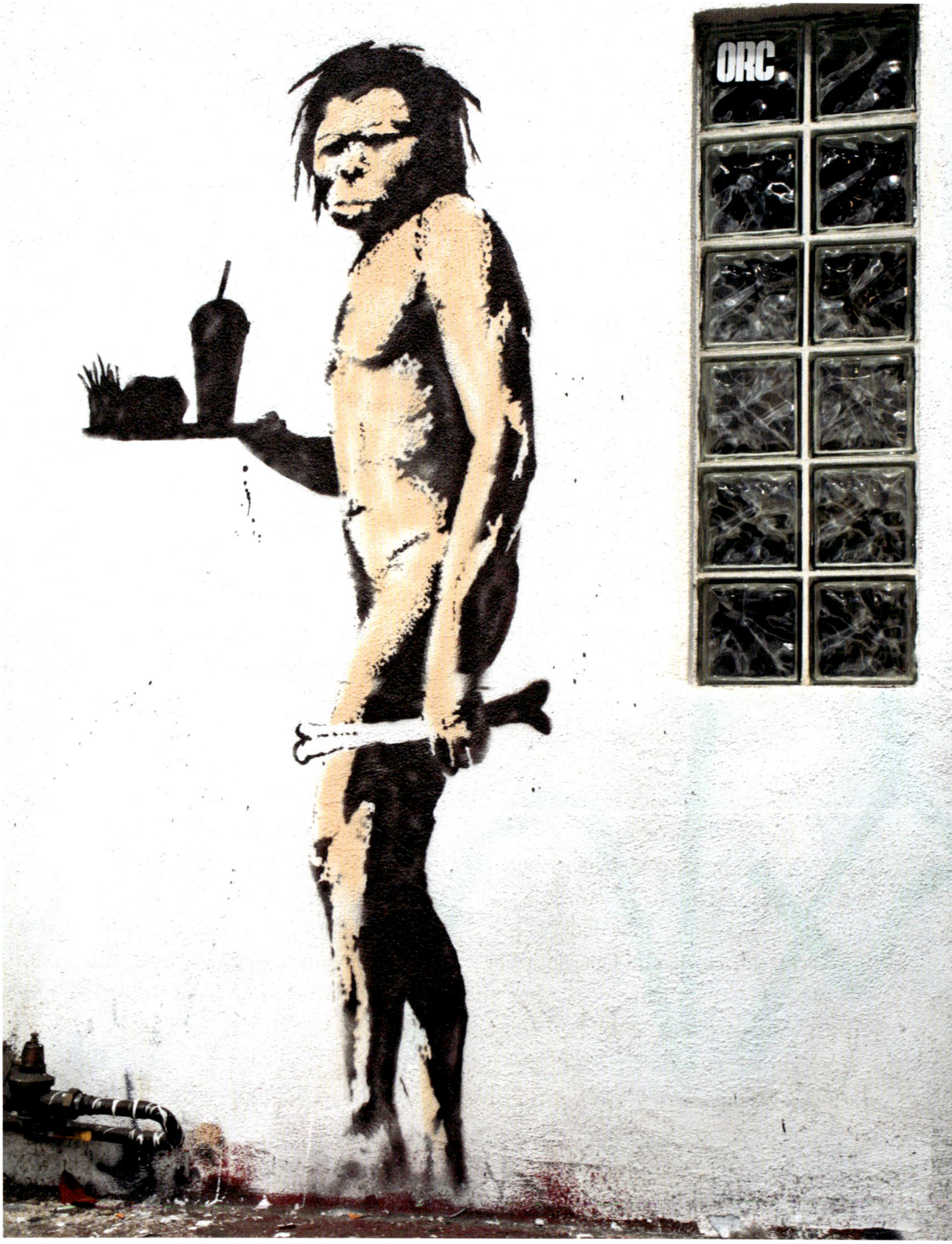

Bringt das Grundproblem der meisten modernen »Wohlstandserkrankungen« auf den Punkt: das Werk des britischen Streetart-Künstlers Banksy.

TIPP

GEHEN SIE’S AN!

Lernen Sie auf den folgenden Seiten die zahlreichen Möglichkeiten kennen, herzgesund zu leben, und richten Sie den Blick ab sofort auf Ihre persönliche Situation. Viele der hier vorgestellten Maßnahmen, allen voran der Rauchstopp, aber auch die schon besprochenen »Blockbuster-Medikamente«, sind relativ alternativlos, wenn Sie Ihre Krankheit dauerhaft in den Griff bekommen wollen. In anderen Bereichen, wie zum Beispiel bei den Entspannungsverfahren, der Ernährung, Sport und Bewegung, haben Sie einen großen Spielraum beziehungsweise eine riesige Auswahl an Aktivitäten, aus denen Sie das für Sie Passende auswählen können.

ten Kalorien bestmöglich zu verwerten und sich stets, falls nur irgend möglich, Reserven für schlechte Zeiten anzulegen.

EIN AUSGEKLÜGELTES GENETISCHES PROGRAMM

Dieses ausgeklügelte genetische Programm, welches über Jahrtausende für harte Zeiten entwickelt und optimiert wurde, trifft nun seit einem knappen halben Jahrhundert auf eine nicht mehr wiederzuerkennende Umwelt, in der es überall und zu jeder Tages- und Nachtzeit Kalorien im Überfluss gibt. Und die müssen wir nicht einmal jagen oder sammeln, sondern können sie bequem vom Sofa aus mit unserer Handy-App via Lieferservice nach Hause bringen lassen.

Wenn wir unser Leben also wieder in die richtige Spur bringen und ein paar Kilo Gewicht loswerden wollen, müssen wir ein Stück weit zurückkehren zu unserem früheren Lebensstil als Jäger und Sammler mit mehr Bewegung und geringerer Kalorienaufnahme, für den unser wunderbarer Körper in den Jahrtausenden der Menschheitsgeschichte gemacht worden ist. Wie wir diese Erkenntnis in unserer heutigen Lebenswelt umsetzen und uns somit selber ein glücklicheres und gesundes Leben schenken können, ohne dafür im Lendenschurz mit Pfeil und Bogen durch das Großraumbüro jagen zu müssen, das ist die lohnende Herausforderung, mit der wir uns ab jetzt beschäftigen werden. Bleiben Sie dran!

»Seine Krankheit zu erkennen ist der erste Schritt zur Heilung.«

Seneca

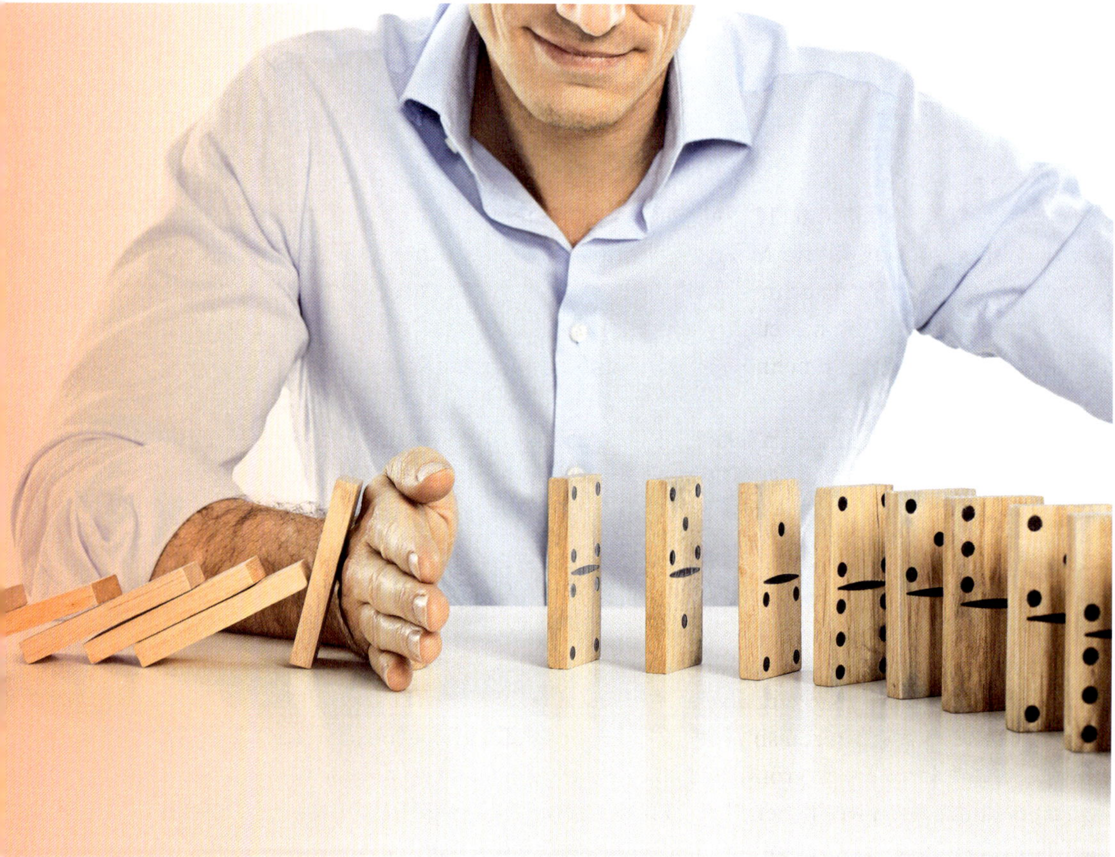

MEINE RISIKOFAKTOREN UND ICH

Ein bisschen Motivation gleich vorweg: Jetzt lohnt es sich richtig! Mit einigen wenigen einfachen Änderungen in unserem Lebensstil können wir das Risiko für einen (erneuten) Herzinfarkt um etwa 80 Prozent senken! Das ist doch unglaublich! In ähnlicher Größenordnung senken wir dabei auch gleich das Risiko für weitere Herz-Kreislauf-Erkrankungen und noch viele andere Krankheiten.

Das ist jetzt nicht nur irgendein leeres Geschwafel, wie Sie es jeden Tag in einer x-beliebigen Illustrierten lesen können, sondern beinharte Wissenschaft, eine in vielen Studien belegte Tatsache. Zuletzt erst konnte wieder in einer großen schwedischen Studie eindrucksvoll gezeigt werden, dass durch das Beachten von fünf relativ einfachen Regeln vier von fünf Herzinfarkten verhindert werden können beziehungsweise Sie persönlich Ihr Risiko für einen Herzinfarkt um ganze 80 Prozent verringern können. Das ist doch was, oder nicht? Und das sind die fünf entscheidenden Faktoren:

> gesunde Ernährung,
> normales Körpergewicht,
> regelmäßige Bewegung,
> moderater Alkoholkonsum (10 bis maximal 30 Gramm pro Tag gilt für Männer, Frauen dürfen gesundheitstechnisch betrachtet ungerechterweise nur etwas mehr als die Hälfte davon zu sich nehmen) und
> nicht rauchen.

Andere Studien zeigen ganz ähnliche Ergebnisse (siehe Seite 64).

TEURE HIGHTECH-MEDIZIN STATT PRÄVENTION

So, jetzt lassen Sie sich das mal bitte einen Moment lang auf der Zunge zergehen: Herz-Kreislauf-Erkrankungen sind mit riesigem Abstand der weltweit größte Killer überhaupt, in unseren westlichen Breiten für die Hälfte aller Todesfälle verantwortlich. Gleichzeitig wären nach der eben besprochenen Studienlage über 80 Prozent durch eine Verbesserung unseres Lebensstils vermeidbar! Aber anstatt die Bevölkerung über diese unglaublichen Zustände aufzuklären, die Grundlagen eines gesunden Lebensstils bereits in Schulen zu vermitteln und politisch weitreichende Entscheidungen zum gesundheitlichen Schutz der Bevölkerung zu treffen (Stichwort Lebensmittel-Ampel, Stichwort Verbot von Transfetten, Stichwort Zuckersteuer etc.), beschränkt sich unser Gesundheitssystem darauf, an allen Ecken und Enden mit teurer Hightech-Medizin, Stents und Bypässen, so gut es geht, Flächenbrände mit viel zu kleinen Feuerlöschern zu löschen. Stattdessen wäre es sinnvoll, mit einer ausgeklügelten bevölkerungsweiten Präventionsstrategie eine neue »Brandschutzverordnung« zum Schutz der Bevölkerung auf den Weg zu bringen. Bislang wurden über Jahrzehnte lediglich rund vier Prozent der gesamten Gesundheitsausgaben in Deutschland für Prävention und Gesundheitsförderung ausgegeben, wir werden sehen, inwieweit das neue Präventionsgesetz hier eine dringend überfällige Trendwende einleiten kann.

Das hier Gesagte gilt im Übrigen nicht nur für noch gesunde Menschen, die durch eine Verbesserung ihres Lebensstils dafür sorgen wollen, gar nicht erst vorzeitig an vermeidbaren Krankheiten zu erkranken. Es gilt auch für Sie, wenn Sie bereits eine Herz-Kreislauf-Erkrankung wie eine Koronare

»In der einen Hälfte unseres Lebens opfern wir die Gesundheit, um Geld zu erwerben – in der anderen opfern wir Geld, um die Gesundheit wiederzuerlangen. Und während dieser Zeit gehen Gesundheit und Leben von dannen.«

Voltaire

WICHTIGE STUDIEN

> Für die **EPIC-Norfolk-Studie** aus dem Jahr 2008 wurden über eine halbe Million Menschen in zehn europäischen Ländern eingehend zu ihrer Ernährung und ihrem Lebensstil befragt. Was fanden die Forscher heraus? Wer fünfmal am Tag Obst oder Gemüse isst, sich ausreichend bewegt (in dieser Studie dreimal in der Woche eine halbe Stunde, das ist doch nicht viel!), nicht raucht und es mit dem Alkohol nicht übertreibt, konnte seine durchschnittliche Lebenserwartung um 14 Jahre verlängern!

> An der berühmten **INTERHEART-Studie** nahmen 30 000 Männer und Frauen aus 52 Ländern auf sechs Kontinenten teil. Sie zeigte eindrucksvoll, dass neun kontrollierbare Risikofaktoren für über 90 Prozent aller Herzinfarkte weltweit verantwortlich gemacht werden können. Hierzu gehören: Rauchen, Cholesterinspiegel, Bluthochdruck, Zuckerkrankheit, Fettsucht, Ernährung, körperliche Aktivität, Alkoholkonsum und psychosoziale Faktoren, wie chronischer emotionaler Stress und Depression.

Herzkrankheit haben. Dann ist das Kind zwar gewissermaßen schon in den Brunnen gefallen und auch etwas nass geworden, aber eben noch lange nicht ertrunken! Ganz im Gegenteil: Regelmäßige Bewegung und Sport können Herzinfarkte, Schlaganfälle und somit einen vorzeitigen Tod weit besser verhindern als Behandlungen mit Stents und Bypass-Operationen. Letztere können bei »stabiler« Erkrankung (also wenn Sie keinen Herzinfarkt hatten) oft Angina-Pectoris-Beschwerden bessern, verlängern aber im Allgemeinen nicht das Leben. Eine Besserung der Symptome wie Angina Pectoris kann die Mehrzahl der Patienten aber durch eine konsequente Verbesserung ihres Lebensstils mithilfe von Bewegung, einer Ernährungsumstellung und Stressmanagement nach wenigen Wochen bis Monaten mindestens genauso effektiv erreichen.

VERANTWORTUNG FÜR DIE EIGENE GESUNDHEIT ÜBERNEHMEN

Damit wir uns hier auch wirklich richtig verstehen: Ich möchte auf gar keinen Fall die wunderbaren Errungenschaften der modernen Hightech-Medizin, insbesondere auf dem Gebiet der Kardiologie, schlechtreden. Ich habe selber zahlreiche Herzkatheteruntersuchungen mit viel Freude und großer Faszination durchgeführt. Bei einem akuten Herzinfarkt kann ein Herzkatheter Leben retten, aber: Ihre Erkrankung aufhalten kann er leider nicht.

Sie ahnen also schon: Wir müssen selber Verantwortung für uns und unsere Gesundheit übernehmen. Unser Lebensstil scheint dabei der Schlüssel zu sein, daher wird es jetzt höchste Zeit, dass wir den Übeltätern, den Risikofaktoren, mal etwas näher auf den Zahn fühlen …

WAS SIND ÜBERHAUPT RISIKOFAKTOREN?

Risikofaktoren sind Umstände, Faktoren und Verhaltensweisen, die durch verschiedene ungünstige oder schädliche Auswirkungen unsere Gesundheit gefährden, indem sie beispielsweise die Arteriosklerose begünstigen und beschleunigen.

ZWEI GRUPPEN

Generell können wir unsere Risikofaktoren in zwei Gruppen einteilen, nämlich solche, die wir nicht beeinflussen können (die also quasi Schicksal sind), und solche, die wir sehr wohl beeinflussen können.

Zur ersten Gruppe gehören:

> unser Alter: Mit zunehmendem Alter steigt das Risiko zu erkranken an.

> das Geschlecht: Männer haben beispielsweise ein höheres Herzinfarktrisiko als Frauen.

> unsere Gene, die Vererbung: das genetische »Gepäck«, das wir von unseren Eltern mitbekommen haben und das uns anfälliger für bestimmte Erkrankungen macht. So ist das Risiko, an einer Koronaren Herzkrankheit zu erkranken, verdoppelt, wenn bereits andere Familienmitglieder einen Herzinfarkt erlitten haben oder an einer Koronaren Herzkrankheit leiden.

Dieser Gruppe der quasi schicksalhaften Risikofaktoren steht aber eine viel größere Gruppe von Risikofaktoren gegenüber, die wir sehr wohl beeinflussen können. Auf diese werden wir uns daher im Folgenden besonders konzentrieren:

> Rauchen,

> Bluthochdruck (Hypertonie),

> Bewegungsmangel,

> schlechte Ernährung,

> Übergewicht / Fettleibigkeit,

> begleitende Erkrankungen wie erhöhte Cholesterinwerte und Diabetes,

> Stress.

Aus meiner Sicht gibt es keine bessere Lebensversicherung, als sich um die eigenen Risikofaktoren zu »kümmern«. Dadurch gewinnen wir nicht nur Lebensjahre dazu, sondern auch Lebensqualität.

Weitere Informationen: http://dr-heart.de/project/herzgesund-leben/

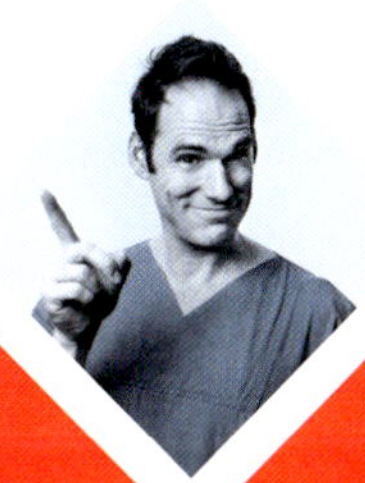

TAKE HOME MESSAGE

Die Medizin hat, insbesondere auch in der Kardiologie, erstaunliche Fortschritte durch immer bessere Behandlungsmöglichkeiten erreicht. Dennoch nehmen Wohlstandserkrankungen wie die Zuckerkrankheit und Fettsucht immer weiter zu. Und die Arteriosklerose mit ihren vielen Folgeerkrankungen wie der Koronaren Herzkrankheit, Herzschwäche, Schlaganfall, Nierenversagen und vielen mehr ist das führende Gesundheitsproblem unserer Zeit. Diese Erkrankungen lassen sich auf Dauer wirksam nur durch unseren Lebensstil beeinflussen, indem wir konsequent auf unsere beeinflussbaren Risikofaktoren achten.

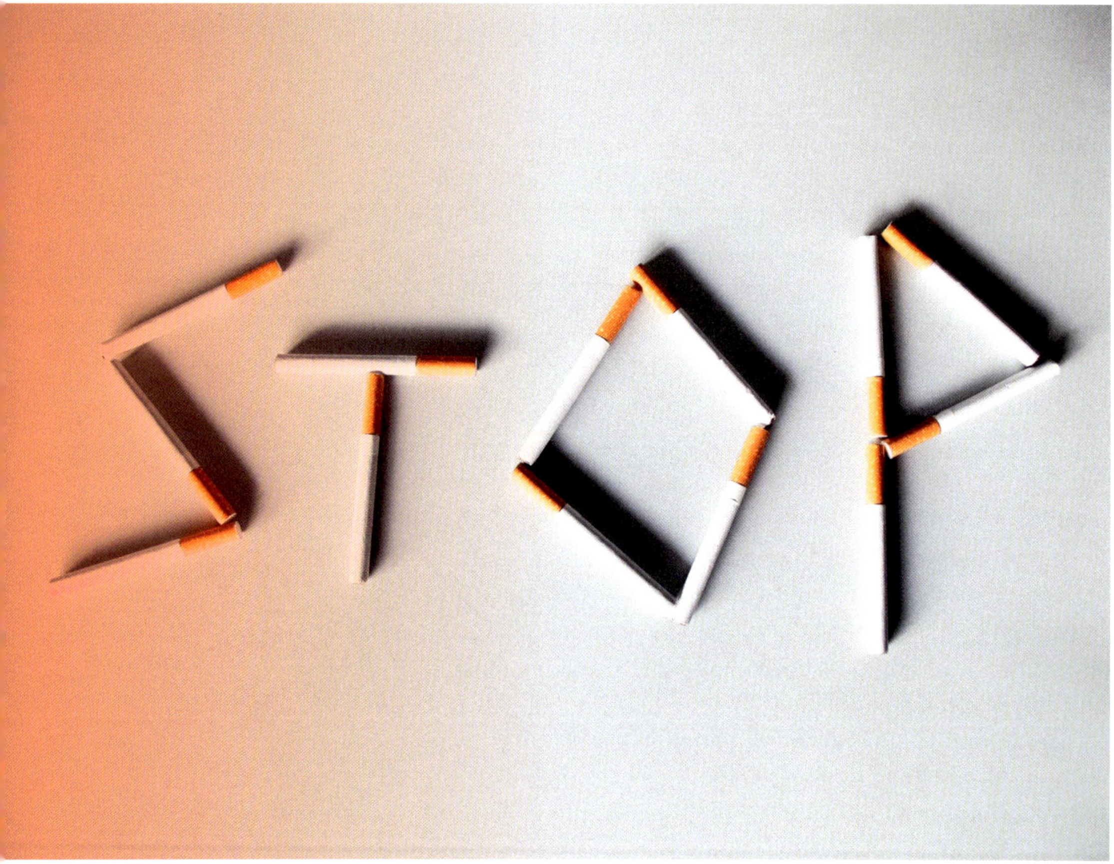

RAUCHEN – GEHT LEIDER GAR NICHT!

Eine Frage vorab: Was halten Sie für gefährlicher: Alkohol, harte Drogen wie etwa Kokain oder das Rauchen? Als Antwort lassen wir doch einfach mal die nackten Zahlen sprechen: Laut Robert Koch-Institut sterben allein in Deutschland jährlich immer noch mehr als 100 000 Menschen an den Folgen des Rauchens, verglichen mit etwa 42 000 Alkoholtoten, die pro Jahr gezählt werden, und 1 200 Menschen, die pro Jahr an allen anderen sogenannten »gefährlichen« und harten Drogen zusammengenommen sterben (bei allerdings schwankenden Angaben je nach Erhebung). Wer eine Schachtel Zigaretten am Tag raucht, zahlt jährlich über 2 000 Euro dafür, dass er im Schnitt ganze zehn Jahre früher in die ewigen Jagdgründe ziehen darf. Bei Männern erhöht Rauchen das Herzinfarktrisiko um das Dreifache, bei Frauen sogar um das Sechsfache.

Auch wenn das natürlich eine stark vereinfachte Darstellung ist, bei der weitere Begleitfaktoren außer Acht gelassen werden, und ich natürlich in keinster Weise die Gefährlichkeit anderer Drogen verniedlichen will und man über die Zahlen natürlich streiten kann, ist das Rauchen doch gesamtgesellschaftlich gesehen mit Sicherheit die Droge, die mit Abstand die meisten Lebensjahre raubt und unsägliches Leid über unsere Bevölkerung bringt. (Wer daran noch Zweifel hat, der schaue sich einfach mal auf den Lungenkrebs-, Lungenemphysem- und Herzinfarktstationen unserer Krankenhäuser um.) Denn Rauchen verursacht nicht nur Krebs und viele weitere unschöne Erkrankungen, sondern ist leider auch ein extremer Beschleuniger der Arteriosklerose, also unserer Gefäßverkalkung, die zu Herzinfarkt, Herzschwäche, Schlaganfall und vielen weiteren Erkrankungen führt. Über unzählige Giftstoffe im Zigarettenrauch, insbesondere sogenannte freie Sauerstoffradikale, schädigt das Rauchen die innerste Schutzschicht unserer Arterien, das Endothel (siehe Seite 22), und ermöglicht so die Einlagerung von Cholesterin in die Arterienwände, wodurch der Arteriosklerose Tür und Tor geöffnet werden.

Aber keine Angst, ich werde Ihnen jetzt nicht noch mehr über schreckliche Komplikationen und Folgeerkrankungen des Rauchens erzählen, denn ich bin mir sicher, das wissen Sie alles bereits (falls Sie es doch vergessen haben, schauen Sie einfach auf Ihre Zigarettenschachtel). Das eigentliche Problem ist vielmehr das starke, vor allem psychische Suchtpotenzial dieser leider immer noch zu stark verniedlichten Droge. Diese psychische Abhängigkeit zu überwinden ist die eigentliche Herausforderung und der Grund, warum es so viele Menschen nicht schaffen, mit dem Rauchen aufzuhören.

SO GELINGT DER AUSSTIEG

Sicherlich gibt es hierbei nicht das eine für alle gleichermaßen wirksame Patentrezept, deshalb dürfen Sie auch in keinem Fall gleich aufgeben, falls Sie nicht beim ersten Anlauf erfolgreich sind. Es gibt aber einige Grundregeln, die sich bei vielen Menschen bewährt haben.

> Psychologisch gesehen am wichtigsten ist die sogenannte **Selbstwirksamkeits-Erwartung,** auf Deutsch: **Glauben Sie auch wirklich daran, dass Sie es schaffen können!**

> Falls Sie sich da noch nicht so ganz sicher sind: Setzen Sie sich mal in Ruhe hin und versuchen Sie, sich an erfolgreich bewältigte Probleme in Ihrem Leben zurückzuerinnern. Verinnerlichen Sie dieses Gefühl des Erfolgs und der Kraft und übertragen Sie es auf Ihre aktuelle Situation, das schafft wieder Selbstvertrauen. Sie haben schon ganz andere Probleme bewältigt, dann schaffen Sie das mit dem Rauchen auch!

> Suchen Sie sich **Vorbilder,** vielleicht Bekannte, die selbst erfolgreich aufgehört haben, und tauschen Sie sich mit ihnen aus.

> **Schlusspunktmethode:** Das bedeutet, Sie müssen komplett mit dem Rauchen aufhören, das Rauchen nur zu reduzieren funktioniert so gut wie nie, denn: Innerhalb kurzer Zeit, sprich in der nächsten stressigen Situation, sind Sie wieder bei Ihrem alten Rauchverhalten angelangt. Es gibt keine Alternative zum **kompletten Rauchstopp,** aus echten Rauchern werden keine Gelegenheitsraucher. Nachdem Sie sich vom Kopf her wirklich fest entschlossen haben aufzuhören, setzen Sie sich einen gut geplanten, konkreten Termin. Bis dahin bereiten Sie alles vor, indem Sie sich zum Beispiel um Hilfsangebote

»Es gibt nichts Leichteres, als mit dem Rauchen aufzuhören. Ich selbst habe es schon 137-mal geschafft.«

Mark Twain

wie einen **Raucherentwöhnungskurs** kümmern. Informieren Sie sich dort über die angewendeten Methoden und Vorgehensweisen, lassen Sie sich beraten, und entscheiden Sie sich dann für ein Kurskonzept, das Ihnen zusagt. Informationen gibt es bei Ihrer Krankenkasse, im Internet und bei Ihrem Hausarzt. Der große Vorteil solcher Kurse ist, dass die Raucherentwöhnung in ein erprobtes Gesamtkonzept integriert ist und Sie in der Regel über Monate effektiv begleitet werden. Sie erlernen Techniken, mit denen Sie sich vor einem Rückfall schützen können, und vieles mehr. Viele Teilnehmer empfinden (oftmals nach anfänglicher Skepsis) auch den Austausch mit anderen Betroffenen als erleichternd und wertvoll. Aus den genannten Gründen können Raucherentwöhnungskurse Ihre Erfolgschancen verdoppeln. Die Krankenkassen bieten meist selber Kurskonzepte an beziehungsweise übernehmen oder bezuschussen die Kosten anderer Anbieter.

> Bestimmen Sie für die Entwöhnung einen **Termin,** an dem Sie nicht unter zu starker Stressbelastung stehen. Nehmen Sie dies allerdings nicht als Ausrede, den Termin immer weiter hinauszuschieben.

> Sprechen Sie Ihr Vorhaben mit Ihrem Partner beziehungsweise Ihrer Partnerin, Freunden und Ihrem Umfeld ab und bitten Sie um **Unterstützung.** Es ist extrem schwer, mit dem Rauchen aufzuhören, wenn der Partner jeden Abend mit Zigarette im Mund, Chipstüte und Bier neben Ihnen auf der Couch rumlümmelt. Die besten Erfolgschancen haben Sie, wenn Sie mit Ihrem Partner beziehungsweise Ihrer Partnerin oder einer sonstigen vertrauten Person gemeinsam das Rauchen aufgeben, dieser Effekt konnte sogar in Studien nachgewiesen werden (siehe Seite 69).

> Rechnen Sie in den ersten Tagen nach dem Rauchstopp mit **Entzugserscheinungen** wie Gereiztheit, Konzentrations- und Schlafstörungen. Diese lassen in aller Regel bereits nach etwa zwei Tagen deutlich nach und sind spätestens nach wenigen Wochen ganz verschwunden.

> Nehmen Sie zur Sicherheit zur ersten für Sie geplant rauchfreien Party **eine Freundin oder einen Freund Ihres Vertrauens** mit,

TIPP

WENN SIE NICHT RAUCHEN …

Wenn Sie Nichtraucher sind, können Sie diesen Absatz überspringen. Aber natürlich dürfen Sie ihn auch gerne lesen und dann Ihren noch rauchenden Freunden und Mitmenschen hilfreich zur Seite stehen.

TIPP

GEMEINSAM KLAPPT'S AM BESTEN!

Eine dauerhafte Verhaltensänderung ist nicht leicht, daher ist es extrem wichtig, sich Unterstützung zu holen. Am besten kommt diese Unterstützung von Ihrer Partnerin oder Ihrem Partner, das erhöht Ihre Erfolgschancen ungemein, wie jetzt sogar eine große britische Studie an 3722 verheirateten und zusammenlebenden Paaren nachweisen konnte.

Dabei gelang es den untersuchten Probanden umso besser, sich von der Zigarette zu befreien, körperlich aktiver zu werden oder abzunehmen, wenn der Partner ebenfalls mitmachte. Die Erfolgsquote verschlechterte sich bereits deutlich, wenn der Partner seinen Lebensstil nicht änderte, da er/sie bereits gesund lebte, und war erwartungsgemäß am schlechtesten, wenn die »bessere Hälfte« das ungesunde Verhalten unverändert fortsetzte.

Also: Holen Sie Ihre Partnerin/Ihren Partner mit ins Boot, gemeinsam macht's auch mehr Spaß, der Mensch ist schließlich ein soziales Tier.

die oder der ein bisschen auf Sie aufpasst, falls eine schwache Minute drohen sollte.

> Vermeiden Sie zunächst typische auslösende Faktoren in Ihrem Alltag, also Situationen, die in Ihrem Unterbewusstsein stark mit dem Rauchen gekoppelt sind. Insbesondere das Glas Wein mit der Freundin oder der gesellige Stammtisch kann in der ersten Zeit sehr kritisch sein. Letztlich kann das auch bedeuten, dass Sie den **Kontakt zu starken Rauchern besser meiden** oder sich zu weniger »gefährlichen« Aktionen wie zum Sport verabreden.

> Wenn Sie schließlich etwas gefestigter sind und die Phase der körperlichen Abhängigkeit, die in der Regel nur wenige Tage anhält, bewältigt haben, kommt der schwierigere Teil, nämlich die **Überwindung der psychischen Abhängigkeit.** Viele Alltagssituationen sind für Raucher stark an das Rauchen einer Zigarette gekoppelt, und es fällt Rauchern zunächst extrem schwer, sich überhaupt nur vorzustellen, eine schwere Aufgabe oder Anforderung ohne die Zigarette zu bewältigen oder auf die berühmte »Zigarette danach« zu verzichten. Diese Reiz-Reaktions-Muster müssen nun wieder »entkoppelt« werden. Umso häufiger Sie also ganz bewusst eine solche Situation ohne Zigarette meistern, umso schneller vermitteln Sie Ihrem Gehirn: Aha, Wein trinken und Zigarette rauchen gehören nicht mehr zusammen, das Trinken funktioniert auch ohne Zigarette! Schließlich werden Sie dann auch diese kritischen Situationen ohne Zigarette meistern können.

> Hilfreich ist es auch, sich bereits im Vorfeld genau zu überlegen, in welchen Situationen Sie rückfällig werden könnten. Überlegen Sie sich, wie Sie sich in einer solchen

TIPP

HILFREICHE LINKS UND VON EXPERTEN BETREUTE TELEFONBERATUNG

> http://www.rauchfrei-info.de/
Gut gemachte Webseite der Bundeszentrale für gesundheitliche Aufklärung (BZgA)

> BZgA-Telefonberatung zur Rauchentwöhnung
Telefon: 0 800 8 31 31 31 (kostenfreie Servicenummer)

> www.rauchfrei.de / www.rauchfrei.at / www.rauchfrei.ch
Kostenlose Informationen für alle, die Nichtraucher werden wollen

> http://www.dkfz.de/de/rauchertelefon/Telefonberatung.html
Informationen zum Rauchausstieg und Rauchertelefon im Deutschen Krebsforschungszentrum

Situation erfolgreich verhalten, und **visualisieren Sie dieses erfolgreiche, rauchfreie »Ersatzverhalten«** immer wieder vor Ihrem geistigen Auge. Dies lässt sich zum Beispiel hervorragend in **Entspannungstechniken** oder in die Meditation einbauen.

> Haben Sie eine starke körperliche Abhängigkeit und müssen schon morgens vor oder nach dem Frühstück zur Zigarette greifen? Dann können **Nikotinersatzverfahren** – erhältlich als Pflaster, Nasensprays, Kaugummis oder Tabletten – die Entzugserscheinungen in den harten ersten Tagen mildern. Das Gute daran: Sie gehen Ihrer Umwelt nicht mit schlechter Laune auf die Nerven.

> Auch wenn sie bei uns in Deutschland sehr kritisch beäugt wird – für starke Raucher kann die **E-Zigarette** eine zeitweilige Hilfe beim Ausstieg sein, an die man sich in den ersten Monaten klammern kann.

> **Geben Sie niemals auf!** Wenn es Ihnen nicht gleich beim ersten Versuch gelingt – die Mehrzahl der Menschen, die sich erfolgreich von der Zigarette befreit hat, hat es auch nicht gleich beim ersten Mal geschafft. Falls der erste Versuch gescheitert sein sollte, analysieren Sie, was die Gründe gewesen sein könnten, und planen Sie einen neuen Versuch mit verbesserter Herangehensweise und gegebenenfalls weiteren Hilfestellungen.

> Stellen Sie sich, sooft es geht, Ihr schönes, neues **rauchfreies Leben** mit allen seinen Vorteilen vor und **visualisieren** Sie es vor Ihrem geistigen Auge.

VIELE WEGE FÜHREN ZUM ZIEL

Für viele Menschen ist es eine bewährte Taktik, das Rauchen quasi »en passant« auf dem Weg zu einem größeren Ziel aufzugeben. Nehmen Sie sich vor, einen Halbmarathon zu laufen, fangen Sie mit dem Training an, treten Sie in eine Laufgruppe ein. Auf diesem Weg entwickeln Sie Schritt für Schritt ein ganz neues Körpergefühl, und das Rauchen fühlt sich für Sie irgendwann einfach nicht mehr gut an.
Viele Patienten können sich zunächst auch nicht vorstellen, die zahlreichen Veränderungen, wie Rauchverzicht, Ernährungsumstellung, mehr Bewegung, Aktivität und Sport sowie Stressmanagement alle auf einmal umzusetzen. Ich gebe zu, das hört sich ja auch erst mal wie ein kaum zu bewältigender Berg an Aufgaben an. Interessanter-

weise ist es aber oft einfacher, seinen Lebensstil umfassend zu verändern, als sich isoliert an einzelnen Fronten »abzurackern«. Warum? Weil Sie ja nicht ohne Grund rauchen! Wenn Rauchen nicht Ihr Leben dramatisch verkürzen, Ihre Arterien zerstören und zu Lungenkrebs, Unfruchtbarkeit, Impotenz und vielen weiteren schrecklichen Komplikationen und Folgeerkrankungen führen würde, dann wäre es eine ziemlich tolle Droge! Rauchen beruhigt Sie, wenn Sie sich gestresst fühlen, macht Sie wach und fit, wenn der »Akku« alle ist, hält Ihren Appetit und Ihr Gewicht in Schach und ermöglicht Ihnen, in den vielen Raucherpausen ein Gefühl der Zusammengehörigkeit mit anderen Menschen zu genießen. Wenn Sie jetzt also von heute auf morgen mit dem Rauchen aufhören wollen, weil ich Sie mit meinen vielen klugen Argumenten nun wirklich überzeugt habe, kann das zwar bei dem einen oder anderen mit extremer Willenskraft vielleicht tatsächlich schon zum Erfolg führen. Bei den meisten Menschen reicht es aber leider nicht aus, nur vom Kopf her zu überzeugen. Denn ohne Ihre Zigarette stehen Sie ja auf einmal ganz alleine, quasi »nackig« da! Wer oder was beruhigt Sie denn jetzt, wenn's wieder so richtig stressig wird? Wohin zum kurzen Abschalten, wenn nicht in die Raucherpause? Und werden Sie schrecklich zunehmen ohne Zigaretten?

BEFRIEDIGENDEN ERSATZ SUCHEN

Wenn Sie für diese Fragen Antworten, sprich einen funktionierenden Ersatz finden, haben Sie sehr viel bessere Chancen, auf Dauer erfolgreich zu sein. Daher sollte der Rauchausstieg in ein kluges Gesamtkonzept eingebettet sein, welches anstatt der positiven Effekte, die Sie bislang durch die Zigarette genossen haben, neue, befriedigende Ersatzeffekte bietet. Dabei hilft ein guter Raucherentwöhnungskurs, der das Problem in seiner gesamten Dimension angeht.
Sport, Bewegung und mehr körperliche Aktivität, in Kombination mit effektiven Entspannungsverfahren, Stressmanagementtechniken und Meditation, senken hocheffektiv Ihr allgemeines Stresslevel, verhelfen Ihnen so zu psychischer Ausgeglichenheit und Gelassenheit und helfen Ihnen Ihr Gewicht auch ohne Rauchen im Griff zu behalten. Daneben werden Sie erstaunt feststellen, wie sich Ihre Kondition und körperliche Leistungsfähigkeit verbessern.
Also, genug der vielen Worte! Setzen Sie sich einen Termin und notieren Sie ihn in Ihrem »Action-Plan« in Kapitel 4. Ich bin sicher, dass Sie das Zeug dazu haben, sich von der Zigarette zu befreien. Und in einem Jahr werden Sie so Ihr Risiko für einen (erneuten) Infarkt bereits halbiert haben!

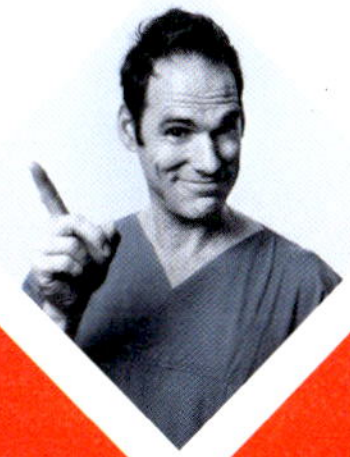

TAKE HOME MESSAGE

Auch wenn Sie es sich vielleicht im Moment noch nicht recht vorstellen können, am Rauchstopp führt kein Weg vorbei. Die gute Nachricht: Sie schaffen das!

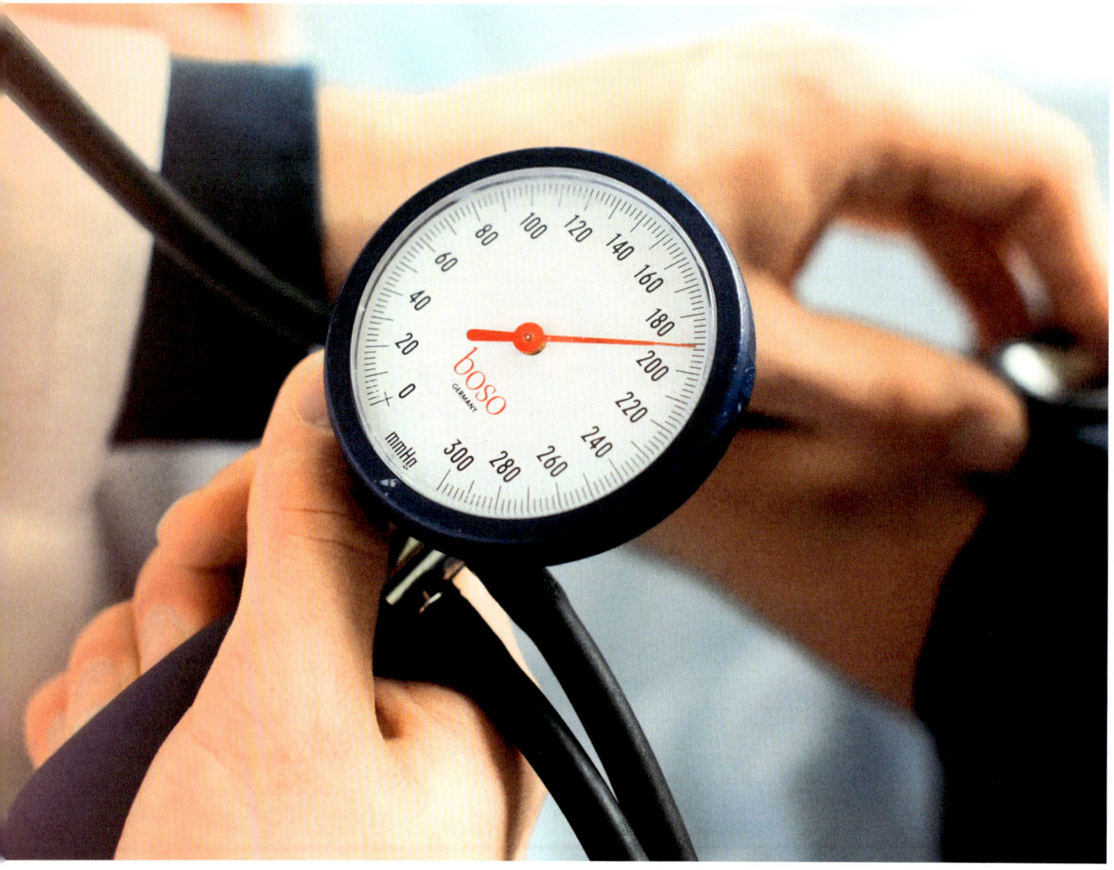

LASSEN SIE DEN DRUCK AB! DIE GEFAHR DES BLUTHOCHDRUCKS

Bestimmt haben Sie schon viel gehört über den »lautlosen Killer«, den Bluthochdruck (medizinisch arterieller Hypertonus oder auch arterielle Hypertonie), eine der großen, wenn nicht sogar die größte Bedrohung für unsere Gesundheit überhaupt – und das weltweit. Obwohl wir ihn meistens gar nicht bemerken, ist unser Blutdruck für unsere Gesundheit von immenser Bedeutung. Wenn wir am Blutdruck geschickt ansetzen, dann können wir mit einfachsten Mitteln eine ganze Menge schöner Lebensjahre gewinnen und uns viele Komplikationen ersparen. Denn bei aller Hightech-Medizin, Stents, Defibrillator-Schrittmachern und anderem ist die effektive Blutdrucksenkung nach wie vor die mit Abstand erfolgreichste und in den meisten Fällen auch am einfachsten durchzuführende medizinische Maßnahme.

Der Bluthochdruck raubt sogar noch mehr Lebensjahre als Rauchen oder erhöhte Cholesterinwerte, und je stärker der Bluthochdruck ausgeprägt ist, desto mehr Lebensjahre verlieren wir!

HÖHERE LEBENSERWARTUNG DURCH VERBESSERTE BLUTDRUCKWERTE

Erfreulicherweise hat sich die Situation in Deutschland schon etwas verbessert. In den letzten zehn Jahren ist der durchschnittliche Blutdruckwert der Deutschen um mehr als 6 mmHg gefallen. Das klingt jetzt vielleicht erst mal nicht spektakulär, ist es aber! Denn beim Blutdruck haben auch schon kleinere, dauerhafte Veränderungen eine große Wirkung. Das Ansteigen der durchschnittlichen Lebenserwartung in Deutschland um 2,4 Jahre innerhalb der letzten zehn Jahre wird zu einem großen Teil dieser verbesserten Blutdruckeinstellung zugeschrieben.
Trotzdem: Etwa 20 bis 30 Millionen (laut deutscher Hochdruckliga) leiden auch heute noch an Bluthochdruck. Allerdings ist »leiden« nicht der treffende Ausdruck, denn die meisten Menschen merken überhaupt nichts von ihrem Bluthochdruck – bis eine Komplikation eintritt.
Was ist passiert? Bluthochdruck schädigt die innere Schutzschicht unserer Arterien, das Endothel, und macht so unseren Blutgefäßen und unserem Herzen als Beschleuniger der Arteriosklerose zu schaffen. Über viele Jahre führt dies zu Veränderungen an fast allen Organen, die dann schließlich zu Herzinfarkt, Herzschwäche, Schlaganfall, Nierenversagen, Schädigungen unserer Augen und vielen weiteren Organkomplikationen führen können. Zwei Drittel der Bluthochdruck-Patienten sterben – wenn der Bluthochdruck unerkannt bleibt – an Koronarer Herzkrankheit oder an einer Herzschwäche, und etwa 40 Prozent aller Schlaganfälle könnten durch eine Normalisierung des Blutdrucks verhindert werden. Das Tückische ist, dass man den erhöhten Blutdruck meist überhaupt nicht bemerkt. Im Gegenteil: Häufig sind die Patienten so an ihren dauerhaft erhöhten Blutdruck gewöhnt, dass sie sich sogar zunächst schlechter fühlen, wenn der Blutdruck medikamentös gesenkt wird. Deshalb müssen wir Ärzte auch darauf achten, den Blutdruck nicht zu schnell zu senken.

WAS BEDEUTET DIE MASSEINHEIT?

»mmHg« ist eine Maßeinheit, mit der die Höhe des Blutdrucks angegeben wird. Die Abkürzung mmHg steht dabei für »Millimeter Quecksilbersäule« (Hg ist das chemische Formelzeichen für Quecksilber). Die Bezeichnung stammt noch aus der Zeit, als der Blutdruck mit Geräten bestimmt wurde, bei denen die Höhe von Quecksilber in einer senkrechten Säule gemessen wurde. Heute kommen bei der Blutdruckmessung moderne Geräte zum Einsatz, aber die Abkürzung »mmHG« ist immer noch gebräuchlich.

WIE ENTSTEHT DER BLUTDRUCK?

Bevor wir uns gleich anschauen, wie es zu Bluthochdruck kommt, sollten wir kurz besprechen, wie denn unser normaler Blutdruck entsteht:
Mit jedem Herzschlag pumpt unser Herz etwa 70 bis 80 Milliliter Blut in unseren Körperkreislauf. Dabei wirft die linke Herzkammer das Blut zunächst in die große und elastische Hauptschlagader, die Aorta, aus, die sich dann auf dem Weg durch unseren Körper in immer kleinere Arterien verzweigt. So wird jede Körperzelle mit sauerstoff- und nährstoffreichem arteriellem Blut versorgt. Dabei setzen die Arterien dem Herzen einen Widerstand entgegen, der umso höher wird, je mehr sich die Blutgefäße verengen. Der zu messende Blutdruck ergibt sich somit aus zwei Komponenten, nämlich zum einem dem Blutgefäßwiderstand, der dem Herzen entgegengesetzt wird, und zum zweiten dem sogenannten Herzminutenvolumen, also der Pumpleistung unseres Herzens. Ein Anstieg des Blutdrucks kann folglich durch eine Zunahme des Herzminutenvolumens (indem das Herz schneller und kräftiger Blut pumpt) bedingt sein oder durch eine Erhöhung des Blutgefäßwiderstands oder auch durch beide Komponenten gemeinsam.

BLUTHOCHDRUCK-FACTS

Wussten Sie eigentlich, dass Bluthochdruck …

> … 20 bis 30 Millionen Deutsche betrifft?
> … ein gefährlicher Beschleuniger von Arteriosklerose ist?
> … zu Organkomplikationen wie Herzinfarkt, Herzschwäche, Schlaganfall, Nierenversagen sowie Schädigungen unserer Augen führt?
> … oftmals erst im Rahmen von Komplikationen erkannt wird?
> … in neun von zehn Fällen »idiopathisch« ist, also die Ursache unbekannt?
> … in einem von zehn Fällen Folge einer anderen Erkrankung (Schlafstörungen/Schlafapnoe-Syndrom, Hormonerkrankungen, Nierenerkrankungen) ist?

SYSTOLISCHER ODER DIASTOLISCHER BLUTHOCHDRUCK

Je nachdem, ob der erste oder der zweite Blutdruckwert erhöht ist, unterscheidet man den systolischen vom diastolischen Bluthochdruck. Behandlungsbedürftig sind letztlich beide Formen. Wenn der Unterschied zwischen dem systolischen und dem diastolischen Blutdruckwert sehr hoch ist, dann liegt eine große »Pulsamplitude« vor, was häufig bei älteren Menschen der Fall ist. Bei jüngeren Menschen tritt hingegen häufiger die reine diastolische Hypertonie auf, bei der man dann Ausschau nach möglicherweise zugrunde liegenden sekundären Ursachen, wie Nieren- oder Hormonerkrankungen oder Ähnlichem, halten sollte.

WIE MESSE ICH MEINEN BLUTDRUCK?

Wichtig ist, dass Sie wissen, dass unser Blutdruck eine sehr dynamische Größe und nicht in Stein gemeißelt ist. Durch Stress oder bei körperlicher Belastung steigt der Blutdruck an. Wenn Sie sich zum Beispiel über Ihren Ehemann ärgern, der seit vier Tagen den Müll nicht rausgebracht hat, sodass in Ihrer Küche Fruchtfliegen-Alarm herrscht, dann ist ein erhöhter Blutdruckwert bis zu einem gewissen Grad eine normale Reaktion und nicht krankhaft. Auch wenn Sie gerade Ihre vollen Einkaufstüten bis zu Ihrer Wohnung in den dritten Stock geschleppt haben, sollten Sie sich nicht wundern, wenn der kurz danach gemessene Blutdruckwert sehr hoch ist. Deshalb ist auch ein einzelner Wert nicht allzu aussagekräftig, und man sollte lieber einen Mittelwert aus mehreren gemessenen Blutdruckwerten bilden. Messen Sie immer erst nach fünf Minuten entspanntem Sitzen, Ihr Unterarm sollte dabei möglichst ruhig auf einer Unterlage liegen und die Manschette auf Herzhöhe angelegt sein.

KANN ICH AUCH AM HANDGELENK VERLÄSSLICH BLUTDRUCK MESSEN?

Natürlich können Sie auch die praktischen Geräte zur Blutdruckmessung am Handgelenk verwenden, achten Sie beim Kauf aber auf das Prüfsiegel der Deutschen Hochdruckliga. Grundsätzlich ist es sinnvoll, den Blutdruck mehrmals täglich an mehreren Wochentagen zu messen und zu dokumentieren. Für die Blutdruckaufzeichnung gibt es mittlerweile eine Vielzahl hilfreicher Programme und Apps, die Ihnen die Dokumentation erleichtern (zum Beispiel www.blutdruckdaten.de). Die zusammengefassten und meist visuell hübsch aufbereiteten Grafiken und Blutdruckprotokolle können Sie zu Ihrem nächsten Arztbesuch mitbringen.

WOHER KOMMT MEIN BLUTHOCHDRUCK EIGENTLICH?

Wenn wir uns nun der eigentlichen Frage zuwenden, woher denn ein erhöhter Blutdruck, eine Hypertonie, kommt, dann ist die ehrliche Antwort, dass auch wir Mediziner das in den meisten Fällen nicht wirklich wissen. Denn in neun von zehn Fällen kann keine eindeutige Ursache für den erhöhten Blutdruck gefunden werden. Man geht dann von einem Zusammenspiel vieler verschiedener, vor allem auch erblicher Faktoren aus. Nur in einem von zehn Fällen findet sich eine Erkrankung, die für die erhöhten Blutdruckwerte verantwortlich ist. Dann spricht man auch von einem »sekundären Bluthochdruck«.

NIERENERKRANKUNGEN

Ursachen hierfür können beispielsweise Nierenerkrankungen sein. Dazu zählen sowohl Erkrankungen der Nieren selber als auch hochgradige Verengungen der Nierenarterien, sogenannte Nierenarterienstenosen. Hierbei besteht eine Wechselseitigkeit: Zum einen schädigt ein längere Zeit bestehender Bluthochdruck die Nieren, umgekehrt können geschädigte Nieren Ursache des Bluthochdrucks sein. Relativ häufig beobachtet man folgende Sequenz: Ein langjähriger Bluthochdruck schädigt die Nieren, die geschädigten Nieren führen dann zu einer weiteren Verschlechterung des Bluthochdrucks. Man spricht dann medizinisch auch von einer »renal fixierten Hypertonie«. Aus den oben genannten Gründen sollte daher bei allen Patienten mit Bluthochdruck auf eine erhöhte Ausscheidung von Eiweißen mit dem Urin als Anzeichen eines Nierenschadens geachtet und nach Möglichkeit ein Nierenspezialist (Nephrologe) hinzugezogen werden.

HORMONERKRANKUNGEN

Daneben können verschiedene Hormonerkrankungen, wie zum Beispiel eine Überfunktion der Schilddrüse, Ursache von Bluthochdruck sein. Entsprechende Hormone können bei bestehendem Verdacht in einer Blutuntersuchung untersucht werden (Renin, Aldosteron, Schilddrüsenhormonwerte, Stresshormone und weitere). Bei auffälligen Befunden kann eine Vorstellung beim Hormonspezialisten sinnvoll sein.

MEDIKAMENTE

Aber auch eine Reihe von Medikamenten können den Blutdruck dauerhaft erhöhen. Hierzu zählen vor allem Rheuma- und Schmerzmittel, sogenannte NSAID (nicht-steroidale Antirheumatika) wie Diclofenac oder Ibuprofen, daneben auch die Empfängnisverhütungspille und cortisonhaltige Medikamente, insbesondere wenn sie in Tablettenform und nicht nur örtlich angewendet werden.

WEITERE URSACHEN

Daneben können auch einige psychische Erkrankungen wie Panik- und Angststörungen oder auch chronische Schmerzen Ursache dauerhaft erhöhter Blutdruckwerte sein. Bei Verdacht auf einen solchen »sekundären«, also krankheitsbedingten Bluthochdruck wird Ihr Arzt entsprechende Untersuchungen, wie spezielle Labortests, Nierenuntersuchungen und gegebenenfalls einen Screening-Test auf das Vorliegen eines Schlafapnoe-Syndroms veranlassen.

WIESO SCHADET BLUTHOCHDRUCK MEINEM HERZEN?

Zunächst einmal schädigt Bluthochdruck die innere Schutzschicht unserer Arterien, das Endothel (siehe Seite 22), und beschleunigt so die Arteriosklerose der Herzkranzarterien. Das führt zum Voranschreiten der Koronaren Herzkrankheit (die wiederum zu Herzinfarkt, Herzschwäche und weiteren unangenehmen Komplikationen führen kann, siehe ab Seite 18).
Daneben verdickt sich aufgrund der ständig erhöhten Kraftanstrengung, die die linke Herzkammer aufbringen muss, um das Blut gegen den erhöhten Blutdruck in den Körper zu pumpen, die Muskelmasse der linken Herzkammer, was als linksventrikuläre Hypertrophie bezeichnet wird. Genauso wie Sie einen dicken Bizeps bekommen, wenn Sie ständig Hanteln stemmen, verdickt sich auch die Muskulatur der linken Herzkammer, die dann immer mit extra viel Kraft das Blut gegen den erhöhten Blutdruck durch die Hauptschlagader in den Körper auswerfen muss. Jetzt könnte man denken: Eine kräftige linke Herzkammer ist doch eine feine Sache! Das Problem hierbei ist, dass die zunehmende Verdickung der linken Herzkammer zu einer Versteifung führt. Dadurch kann sich die linke Herzkammer in der Diastole, also der Füllungsphase des Herzzyklus, nicht mehr so gut mit Blut auffüllen, und die Pumpleistung des Herzens wird insgesamt herabgesetzt, was man medizinisch als diastolische Herzschwäche bezeichnet. Diese kann sich mit den gleichen Beschwerden wie die eigentliche systolische Herzschwäche (also etwa mit Luftnot und Wassereinlagerungen) äußern.

OBSTRUKTIVES SCHLAFAPNOE-SYNDROM

Typisch für diese Erkrankung ist ein unregelmäßiges, lautes Schnarchen, das durch wiederholte Atempausen unterbrochen wird. Das Schlafapnoe-Syndrom wird häufig nicht oder aber zu spät erkannt, obwohl es extrem häufig ist. Man nimmt an, dass es in Deutschland beinahe halb so häufig ist wie die Volkskrankheit Diabetes und ungefähr fünf Prozent aller Männer und drei Prozent aller Frauen betrifft.

DIE URSACHEN

Ursache für die wiederholten nächtlichen Atemaussetzer ist eine Erschlaffung der Rachenmuskulatur. Hierdurch kommt es zu einem Zusammenfallen (Kollabieren) der oberen Atemwege. (Das ist so ähnlich wie bei einem Luftballon, dem man die Luft entzieht.) Dadurch kann die Luft dann nicht mehr durch die zusammengefallenen oberen Atemwege in die Lungen strömen. Die Atemmuskulatur, also Brustkorb und Zwerchfell, versucht trotzdem durch verstärktes Arbeiten weiter Luft in die Lungen zu transportieren, sodass sich Bauch und Brustkorb weiter heben und senken wie bei einer besonders angestrengten Atmung. Da jedoch aufgrund der kollabierten Atemwege keinerlei Luft in die Lunge gelangt, kommt es zu einem drastischen Abfall des Sauerstoffgehalts im Blut. Jetzt löst das Gehirn eine Alarmreaktion aus. Diese führt dazu, dass die Muskelspannung im Rachenraum für kurze Zeit wieder zunimmt und somit für einige Atemzüge wieder Luft – erkennbar an einem besonders heftigen Schnarchgeräusch – den Rachenraum passieren kann.

DIE FOLGEN

Diese wechselnden Phasen von Atemstillstand und Alarmreaktion können sich bis zu 60-mal pro Stunde beziehungsweise bis zu 400-mal pro Nacht wiederholen. An erholsamen Schlaf ist hierbei nicht zu denken.
Die Folgen sind eine zwanghafte Einschlafneigung auch am Tag, sodass es insbesondere bei passiven oder monotonen Tätigkeiten wie beim Fernsehen, bei Sitzungen, aber auch beim Autofahren zu einem gefährlichen Sekundenschlaf kommen kann. Aufgrund der vermehrten Ausschüttung von Stresshormonen während der wiederholten nächtlichen Alarmreaktionen des Körpers entwickelt sich schließlich ein sekundärer Bluthochdruck. Daneben begünstigt die wiederholte Ausschüttung von Stresshormonen auch das Auftreten von Herzrhythmusstörungen wie zum Beispiel dem gefährlichen Vorhofflimmern.
Die gute Nachricht ist, dass man das Obstruktive Schlafapnoe-Syndrom, wenn man es erst mal diagnostiziert hat, gut behandeln kann. Wenn Sie sich oder Ihren Partner also bei den eben genannten Beschwerden wiedererkannt haben, zögern Sie nicht und gehen Sie zum Arzt Ihres Vertrauens!

BLUTDRUCKZIELWERTE

Hier eine praktische Übersicht zu den idealen Blutdruckwerten, die Sie nach Möglichkeit erreichen sollten.

Menschen unter 80 Jahre	<140/90 mmHg
Menschen über 80 Jahre	<140–150/90 mmHg
Patienten mit Diabetes mellitus	<140/85 mmHg
Patienten mit Nierenschädigung und erhöhter Eiweißausscheidung im Urin	<130/90 mmHg
Blutdruck-Mittelwert aus wiederholten häuslichen Selbstmessungen	<135/85 mmHg
Blutdruck-Mittelwert aus der 24-Stunden-Langzeit-Blutdruckmessung	<130/80 mmHg

Schließlich ist Bluthochdruck auch eine sehr häufige Ursache von Vorhofflimmern, der häufigsten beim Erwachsenen auftretenden Herzrhythmusstörung. Hierfür werden die erhöhten, auf die Muskulatur der Herzvorhöfe einwirkenden Blutdruckwerte, verstärkte Aktivität des stressvermittelnden Nervensystems (erhöhter Sympathikotonus) sowie negative Umbauvorgänge der Vorhofmuskulatur mit Einlagerung von Bindegewebe (Remodeling) verantwortlich gemacht.

WIE HOCH SOLLTE DER BLUTDRUCK SEIN?

Der ideale Blutdruckwert ist seit Jahrzehnten Anstoß für nicht enden wollende Debatten. Grundsätzlich gilt, dass der in der Arztpraxis gemessene Blutdruck (Praxisblutdruck) unter 140 / 90 mmHg liegen sollte. Wenn Sie älter als 80 Jahre sind, genügt auch ein Wert unter 150 / 90 mmHg (die altersbedingt zunehmende Gefäßsteifigkeit führt zu einem Anstieg des systolischen Blutdruckwertes). Allerdings ist ja bekannt, dass in der Arztpraxis oft fälschlicherweise – sei es bedingt durch die Aufregung in der Praxissituation oder die attraktive Arzthelferin – zu hohe Blutdruckwerte gemessen werden, ein Effekt, der als Weißkittelhochdruck gut bekannt ist (es gibt allerdings auch den gegenteiligen Effekt, was man als maskierte Hypertonie bezeichnet). Deshalb sollten in aller Regel wiederholte häusliche Messungen und bestenfalls eine 24-Stunden-Langzeitblutdruckmessung erfolgen.

BLUTDRUCK AUCH NACHTS MESSEN

Der Vorteil einer 24-Stunden-Langzeitmessung: Während des Schlafes werden auch die nächtlichen Blutdruckwerte aufgezeichnet, und es kann so festgestellt werden, ob es zu der natürlicherweise vorhandenen nächtlichen Blutdruckabsenkung kommt. Ist das nicht der Fall, kann dies ein Hinweis auf eine dem Bluthochdruck zugrunde liegende Erkrankung, wie zum Beispiel ein Schlafapnoe-Syndrom, sein (siehe Seite 77).

WANN MUSS EIN BLUTHOCHDRUCK BEHANDELT WERDEN?

Liegen die bei Ihnen ermittelten Blutdruckwerte im Mittel über den in der Tabelle angegebenen Werten, dann haben Sie einen Bluthochdruck und müssen ihn auch behandeln. Im Mittelpunkt steht dabei immer eine konsequente Verbesserung unserer Lebensführung. Hierzu gehören eine dauerhafte Gewichtsreduktion durch eine gesunde Ernährung, mehr Sport und mehr Bewegung im Alltag, Verzicht auf das Rauchen und auf einen erhöhten Alkoholkonsum sowie eine kluge Stressbewältigung und wirkungsvolle Entspannungsverfahren.

All diese Faktoren helfen, konsequent angewendet, teilweise ganz erheblich, den Blutdruck zu kontrollieren. Und vielen Menschen gelingt es auch tatsächlich, eine leichte Hypertonie, also Bluthochdruck im Stadium I (< 160 / 100 mmHg), durch eine Umstellung ihrer Lebensführung in den normalen Bereich zu senken. Insbesondere Sport und Bewegung, eine vielseitige, gesunde Ernährung, verschiedenste Entspannungsverfahren und kluges Stressmanagement, wie wir es in den folgenden Kapiteln noch genauer besprechen werden, können bei regelmäßiger Anwendung eine erstaunliche Wirkung zeigen.

MUSS IMMER MEDIKAMENTÖS BEHANDELT WERDEN?

Ist der Bluthochdruck bereits über das Stadium I hinaus fortgeschritten oder liegen zusätzliche Erkrankungen wie ein Diabetes oder eine Koronare Herzkrankheit vor, müssen zusätzlich zur Lebensstilverbesserung auch Medikamente eingenommen werden (was aber nicht ausschließt, dass Medika-

TIPP

BLUTDRUCKSENKUNG OHNE MEDIKAMENTE

Mit diesen Maßnahmen können Sie Ihren Bluthochdruck ohne Medikamente senken:

> Dauerhafte Gewichtsabnahme: Ein Kilogramm weniger Körperfett senkt den Blutdruck um etwa 2 mmHg.
> Sport und Bewegung können den systolischen Blutdruck (oberer Wert) um 10–15 mmHg und den diastolischen (unteren) Blutdruckwert um 5–8 mmHg senken.
> Mit einer klugen Ernährung/Mittelmeerküche gelingt eine Blutdrucksenkung von 8–14 mmHg.
> Sauna: Der Wechsel der Temperaturreize trainiert unser Herz-Kreislauf-System auf ideale Art und Weise und senkt den Blutdruck.
> Effektives Stressmanagement reduziert die Auslöser von Bluthochdruck.

mente nach erfolgreicher Änderung Ihres Lebensstils wieder reduziert werden können!). Da Sie ja dieses Buch mit großer Wahrscheinlichkeit in den Händen halten, weil Sie eine Koronare Herzkrankheit haben, ist bei Ihnen ohnehin eine langfristige Behandlung mit einem ACE-Hemmer oder Sartan und meist, zumindest für eine gewisse Zeit nach einem Herzinfarkt, auch einem Betablocker angezeigt. Insgesamt hat Ihr Arzt heute eine große Auswahl an gut verträglichen Medikamenten, aus der er individuell die für Sie passenden wählen kann.

EIN PAAR GRUNDSÄTZLICHE REGELN

Die Behandlung von Bluthochdruck bleibt in aller Regel eine lebenslange Aufgabe!

> Auf keinen Fall sollte man (wie ich das immer wieder bei meinen Patienten beobachte) die Medikamente absetzen, weil ja die Werte auf einmal so gut sind (unter der Behandlung!). Änderungen an der Behandlung sollten Sie immer nur in Absprache mit Ihrem Arzt vornehmen.

> Konsequente Blutdrucksenkung lohnt sich richtig: Sie verhindern damit nicht nur Herzinfarkte und Herzschwäche, sondern auch Schlaganfälle, Nieren- und Augenschäden. Und Sie gewinnen: nämlich viele Lebensjahre bei guter Lebensqualität.

> Senken Sie den Blutdruck anfangs nicht zu schnell! Dies ist der häufigste Grund für das Auftreten von Unverträglichkeiten und Nebenwirkungen. Mit kleinen Dosen starten und langsam über Wochen und Monate bis zur Zieldosis steigern!

> Nebenwirkungen lassen sich oft durch die frühzeitige Kombination verschiedener Wirkstoffe (in dann oftmals geringerer Dosierung der Einzelwirkstoffe) reduzieren oder sogar ganz vermeiden.

> Gerade am Anfang oder bei Umstellung einer Blutdruckeinstellung ist die regelmäßige Blutdruckmessung zu verschiedenen Tageszeiten sinnvoll, um ein Gefühl für den Blutdruck zu entwickeln (am Anfang täglich, später ist einmal wöchentlich ausreichend). Auf der anderen Seite ist es allerdings auch wichtig, einen entspannten Umgang mit dem Blutdruck zu erreichen, denn der Blutdruck unterliegt natürlichen Schwankungen. Eine zu starke Sorge um den eigenen Blutdruck kann den Blutdruck erhöhen, ein Phänomen, das wir Ärzte kennen, wenn nach Blutdruckinformationssendungen im Fernsehen am nächsten Tag die Arztpraxen voll sind, da sich viele besorgte Menschen in »Rage« gemessen haben, bis die Blutdruckwerte aus lauter Sorge tatsächlich deutlich zu hoch sind …

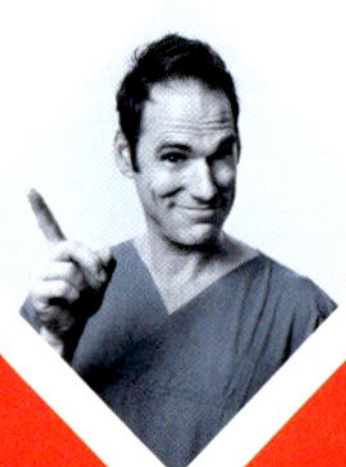

TAKE HOME MESSAGE

Sie merken sich: Der Bluthochdruck ist weltweit einer der größten Killer überhaupt. Einen erhöhten Blutdruck zu senken ist extrem wichtig, in aller Regel recht einfach und für Sie die beste Lebensversicherung!

LÄNGER LEBEN DURCH SAUNA! SO MACHEN'S DIE FINNEN ...

Die Finnen sind ja ein sehr saunafreudiges Volk, die meisten Finnen gehen mindestens einmal pro Woche in die Sauna. Dass Sauna den Wohlfühlfaktor erhöht, ist ja nichts Neues, nun konnte aber auch gezeigt werden, dass Saunieren vor dem Tod durch Herz-Kreislauf-Erkrankungen schützt. In einer kürzlich veröffentlichten Studie zeigte sich sowohl das Risiko für einen plötzlichen Herztod, einen Tod infolge Koronarer Herzkrankheit oder anderer Herz-Kreislauf-Erkrankungen als auch das Risiko für anderweitige Todesursachen umso niedriger, je häufiger die Sauna genossen wurde.
Für die Studie wurden über 2 000 finnische Männer im Alter zwischen 42 und 60 Jahren nach dem Zufallsprinzip ausgewählt. Über knapp 19 Jahre wurden die Probanden beobachtet. Dabei lag die Rate für den plötzlichen Herztod in der Gruppe der Männer, die nur einmal pro Woche in die Sauna gingen, mit zehn Prozent deutlich höher als bei Männern mit zwei bis drei beziehungsweise sogar vier bis sieben Saunabesuchen in der Woche. In diesen Gruppen betrug die Quote für den plötzlichen Herztod nur noch knapp acht beziehungsweise fünf Prozent!
Das gleiche Bild zeigte sich auch für den Tod an Koronarer Herzkrankheit und an Herz-Kreislauf-Erkrankungen allgemein. Zusätzlich zeigte sich der Schutzeffekt für Herz-Kreislauf-Erkrankungen umso ausgeprägter, je länger die Saunagänge durchgeführt wurden. (Was für Sie aber nicht Ansporn sein sollte, bis zum Kreislaufkollaps in der Schwitzkammer zu verharren ...) Am ehesten lassen sich die günstigen Effekte des Saunierens als ein optimales Training für

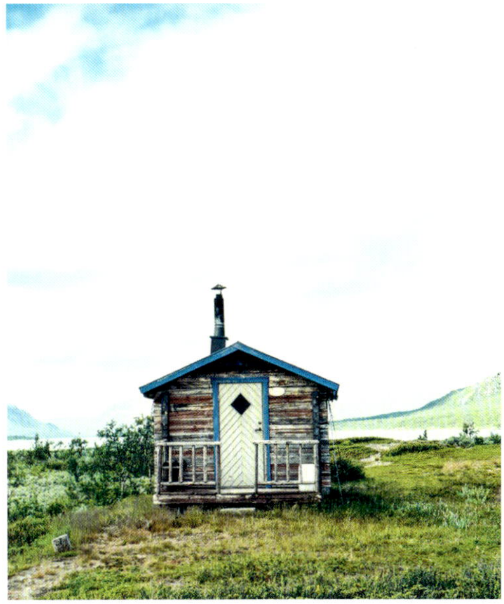

Schwitzhütten gibt es in den verschiedensten Kulturen, die finnische Sauna ist die bekannteste Form. Jetzt hat eine Studie den gesundheitlichen Nutzen auch fürs Herz belegt.

unser Herz-Kreislauf-System erklären. Wie beim Sport steigen auch während des Saunierens die Herzfrequenz und die Herz-Auswurfleistung an. Dadurch nehmen auf Dauer die Herzleistung und die Belastungsfähigkeit unseres Kreislaufsystems zu, und bei Bluthochdruckpatienten sinkt außerdem auch der Blutdruck.
Weil die finnische Sauna von Hause aus sehr warm, aber eher trocken ist, ist sie nach Ansicht der Studienautoren auch für Patienten mit stabiler Angina Pectoris oder sogar nach durchgemachtem Herzinfarkt sicher. Bevor Sie sich nun also in das lebensverlängernde Saunavergnügen stürzen, halten Sie aber bitte noch einmal Rücksprache mit Ihrem Kardiologen. Auf das eiskalte Tauchbecken nach dem Saunagang sollten Sie bitte verzichten, dies kann eine zu starke Kreislaufbelastung für Sie darstellen.

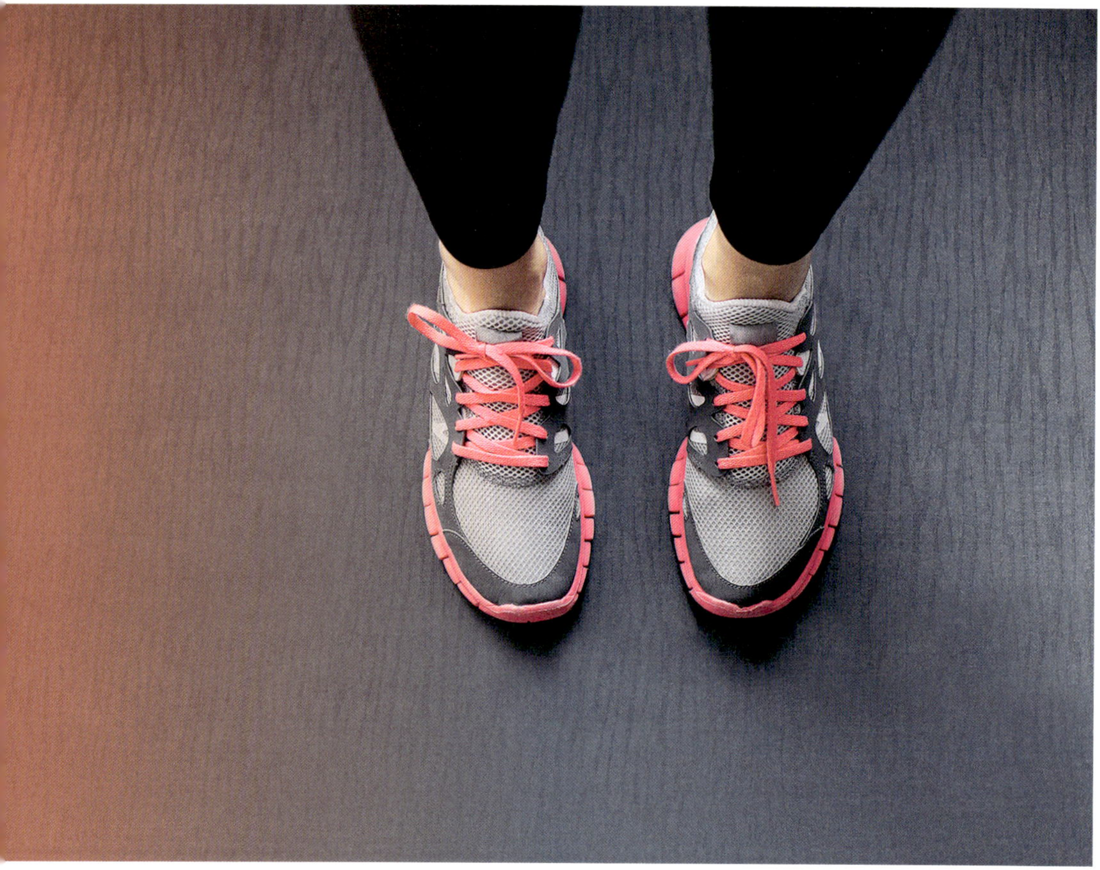

ES GIBT NICHTS GUTES, AUSSER MAN TUT ES: SPORT UND BEWEGUNG

Wenn ich Ihnen jetzt eine einzige Pille verschreiben würde, die Sie attraktiver, entspannter und optimistischer macht, die Ihnen zu Ihrer Traumfigur verhilft und Sie darüber hinaus auch noch viele Jahre länger leben lässt, dann wären Sie doch bestimmt richtig happy, oder? Es gibt diese Pille, richtig angewendet hat sie nicht einmal Nebenwirkungen, und deshalb verschreibe ich sie Ihnen jetzt auch! Um ehrlich zu sein, es ist gar keine Pille, und ich brauche sie Ihnen auch nicht wirklich zu verschreiben, denn es handelt sich schlicht und einfach um das Wundermittel Bewegung! Mit Bewegung und Aktivität können Sie alle diese wunderbaren Dinge und sogar noch vieles mehr, das Sie garantiert nicht erwartet hätten, erreichen! Und ich sage bewusst schon nicht Sport, da ich natürlich weiß, dass dieses Wort für viele

Menschen leider etwas vorbelastet ist und teils negative Gefühle hervorruft …

BRINGEN SIE BEWEGUNG IN IHR LEBEN!

Keine Sorge: Es muss gar nicht immer nur der klassische Sport in Joggingschuhen, Trainingsanzug und mit Schweißband sein (auch wenn der, wie wir gleich noch erörtern werden, ebenfalls super ist). Entscheidend ist zunächst einmal vor allem, dass Sie sich überlegen, wie Sie dauerhaft mehr Bewegung in Ihr Leben, sprich Ihren Alltag bringen können. Fünfmal 30 Minuten Bewegung pro Woche lautet ja die gängige Empfehlung von allen angesehenen Experten. Aber vor allem ist erst mal wichtig, dass Sie überhaupt loslegen und vom Sofa hochkommen, denn auch wenig Bewegung ist besser als gar keine! Genau genommen, ist sogar wortwörtlich der allererste Schritt, nämlich der hoch von der Couch, also der Wechsel von der völligen Lethargie und körperlichen Untätigkeit hin zu wenigstens ein bisschen Bewegung, der lohnendste! Und wenn Sie dann erst mal dabei sind, mehr Bewegung in Ihren Alltag zu bringen, werden Sie rasch merken, dass Ihnen ein aktiverer Lebensstil einfach guttut: Neben den zahlreichen positiven körperlichen Effekten, wie etwa der Absenkung des Blutdrucks, einer verbesserten Herzleistung, die Sie direkt als verbesserte Belastbarkeit verspüren werden, und einer Verbesserung Ihrer Blutfettwerte, werden Sie ganz einfach besser drauf sein! Sport und ein aktiver Lebensstil sind das beste Antidepressivum! Und – das kann ich Ihnen aus eigener Erfahrung bestätigen: Wenn ich mal schlecht drauf bin (und das kommt gelegentlich schon mal vor), dann gehe ich eine Extrarunde joggen, und fast immer sieht die Welt dann schon ein ganzes Stück besser aus. Probieren Sie es aus!

OKAY, ÜBERZEUGT! WIE GEHEN WIR ES AN?

Bei aller Begeisterung für das »Wundermittel« Sport und Bewegung ist es trotzdem wichtig (insbesondere wenn bei Ihnen bereits eine Herzerkrankung bekannt ist), dass Sie sich, bevor Sie richtig loslegen, bei Ihrem Hausarzt vorstellen und sich auch bei Ihrem Kardiologen oder Sportarzt durchchecken lassen, um Ihre körperliche Belastbarkeit besser beurteilen zu können. In aller Regel werden Sie auf ein Ergometer gesetzt und müssen ordentlich in die Pedale treten, damit Ihr Vertrauensarzt Ihnen in Abhängigkeit von der erreichten maximalen Pulsschlagfrequenz weitere Tipps zur anzustrebenden Trainingsintensität geben kann (diese liegt meist zwischen 55 und 80 Prozent der maximalen Herzfrequenz). Ich selber bin ein Befürworter einfach zu handhabender Empfehlungen und sage: Trainieren Sie so, dass Sie sich dabei noch gut unterhalten können. Nach einem Herzinfarkt oder einer Bypass-Operation werden Sie in aller Regel im Rahmen der Rehabilitationsbehandlung zunächst unter kardiologischer Aufsicht wieder langsam, aber sicher an die körperliche Belastung herangeführt.

»Sport has the power to change the world.«

Nelson Mandela

LAUTER POSITIVE WIRKUNGEN VON BEWEGUNG

Um auch den letzten Skeptiker zu überzeugen, hier noch einmal zusammengefasst die Armada positiver Wirkungen von Bewegung, Aktivität und Sport auf unsere Gesundheit und unser Wohlbefinden, neudeutsch unser »well being«.

> Sport und Bewegung beeinflussen unsere Herz-Kreislauf-Risikofaktoren positiv: Wir **verlieren Körpergewicht** (und können es dann auch halten), **senken erhöhte Cholesterinwerte und unseren Blutdruck.** Unsere Muskeln werden wieder empfindlicher auf Insulin und können so den Blutzucker besser aus dem Blut aufnehmen, was die Gefahr von Diabetes effektiv vermindert.

> Durch die **positive Beeinflussung unserer Risikofaktoren** verlangsamen oder stoppen wir sogar das Voranschreiten der Arteriosklerose und damit auch der Koronaren Herzkrankheit.

> Sind unsere Herzkranzarterien bereits verengt, regen Sport und Bewegung das Herz dazu an, diese Engstellen (Stenosen) mit neuen Blutgefäßen zu überbrücken. Sport bewirkt also gewissermaßen die Ausbildung **»natürlicher Bypässe«,** wodurch sich die Durchblutungssituation unseres Herzmuskels verbessert. Bereits nach nur acht Wochen effektiven körperlichen Trainings lässt sich eine Verbesserung der Herzdurchblutung sogar messen (möglich ist dies mittels einer Myokardszintigrafie, bei der die Durchblutung des Herzens im Ruhezustand und bei Belastung gemessen wird).

> Sport und Bewegung verbessern unsere körperliche (und geistige!) **Leistungsfähigkeit und unser Wohlbefinden.**

> Aber nicht nur unser Herz-Kreislauf-System profitiert: Laufen Sie sich klug! Ausdauersport verbessert unsere Denkleistung und unser Gedächtnis effektiver als Mindmapping, Sudoku oder Kreuzworträtsel, das haben sogar Studien an aktiven Senioren gezeigt. Körperliche Aktivität trainiert unser Gehirn also noch besser als geistige! Sie fördert die Bildung **neuer Blutgefäße** auch im Nervensystem und verbessert dadurch unter anderem die Sauerstoffversorgung und fördert die Ausbildung **neuer Synapsen,** also der für die Denkleistungen so entscheiden-

den Verbindungen zwischen den Nervenzellen. So sorgt Sport für eine »mens sana in corpore sano« – einen gesunden Geist in einem gesunden Körper.

> Bewegung **verbessert auch unsere Kreativität und unsere Lernfähigkeit.** Besonders effektiv können Sie zum Beispiel auf dem Hometrainer lernen. Ich habe fast meinen gesamten Spanisch-Wortschatz auf dem Fahrrad gelernt, und jeder, der schon mal einen Text auswendig lernen musste oder eine Rede einstudiert hat, weiß, dass das im Laufen viel besser funktioniert.

> Sport und Bewegung sind ein optimales **Stressventil,** ein ideales (da nebenwirkungsfreies) **Schlafmittel** und das wohl beste **Antidepressivum** überhaupt. Nicht ohne Grund gibt es so viele Laufgruppen für Menschen mit Depressionen.

> Bewegung schützt uns sogar vor Krebs: Die Reparatur von Erbgutschäden in unseren Zellen wird gefördert und dadurch die Gefahr einer Entartung von Zellen zu Krebszellen vermindert. Regelmäßige Bewegung senkt so beispielsweise das Risiko für Dickdarmkrebs um fast ein Viertel.

> Sport und Bewegung lassen uns schlicht und einfach **länger leben** (von einigen Extremsportarten, wie etwa Bungee-Jumping mit zu langem Seil, einmal abgesehen …). Zum einen über die oben bereits erwähnten zahlreichen positiven Effekte auf unsere Risikofaktoren, zum anderen drehen Sport und Bewegung auch unsere »Altersuhr« zurück: Zusammen mit einer vitaminreichen Ernährung verlängert Bewegung unsere Telomere, das sind die Kappen, also quasi die Endstücke unserer Chromosomen, die für den Alterungsprozess entscheidend sind.

> Wir leben nicht nur länger, sondern auch besser, also mit einer **höheren Lebensqualität!** Krankenhausaufenthalte werden, auch bei bereits bestehender Erkrankung, reduziert. Wir verbringen folglich mehr wertvolle Lebenszeit in vertrauter, schöner Umgebung und nicht mit mittelmäßigem Essen im Krankenhaus.

> Wer sein Leben lang körperlich aktiv ist, hat auch beste Voraussetzungen für ein **gesundes Altern:** Die durch Sport und Bewegung in jüngeren Jahren bereits aufgebaute Muskulatur erhöht den Grundumsatz und schützt daher vor Wohlstandserkrankungen wie der Zuckerkrankheit. Daneben stärken Sport und Bewegung unsere **Knochen** effektiver als Medikamente oder Nahrungsergänzungsmittel, und die **verbesserte Koordinationsfähigkeit** hilft gefährliche Stürze zu vermeiden. Stürzen wir im Alter dennoch einmal, dann ist die Wahrscheinlichkeit, dass wir uns dabei etwas brechen, weitaus geringer, da wir in unseren »körperlich aktiven« Jahren feste, widerstandsfähige Knochen aufgebaut haben.

ES GEHT LOS: STEP 1

Nachdem Sie also das Okay von Ihrem behandelnden Arzt eingeholt haben, legen Sie los, indem Sie zunächst einmal gedanklich Ihren normalen Alltag vor Ihrem inneren Auge Revue passieren lassen und sich dann offen und ehrlich überlegen, an welchen Stellen Sie regelmäßig, also am besten täglich, mehr Aktivität und Bewegung in Ihren Alltag bringen können. Beispiele hierfür gibt es unendlich viele:

> Überlegen Sie, welche Strecken Sie grundsätzlich mit dem Fahrrad statt mit dem Auto zurücklegen können.

> Beschließen Sie hier und jetzt (außer bei einer bestehenden Gehbehinderung oder während eines Umzuges), künftig auf Rolltreppen und Fahrstühle zu verzichten und grundsätzlich immer die Treppen zu benutzen. (Sie werden merken, oftmals sind die gar nicht mehr so leicht zu finden. In Hotels muss ich mich regelmäßig an der Rezeption erkundigen, wo denn eigentlich die Treppen versteckt sind.)

> Wenn Sie schon mit dem Auto fahren müssen, machen Sie es sich zur Angewohnheit, nicht stundenlang gestresst nach dem besten Parkplatz zu suchen, sondern grundsätzlich etwas weiter von Ihrem Ziel entfernt zu parken und dann entspannt die letzten Meter zu laufen.

> Wenn Sie ein Tierfreund sind, gilt auch heute noch der jahrhundertealte Hausarzt-Tipp: Kaufen Sie sich einen Hund (oder holen Sie einen aus dem Tierheim)! Der Vierbeiner erinnert Sie auf ganz natürliche Art und Weise nicht nur an seinen, sondern auch an Ihren »Auslauf« …

> Natürlich sind der elektrische Golf Buggy, die Fernbedienung und der Segway, mit dem Sie, ohne einen eigenen Schritt zu tun, durch das Brandenburger Tor rollen können, bequem. Aber bequem ist eben leider nicht gesund. Ihr Körper will bewegt und benutzt werden! Denken Sie an den Urzeitmenschen, der hatte auch keinen Segway.

Ich könnte jetzt noch 1 000 weitere Bewegungsbeispiele aufzählen, will Ihnen aber auch etwas Raum lassen für Ihre eigene Kreativität! Zudem kennt natürlich niemand Ihren (Berufs-)Alltag und Ihre Lebenswelt so gut wie Sie. Also: Werden Sie kreativ, und gestalten Sie Ihren Alltag neu und aktiver! Wenn Sie es schaffen, dranzubleiben und mehr Aktivität im Alltag zur Gewohnheit werden zu lassen, dann haben Sie schon unheimlich viel gewonnen.

ES GEHT WEITER: STEP 2

In einem zweiten Schritt überlegen Sie nun, welche Sportart vielleicht auch etwas für Sie sein könnte, am besten etwas, das Ihnen wirklich Freude bereitet, das Sie vielleicht auch mit Ihrem Partner / Ihrer Partnerin oder Freunden regelmäßig gemeinsam machen können. Das erhöht die Chancen, dass Sie dauerhaft dranbleiben. Machen Sie dann auch den mentalen Praxistest, indem Sie sich überlegen, ob die gewählte Aktivität so gut zu Ihnen passt, dass Sie sie auch wirklich dauerhaft regelmäßig ausüben werden. Es bringt wenig, sich im besten Sportstudio der Stadt anzumelden, die ersten zwei Wochen hoch motiviert an jedem angebotenen Zumba-Kurs teilzunehmen und den Rest des Jahres als zahlendes Mitglied zu Hause mit Chipstüte in der Hand auf dem Sofa vor dem Fernseher zu verbringen. Wenn Sie allerdings noch unentschlossen sind und etwas Anregung brauchen, dann spricht auch nichts dagegen, zunächst in einer Art Testphase unterschiedliche Aktivitäten auszuprobieren, bevor Sie sich dann für diejenige Sportart entscheiden, die sich für Sie am besten anfühlt.

SITZEN – DAS NEUE RAUCHEN?

»Sitzen ist das neue Rauchen« – so liest man jetzt überall. Und es stimmt: Durchschnittlich verbringen wir jeden Tag unglaubliche siebeneinhalb Stunden mit Sitzen! Wir sitzen bei der Arbeit, vor dem Computer, beim Fernsehen und beim Autofahren. Durch diese vornehmlich sitzende Lebensweise verkümmert unsere Muskulatur, und die Empfindlichkeit unserer Muskeln für das Hormon Insulin wird reduziert. Dadurch kann unsere Muskulatur den Zucker aus dem Blut nicht mehr so gut aufnehmen. Die Folge: Unsere Bauchspeicheldrüse produziert immer mehr Insulin. Letztlich begünstigt dies die Entwicklung einer Zuckerkrankheit. Und nicht nur das. Durch das viele Sitzen wird unser Herz-Kreislauf-System nicht gefordert, das Risiko für Bluthochdruck, Herz- und Gefäßerkrankungen erhöht sich. Daneben schadet das lange Sitzen natürlich auch unserem Bewegungsapparat, insbesondere unserer Wirbelsäule. Denn unsere Bandscheiben sollten ständig in Bewegung sein, um sich immer wieder neu mit Flüssigkeit vollsaugen und so ihrer Rolle als Stoßdämpfer gerecht werden zu können. Und nicht zuletzt konnten Forscher einen Zusammenhang zwischen der sitzenden Lebensweise und einem erhöhten Risiko für Darm- und Gebärmutterschleimhautkrebs nachweisen.

FERNSEHEN MACHT HERZKRANK

Eine Studie der Mayo-Klinik in den USA konnte ein um 125 Prozent erhöhtes Risiko für Herzerkrankungen nachweisen, wenn Menschen pro Tag mehr als vier Stunden fernsehen!

SAGEN SIE DEM SITZEN DEN KAMPF AN!

Klingt alles schrecklich und ist es auch. Was können wir nun tun, um uns zu schützen? Die Lösung ist auch diesmal erstaunlich einfach: Wir müssen wieder anfangen, unseren Körper so zu benutzen, wie er für uns ursprünglich geschaffen wurde. (Sie wissen schon, das Urzeitmensch-Dilemma!) Natürlich ist das in unserer heutigen Arbeitswelt nicht ganz so leicht, zumal wenn Sie einen Bürojob haben, aber es gibt viele einfach umzusetzende Tipps! Hier sind ein paar:

- Unterbrechen Sie zu lange Sitzphasen durch regelmäßiges Aufstehen und Umherlaufen. Spätestens nach einer Stunde Sitzen sollten Sie also aufstehen und sich bewegen. Aus diesem Grund (und auch weil ich es als höflich und respektvoll ansehe) hole ich jeden Patienten persönlich aus dem Wartezimmer ab und laufe somit den langen Flur regelmäßig auf und ab und unterbreche meine Sitzphasen. Werden Sie kreativ! Stellen Sie beispielsweise den Drucker ganz bewusst mindestens zehn Meter entfernt von Ihrem Schreibtisch auf!

- Machen Sie es sich zur Gewohnheit, Telefonate im Gehen zu führen, wie das viele Manager bereits tun. Kaufen Sie sich ein Headset oder ein Mobiltelefon, und los geht's! Das erhöht sogar Ihre Kreativität und die Gesprächsqualität.
- Arrangieren Sie wichtige Besprechungen draußen bei einem Spaziergang. (Sie wissen ja, die wichtigsten Geschäftsabschlüsse werden immer draußen an Loch 13 auf dem Golfplatz gemacht.)
- Schreiben Sie weniger »Inhouse-E-Mails« und machen Sie es sich zur Gewohnheit, Ihren Mitarbeitern, wie der netten Kollegin aus dem dritten Stock, lieber öfters mal persönlich einen Besuch abzustatten. Das kann Ihr Arbeitsklima deutlich verbessern.
- Vielleicht ergibt sich auch die Möglichkeit, Ihr Büro durch neue Möbel, wie höhenverstellbare Tische, umzugestalten, sodass Sie auch mal im Stehen arbeiten können.

TIPP

REGELMÄSSIG UNTERWEGS SEIN

Wussten, Sie, dass ein Kilogramm angesetztes Körperfett Ihnen 7 000 Kilokalorien bereitstellt? Wenn Sie die verbrennen wollen, damit sie Ihnen nicht mehr am Bauch herumhängen, müssen Sie hierfür zusätzlich ungefähr zehn Stunden joggen! Das können Sie schaffen. Fangen Sie klein an und steigern Sie sich dann! Absolut entscheidend ist hierbei, wie so oft im Leben, die Regelmäßigkeit!

- Während der Sitzphasen sollten Sie durch häufiges Wechseln der Sitzposition die negativen Folgen des Sitzens vermindern. Rutschen Sie also auf Ihrem Stuhl nach vorne und hinten, halten Sie Ihre Muskulatur bewusst aktiv, und werden Sie ruhig ein wenig zum Zappelphilipp!

Sie sehen: Mit ein bisschen Kreativität und Flexibilität ist es eigentlich ganz einfach, zu lange Sitzphasen zu vermeiden. Probieren Sie es am besten gleich morgen bei der Arbeit einmal aus!

WIE SOLL ICH TRAINIEREN?

Allein zu diesem Thema könnten Sie natürlich ganze Bücher lesen. Was unsere Zwecke angeht, nämlich Sport, Aktivität und Bewegung als Mittel zu nutzen, um unserer Gesundheit und unserem Wohlbefinden etwas Gutes zu tun (in Medizinerkreisen auch etwas unsexy als »Gesundheitssport« bezeichnet), können wir es kurz halten: Die Basis ist der aktive Lebensstil, wie wir ihn oben bereits skizziert haben. Zusätzlich als Richtschnur oder Daumenregel: Pro Woche fünfmal eine halbe Stunde körperliche Aktivität von leichter bis moderater Intensität. Dazu gehören sogar Aktivitäten wie Gartenarbeit, aber natürlich auch Schwimmen (hierfür bitte vorher das Okay Ihres Kardiologen einholen, denn es ist nicht geeignet bei bestimmten Herzrhythmusstörungen), Joggen, flottes Walking, Ballsportarten (möglichst nicht zu ehrgeizig betrieben) und andere. Natürlich darf es auch mehr sein, solange Sie Spaß daran haben und es Ihnen guttut. Allerdings sollten Sie es nicht übertreiben. So weiß man beispielsweise, dass ehrgeizige Marathonläufer häufiger als die Normalbevölkerung unter Herzrhythmusstörungen leiden und außerdem einen erhöhten Kalkgehalt in ihren Herzkranzarterien aufweisen. Zum Marathonläufer müssen Sie also nicht unbedingt werden. Die optimalen gesundheitlichen Effekte von Sport erreichen Sie bei etwa 30 bis maximal 90 Minuten moderatem Training täglich.

BEWEGUNG UND SPORT IN DEN ALLTAG INTEGRIEREN

Wichtig beim Sport ist die Regelmäßigkeit. Schaffen Sie es, Sport und Bewegung zu einem Teil Ihres Alltags zu machen, dann werden Sie irgendwann sogar ein richtiges Bedürfnis nach Bewegung haben. Wenn Sie dieses Gefühl verspüren, dann wissen Sie, Sie sind auf dem richtigen Weg!

WIE SCHAUT ES MIT DER MUCKIBUDE AUS, SPRICH MIT DEM KRAFTTRAINING?

Hier hat in den letzten Jahren ein gewisses Umdenken stattgefunden. Während ich mich noch gut erinnern kann, dass zu Zeiten meines Studiums Krafttraining zu Gesundheitszwecken in medizinischen Kreisen fast verpönt war und Patienten lediglich Ausdauersport empfohlen wurde, wissen wir heute, dass es auch hier die Mischung macht. Eine gesunde, kräftige Muskulatur erhöht unseren Energieverbrauch. Dadurch hilft sie uns dabei, unser Gewicht dauerhaft in den Griff zu bekommen, wir setzen weniger Fettgewebe an und schützen uns vor Wohlstandserkrankungen wie Diabetes. Darüber hinaus schützt ein regelmäßig durchgeführtes Krafttraining, am besten in Kombination mit moderatem Ausdauertraining, höchst effektiv vor Osteoporose.

Ideal ist eine Kombination aus kraftbetonten Einheiten, zum Beispiel zweimal pro Woche, im Wechsel mit Ausdauereinheiten von leichter bis moderater Intensität. Aber auch hier gilt wieder: Machen Sie sich nicht zu viel Stress, denken Sie an unseren Vorfahren, den Urzeitmenschen. Der hat auch nicht nur stundenlang im Dauerlauf seine Beute gejagt oder ständig Baumstämme von A nach B geschleppt, sondern er hat natürlich beides gemacht. Die Mischung macht's: Benutzen Sie Ihren gesamten Körper, Muskeln und Herz-Kreislauf-System (der Vollständigkeit halber sei erwähnt, dass natürlich auch noch unser Gehirn dazugehört, wir haben ja auf Seite 84 schon festgestellt, dass körperliches Training auch ein Jungbrunnen für unser Denkorgan ist ...).

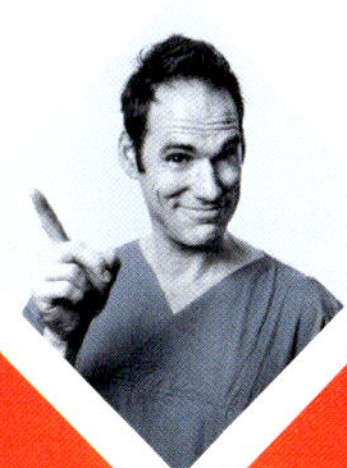

TAKE HOME MESSAGE

Sport und Bewegung tun Ihnen auf verschiedenste Weise richtig gut. Schon mit wenig Aufwand erreichen Sie wunderbare gesundheitliche Effekte. Regelmäßigkeit ist hierbei viel entscheidender als Intensität und Dauer! Bringen Sie mehr Aktivität und Bewegung in Ihren Alltag, und suchen Sie sich einen Sport, der Ihnen wirklich Freude bereitet! Der Rest klappt dann ganz von allein.

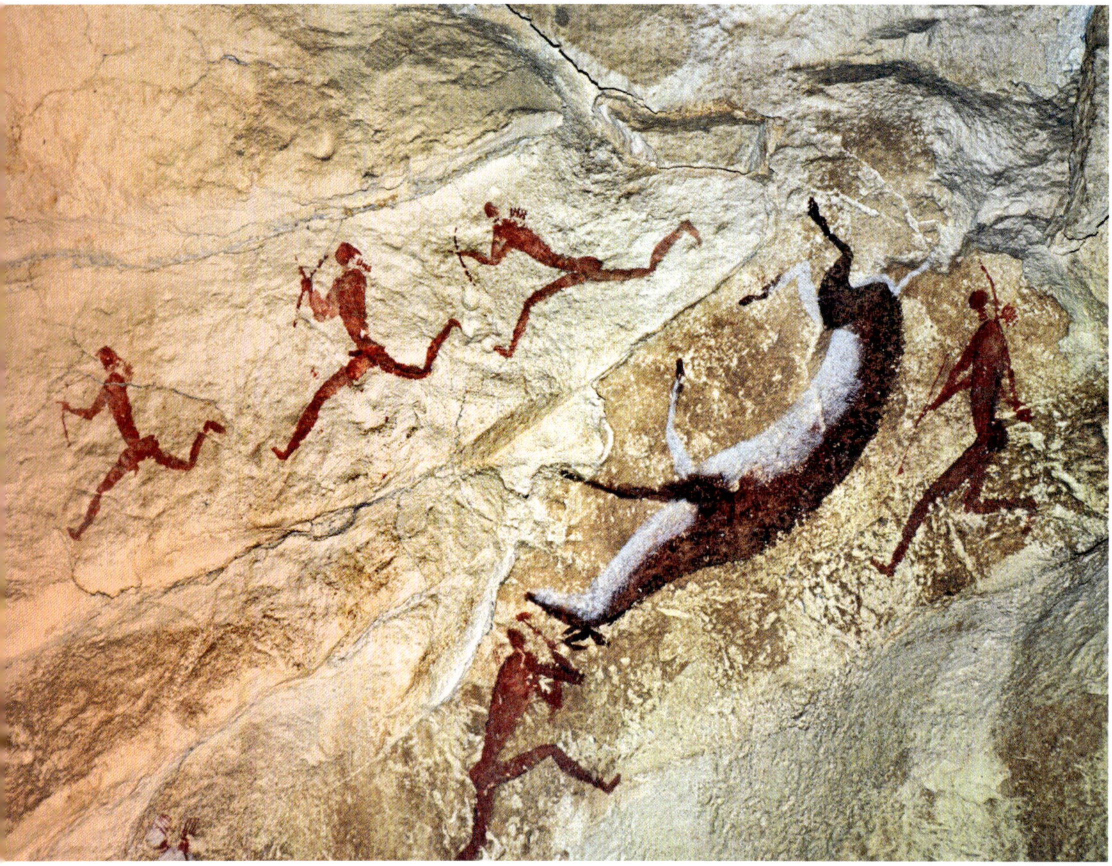

ESSEN SIE SICH FIT! IHRE NEUE ERNÄHRUNG

Im Grunde wissen die meisten von uns schon ganz gut in Sachen Ernährung Bescheid: Wir Deutschen essen immer noch zu wenig Obst und Gemüse, zu viel Fett (vor allem zu viel tierisches Fett) und viel zu viel Fleisch. Außerdem landen zu viele Kohlenhydrate (zum Beispiel in Form von Nudeln) und Zucker auf dem Teller. Da stellt sich nun zwangsläufig die Frage: Wie kann man es besser machen? Und wie findet man sich im Ernährungsdschungel zurecht, wenn man jeden Tag in den verschiedensten Zeitungen, in Fernsehshows oder auch Food-Blogs immer wieder neue, teils verwirrende und widersprüchliche Erkenntnisse aufgetischt bekommt?

GESUNDE ERNÄHRUNG – NICHTS LEICHTER ALS DAS

Aber auch wenn es zum Thema Ernährung die verschiedensten, teilweise schon fast religiös anmutenden Glaubensrichtungen und Anschauungen gibt, so möchte ich Ih-

nen in diesem Kapitel aufzeigen, dass eine gesunde Ernährung eigentlich recht einfach ist. Wir brauchen nur ein wenig gesunden Menschenverstand und müssen uns das anfangs beschriebene Urzeitmensch-Dilemma (siehe Seite 59 ff.) vor Augen führen.
Stellen Sie sich einmal bildlich vor, wie sich unsere Vorfahren ernährt haben (dass sie sich auch noch viel mehr bewegt haben, besprachen wir ja bereits). Schnell mal abends eine Fertig-Lasagne in die Mikrowelle geschoben? Wohl eher nicht. Cheeseburger mit extra viel Käse, Super-Size-Fritten, Cola und andere Softdrinks? Fehlanzeige. Jeden Tag Fleisch? Wohl auch eher nicht. Natürlich wurde hier und da mal ein Mammut erlegt, das wurde dann aber schön auf die Sippe verteilt und musste auch eine Weile vorhalten. Fleisch war also Luxus und keine im Übermaß konsumierte industrielle Massenware, wie das heute leider der Fall ist.

FRISCHE LEBENSMITTEL STATT INDUSTRIENAHRUNG

Sie merken, worauf ich hinauswill? Geben Sie Ihrem Körper wieder mehr von der Nahrung, für die er in den Jahrtausenden seiner Entstehung, also im Laufe der menschlichen Evolution »angefertigt« worden ist, sprich: Essen Sie frische, möglichst naturbelassene Nahrungsmittel, und trinken Sie viel Wasser! Konsumieren Sie viel und häufig Obst und Gemüse, und verzichten Sie möglichst auf Industrienahrung. Denn diese ist meist vollgestopft mit Zucker, Salz, billigem Fett und so allerlei künstlichen Zusatzstoffen (erkennbar an den E-Nummern, die auf der Verpackung aufgelistet sind). Essen Sie weniger oder gar kein Fleisch (insbesondere weniger rotes und verarbeitetes Fleisch) und dafür (aus Gründen, die wir gleich noch besprechen werden) häufiger hochwertigen, frischen Fisch. Gehen Sie auf den Wochenmarkt, und kaufen Sie frische, regionale Lebensmittel. Kochen Sie wieder häufiger selber mit vielen bunten, frischen Zutaten!
Und vor allem: Genießen und wertschätzen Sie gutes Essen in Ruhe und möglichst häufig in angenehmer Atmosphäre in Gesellschaft von anderen netten Menschen!

DIE KLASSISCHE MITTELMEER-KÜCHE

Eine Ernährungsform, die sich auch in unserer heutigen Lebenswelt gut umsetzen lässt und die sich (nicht nur für Herzpatienten) als besonders günstig herausgestellt hat,

KLÜGER ESSEN – LÄNGER LEBEN

Dass eine kluge und gesunde Ernährung nicht nur deutlich besser schmeckt, sondern Ihnen auch einen klaren Überlebensvorteil verschaffen kann, lässt sich an den verschiedenen Sterberaten in unterschiedlichen Kulturen mit ihren jeweils typischen Ernährungsformen erkennen.

Beispiel Japan: Dort, wo eher maßvoll und sehr fischreich gegessen wird, ist der plötzliche Herztod fast unbekannt (etwa 8 von 100 000 Menschen im Vergleich zu 122 von 100 000 Menschen in Europa).

ist die klassische Mittelmeerküche. Sie wird von kardiologischen Fachgesellschaften einstimmig empfohlen. Aufmerksam wurde man auf die mediterrane Küche, nachdem man bereits vor vielen Jahrzehnten erkannt hatte, dass Herz-Kreislauf-Erkrankungen wie Herzinfarkt und Schlaganfall in den Mittelmeerländern deutlich seltener vorkommen, als dies in nordeuropäischen Ländern der Fall ist. Allerdings wird dieser Effekt durch die zunehmende Verbreitung von Fast Food auch in den Mittelmeerländern leider immer mehr verwässert.

Zunächst einmal zur Begriffsbestimmung: Gemeint ist hier die traditionelle Mittelmeerküche, wie sie seit Jahrhunderten in den Mittelmeerländern gekocht wird. Weniger sind dies die klassischen Pizza- oder Pasta-Gerichte bei Luigi um die Ecke, wo wir vielleicht als kleines Farbtupferl noch ein wohlgeformtes Basilikumblatt auf dem Teller vorfinden, und auch nicht der fettige Gyrosteller von der Taverna »Hellas« gegenüber. Streng genommen gibt es auch nicht die eine Mittelmeerküche, wenn man sich überlegt, dass mindestens 16 Länder mit unterschiedlichen kulturellen, ethnischen, religiösen und ökonomischen Hintergründen, die sich natürlich auch auf das Ernährungsverhalten auswirken, zu dieser Region gezählt werden können. Dennoch gibt es natürlich zahlreiche Gemeinsamkeiten, die schließlich den Begriff der Mittelmeerküche geprägt haben.

Was also sind nun die Hauptmerkmale der Mittelmeerküche?

> Viel Obst und Gemüse sowie Salate (in Griechenland werden pro Tag und Person mehr als 800 Gramm Gemüse verzehrt, in Deutschland sind es etwa 260 Gramm),
> reichlich pflanzliche Lebensmittel wie Reis, Hülsenfrüchte und Nüsse,
> viel ballaststoffreiche Kost und Vollkornprodukte,
> immer wieder Fisch, dafür nur sehr wenig oder kein dunkles Fleisch,
> als Fettquelle dient Olivenöl,
> zum Würzen werden frische Kräuter und Knoblauch eingesetzt, mit Salz dagegen wird sparsam umgegangen,
> last but not least (darauf haben jetzt viele schon gewartet) das kleine Gläschen Wein zur (abendlichen) Hauptmahlzeit!

Mit dieser Ernährung decken Sie sich mit einer Vielzahl von natürlichen Schutzstoffen gegen Arteriosklerose ein.

Die enthaltenen Vitamine und sekundären Pflanzenstoffe entfalten vor allem dann ihre positiven Wirkungen, wenn sie in ihrer natürlichen Form aufgenommen werden. Deshalb sollten Sie möglichst frisch, bunt und vielseitig kombiniert essen und sich von »ultraverarbeiteter« Industrienahrung nach Möglichkeit fernhalten. Gehen Sie mal wieder zu Ihrem netten Obst- und Gemüsehändler um die Ecke, lassen Sie sich beraten, und probieren Sie mal wieder ein paar neue Rezepte aus!

»Man soll dem Leib etwas Gutes bieten, damit die Seele Lust hat, darin zu wohnen.«

Winston Churchill

WIRKSAMKEIT WISSENSCHAFTLICH BEWIESEN

Dass die Mittelmeerkost nicht nur sehr gut schmeckt, sondern Ihnen auch einen beinharten Überlebensvorteil bietet, sprich Sie vor gesundheitlichen Komplikationen schützt und schlicht länger und besser leben lässt, wurde wiederholt wissenschaftlich untermauert. Die »Lyon Diet Heart Study«, die bereits 2001 im renommierten Fachjournal Circulation veröffentlicht wurde, konnte an einer Studiengruppe von über 600 Frauen und Männern nach durchgemachtem Herzinfarkt eindrucksvolle Effekte dieser Ernährungsform dokumentieren. Die Gruppe wurde je zur Hälfte auf herkömmliche Weise beraten beziehungsweise umfangreich mit den Prinzipien der Mittelmeerküche vertraut gemacht. Nach einer Studiendauer von 46 Monaten musste die Untersuchung aufgrund der eindeutigen Überlegenheit der Mittelmeerküche abgebrochen werden. Patienten, die der Gruppe der »Mittelmeerkost-Genießer« angehörten, zeigten ein um 50 bis 70 Prozent reduziertes Risiko, ein erneutes Herz-Kreislauf-Ereignis wie Herzinfarkt, Schlaganfall, Herzversagen oder andere Komplikationen zu erleiden. Weitere jüngere Studien konnten ähnlich positive Effekte dieser Ernährungsform bestätigen.

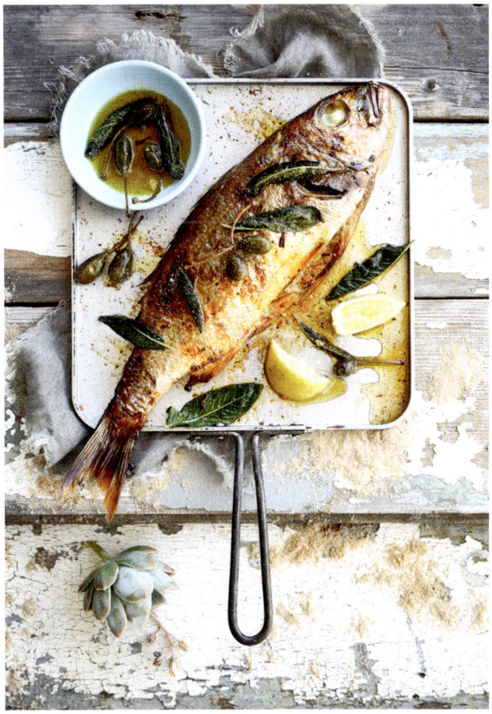

Fisch – am besten schonend gebacken oder gedünstet – ist ein wichtiger Bestandteil der Mittelmeerküche.

EIN PAAR GANZ ALLGEMEINE »ERNÄHRUNGSWEISHEITEN«

Wichtig beim Thema Ernährung ist natürlich nicht nur, *was* wir essen, sondern auch, *wie* wir essen. Leider muss ich hier selbstkritisch eingestehen, dass auch ich immer noch viel zu oft zu schnell und zu hastig esse, anstatt bewusster und vor allem mit Genuss zu speisen. Nachdem die Fast-Food-Welle mittlerweile hoffentlich ihren Höhepunkt überschritten hat, wird es jetzt Zeit für eine »Slow-Food-Revolution«.

TIPP

EINE HAND VOLL NÜSSE AM TAG

Konsumieren Sie täglich eine kleine Hand voll unbehandelter, ungesalzener Nüsse, zum Beispiel Walnüsse! Das mindert Ihr Herzinfarktrisiko um etwa 40 Prozent.

OMEGA-3-FETTSÄUREN

Omega-3-Fettsäuren werden die verschiedensten positiven Wirkungen auf unsere Gesundheit nachgesagt. Man findet daher immer mehr Omega-3- oder Fischölkapseln in Drogerien, Supermärkten oder im Internet.

Sie sollen uns Schutz bieten vor Herz-Kreislauf-Erkrankungen, Entzündungen und Krebs und uns außerdem vor Schlaganfall, Depression, Schizophrenie, Demenz und Alzheimer bewahren. In der Schwangerschaft eingenommen, sollen sie sogar für schlaueren Nachwuchs sorgen … Was hat es mit diesem Wundermittel auf sich?

WAS SIND OMEGA-3-FETTSÄUREN?

Omega-3-Fettsäuren sind mehrfach ungesättigte Fettsäuren. Sie sind für uns lebenswichtig, können aber vom Körper nicht selbst hergestellt werden. Daher müssen sie über die Nahrung aufgenommen werden. Die wichtigsten, zumindest die am besten untersuchten unter den Omega-3-Fettsäuren sind die Eicosapentaensäure (EPA), die Docosahexaensäure (DHA) und die (im Gegensatz zu den ersten beiden etwas leichter auszusprechende) Alpha-Linolensäure (ALA). Letztere findet sich ausschließlich in pflanzlichen Quellen wie zum Beispiel Soja-, Raps-, Walnuss- oder Leinöl. Die zuerst genannten (EPA und DHA) sind in fettreichem Fisch wie zum Beispiel Karpfen, Makrele, Lachs oder Hering enthalten.

WIE WIRKEN SIE?

Fettsäuren spielen in unserem Körper eine sehr wichtige Rolle. Sie dienen als Energieträger, sind Bestandteil unserer Zellmembranen und Ausgangsstoff für die Bildung verschiedenster Botenstoffe, die unter anderem auch eine wichtige Rolle bei der Regulation von Entzündungsreaktionen spielen. Mehrere große Studien konnten bei Patienten mit beginnenden Herz-Kreislauf-Erkrankungen positive Wirkungen von Omega-3-Konzentraten zeigen. Auch bei Studien zum Herztod-Risiko und zum sogenannten Omega-3-Index stellten die Omega-3-Fettsäuren ihre schützende Wirkung unter Beweis.

DER OMEGA-3-INDEX

Der Omega-3-Index bezeichnet den prozentualen Anteil der Omega-3-Fettsäuren (EPA und DHA) an der Gesamtmenge der Fettsäuren in den roten Blutkörperchen. Zur Orientierung: Liegt dieser Index unter vier Prozent, ist das Risiko für den plötzlichen Herztod zehnmal so hoch wie bei einem Index über acht Prozent. Je nach Land und je nach dem dort üblicherweise gemessenen Omega-3-Index schwankt die Häufigkeit des plötzlichen Herztods. In Deutschland beträgt dieser Index etwa vier Prozent. Hier ist der plötzliche Herztod mit 148 von 100 000 Menschen pro Jahr sehr viel häufiger als beispielsweise in Japan mit 7,8 Fällen von plötzlichem Herztod auf 100 000 Menschen. In Japan liegt der Omega-3-Index bei sagenhaften elf Prozent!

Daneben wurden in verschiedensten Studien viele weitere positive Effekte der Omega-3-Fettsäuren gefunden, unter anderem:

> Schutz vor Herzrhythmusstörungen (antiarrhythmische Wirkung),
> Stabilisierung arteriosklerotischer Ablagerungen (instabile Plaques) und damit Vermeidung von Herzinfarkt und Schlaganfall,
> Vermeidung beziehungsweise Verlangsamung der Koronaren Herzkrankheit,
> Hemmung der Verklumpung von Blutplättchen sowie Verbesserung der Fließeigenschaften des Blutes und Förderung der Durchblutung,
> Entzündungshemmung, Hemmung von Autoimmunreaktionen,
> Besserung bei Depressionen, der Alzheimer-Erkrankung und anderen Formen der Demenz.

VERZEHREMPFEHLUNG

Wer Omega-3-Fettsäuren zum Schutz insbesondere bei Herz-Kreislauf-Erkrankungen einsetzen möchte, sollte sich an die Empfehlungen der Deutschen Gesellschaft für Ernährung halten. Diese rät zu ein bis zwei Fischmahlzeiten pro Woche.

Wichtig ist allerdings auch hier wieder die Zubereitung. Am besten ist es, Fisch zu dünsten, zu kochen oder aber im Ofen zu garen. Beim zu heißen Braten besteht die Gefahr, dass sich die besonders ungesunden Transfettsäuren (siehe Seite 100) bilden, wenn Sie den Fisch mit einem Pflanzenöl zu heiß braten und es zu rauchen anfängt. Wenn Sie also Ihren Fisch anbraten wollen, dann achten Sie darauf, dies schonend, sprich nicht zu heiß und unter dem sogenannten Rauchpunkt des verwendeten Öls zu tun. Aus dem gleichen Grund vermeiden Sie bitte auch gebratenen Fisch in Fertig- und Tiefkühlgerichten oder Fast-Food-Restaurants, der leider ebenfalls mit Transfettsäuren belastet sein kann.

Wer sich nicht gerade zu den Fischliebhabern zählt, der kann sich seinen täglichen Omega-3-Schub alternativ auch über Fischölkapseln einverleiben. Dies hat theoretisch auch den Vorteil, dass diese Präparate meist kaum durch Schadstoffe wie etwa Schwermetalle belastet sind. Allerdings ist die Studienlage bezüglich der Schutzwirkung von Fischölkapseln noch nicht ganz eindeutig. Wie wir das ja auch schon bei den Vitaminen und sekundären Pflanzenstoffen besprochen haben, kann es durchaus einen Unterschied machen, ob die beschriebenen Schutzstoffe mit der natürlichen Nahrung quasi in ihrem natürlichen Verbund oder künstlich und hochkonzentriert in einer Tablette zugeführt werden.

Weitere Informationen:
http://dr-heart.de/omega-3-fettsauren/

Bei der Slow-Food-Revolution geht es darum, endlich wieder bewusster und ganz in Ruhe gesund zu essen, mit viel Genuss und Spaß, am besten zusammen mit anderen netten Menschen.
Lassen Sie sich doch mal inspirieren! Gehen Sie in Ihre Lieblingsbuchhandlung, und schauen Sie sich ein paar mediterrane Kochbücher an! Oder suchen Sie im Internet nach einem schönen Food-Blog oder einer Internetseite zum herzgesunden mediterranen Kochen. Vielleicht haben Sie ja sogar Lust, an einem mediterranen Kochkurs teilzunehmen? Den gibt es bestimmt auch ganz in Ihrer Nähe.
Bis dahin hier schon mal zusammengefasst die wichtigsten allgemeingültigen Tipps:

MEINE TOP-TEN-TIPPS FÜR IHRE HERZGESUNDE ERNÄHRUNG

> Essen Sie grundsätzlich abwechslungsreich, frisch und vielseitig, vor allem Obst, Gemüse und Salat in allen Variationen. Achten Sie bereits beim Einkauf darauf, dass Obst und Gemüse in möglichst unterschiedlichen Farben in Ihrem Einkaufskorb landen. Auch Nüsse tun unseren Blutgefäßen sehr gut, allerdings sollten Sie es damit aufgrund des hohen Kaloriengehalts der Nüsse auch nicht übertreiben.

> Machen Sie einen großen Bogen um Fertiggerichte. Sie enthalten meist schlechtes, billiges Fett, insbesondere schädliche Transfette (siehe Seite 100). Achten Sie auch auf versteckte Fette, und reduzieren Sie daher Wurst, Käse und fette Soßen. Verwenden Sie fettarme Milchprodukte.

> Verzichten Sie möglichst auf tierische Fette und bevorzugen Sie dafür pflanzliche Öle wie zum Beispiel Rapsöl (für die warme Küche) oder Leinsamen- und Olivenöl (für die kalte Küche). Außerdem können Sie bei der Zubereitung Ihrer Speisen durch speziell beschichtete Pfannen oder Woks Bratfett einsparen. Wann immer möglich, dünsten Sie lieber, anstatt zu braten. Wenn Sie dann im Anschluss an das Dünsten das gute pflanzliche Öl kurz vor dem Verzehr auf die Speisen träufeln, behält es seine wertvollen Eigenschaften. Auch Öle sind letztlich 100 Prozent Fett. Fett hat neun Kalorien pro Gramm gegenüber vier Kalorien pro Gramm bei Kohlenhydraten oder Eiweiß. Somit ist es also sehr einfach, mit einer kleinen Menge Fett viele Kalorien zu sich zu nehmen. Daher sollte man »schlechte Fette«, also gesättigte tierische Fette, durch »gute« pflanzliche Fette ersetzen, aber aufgrund des Kaloriengehaltes dennoch insgesamt sparsam mit Fetten umgehen und die Pasta auch nicht im Olivenöl ertrinken lassen …

> Werden Sie zum Fischliebhaber! Mindestens ein- bis zweimal wöchentlich sollte Fisch auf Ihren Teller kommen. Der darf dann übrigens auch fettreich sein (Lachs, Hering oder Makrele).

> Wenn Sie auf Fleisch nicht verzichten können, dann versuchen Sie, Ihren Fleischkonsum zumindest zu reduzieren. Insbesondere den Konsum von rotem Fleisch. Sehen Sie Fleisch eher als Genussbeilage und nicht als Hauptsättigungskomponente an. (Wenn Sie Fleisch essen wollen, dann wählen Sie weißes Bio-Geflügelfleisch.)

> Bevorzugen Sie Vollkornprodukte und ballaststoffreiche Lebensmittel, die Ihre Verdauung anregen. Die »guten«, also unverarbeiteten Kohlenhydrate mit ihren natürlichen Faserstoffen sättigen Sie aufgrund ihres Volumeneffektes besser (sprich Sie sind

schneller satt). Wenn Sie Pasta lieben, probieren Sie mal Vollkorn-Spaghetti – mir schmecken die gut ...

> Trinken Sie reichlich, es sei denn Sie leiden an einer schweren Herzschwäche. Bevorzugen Sie nach Möglichkeit Mineralwasser und ungesüßte Getränke. Versuchen Sie, so gut es geht, auf Softdrinks, auch die mit Süßstoff (»light«, »zero« und Ähnliche), zu verzichten.
Neigen Sie (so wie ich) dazu, zu schnell zu essen, und hat Ihr Hungergefühl daher keine Chance, Sie rechtzeitig zu stoppen (es kann bis zu 20 Minuten dauern, bis in Ihrem Gehirn die Nachricht »Ich bin satt« auch wirklich angekommen ist …), dann probieren Sie doch einmal Folgendes: Trinken Sie 30 Minuten vor dem Essen ein großes Glas Wasser, am besten einen halben Liter Leitungswasser. Dann ist Ihr Magen schon einmal vorgedehnt und »teilgesättigt«. (Die wissenschaftliche Untersuchung hierzu finden Sie auf Seite 157.)

> Vonseiten des Herzens spricht nichts gegen und sogar einiges für geringe Mengen Alkohol zu einem schönen Essen, zum Beispiel ein Viertelliter Wein oder ein halber Liter Bier pro Tag (für Frauen wird gemeinerweise nur die Hälfte der angegebenen Menge empfohlen …). Heute wissen wir, dass in bestimmten alkoholischen Getränken, allen voran Wein, verschiedenste Schutzstoffe enthalten sind, denen man eine positive Wirkung auf die Blutgefäße zuschreibt. Dieses Phänomen wurde bereits vor langer Zeit als »french paradox« (französisches Paradox) bekannt, die zunächst unerklärliche Tatsache, dass die Franzosen trotz hohen Wein- und Fettkonsums geringe Herzinfarktraten aufwiesen. Für dieses Phänomen ist allerdings neben diesen Schutzstoffen wahrscheinlich auch der Alkohol selber mitverantwortlich. Alkohol kann (möglicherweise über seine gefäßerweiternde Wirkung) positive Auswirkungen auf unsere Herz-Kreislauf-Gesundheit haben. Wie immer im Leben ist hier alles eine Frage der Dosis, in größeren Mengen überwiegen rasch die bekannten gesundheitsschädlichen Wirkungen des Alkohols. Und so bleibt hier die lohnende Herausforderung, die richtige Dosis beizubehalten, zumal wir ja alle wissen, dass Alkohol auch schnell unsere Disziplin untergräbt …

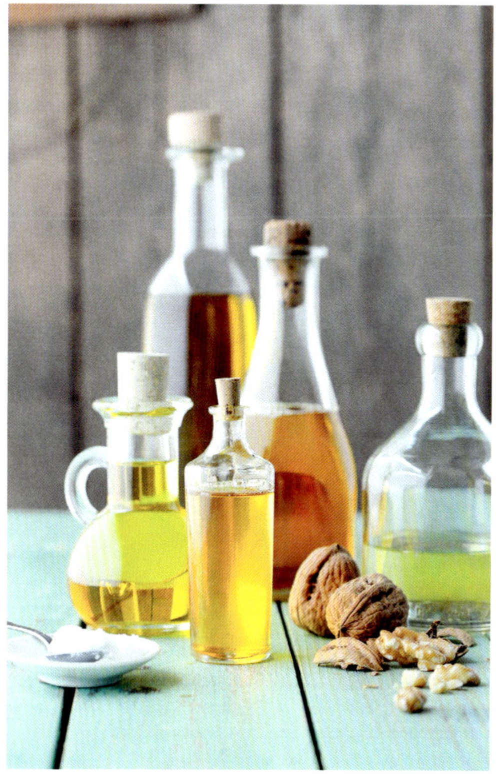

Bevorzugen Sie pflanzliche Öle bei der Zubereitung Ihrer Mahlzeiten. Aber verwenden Sie sie sparsam!

> Machen Sie keine Diäten! Essen Sie nicht weniger, zählen Sie keine Kalorien, sondern

essen Sie sich satt, und essen Sie das Richtige! Eine langfristige und erfolgreiche Gewichtskontrolle gelingt mit einer konsequenten Umstellung der Ernährung – und zwar auf Dauer, nicht nur über einen begrenzten Zeitraum. Diäten bewirken erfahrungsgemäß über den Jo-Jo-Effekt (wer kann kein Liedchen davon singen ... siehe Seite 106) mittel- bis langfristig meist eher eine Gewichtszunahme.

> Wertschätzen Sie gutes Essen! Machen Sie es sich doch wie ich zur Gewohnheit, vor dem Essen einen Moment innezuhalten und Dankbarkeit für Ihre Mahlzeit zu spüren, schließlich ist dies für Millionen Menschen keine Selbstverständlichkeit. Mit diesem Ritual entwickeln Sie auch insgesamt eine dankbarere Grundeinstellung. Das wirkt positiv auf Ihre Gesundheit und ist der direkteste Weg zu mehr Glück und Zufriedenheit (sagt auch die Glücksforschung!).

TIPP

DIE RICHTIGE ERNÄHRUNG ZÄHLT

Ernährung ist der Schlüssel zu einem gesunden und genussvollen Lebensstil. Seien Sie offen für Neues, probieren Sie die vielen leckeren und gesunden Alternativen aus! Machen Sie eine gute Ernährungsberatung, nehmen Sie an Kochkursen teil, und kochen Sie mehr selbst! Lassen Sie sich wieder mehr Zeit und wertschätzen und genießen Sie gutes Essen!

Lassen Sie sich also inspirieren, und stellen Sie Ihre Ernährungsgewohnheiten zugunsten einer herzgesunden Ernährung wie der Mittelmeerküche um! Sie werden sehen: Genuss geht auch ganz ohne Reue!

LOW CARB, LOW FAT, LOW EVERYTHING – AUF DER SUCHE NACH DER BESTEN ERNÄHRUNGSFORM

Es mutet schon fast wie ein Glaubenskrieg an, so vehement verteidigen die Verfechter einer kohlenhydratarmen Diät ihre Ernährungs-Ideologie gegen die Befürworter einer fettarmen Ernährung, und umgekehrt. Und auch die Wissenschaft kann hier bislang scheinbar keinen eindeutigen Sieger küren, auch wenn es immer wieder mal leichte Trends zur einen und dann wieder zur anderen Ernährungsform zu geben scheint. Meiner Meinung nach ist diese ganze Diskussion wenig hilfreich. Die Lösung ist sehr viel einfacher und naheliegender, als viele es vielleicht wahrhaben wollen. Wir müssen uns einfach wieder das Urzeitmensch-Dilemma (siehe Seite 59 ff.) vor Augen führen. Haben sich unsere Vorfahren Gedanken darüber gemacht, ob sie lieber mehr Kohlenhydrate oder lieber mehr Fett verzehren sollten? Wohl kaum. Diesen Luxus hatten sie gar nicht, sie waren froh, wenn es überhaupt etwas zu futtern gab. Gegessen wurde, was die Natur anzubieten hatte, also sowohl Kohlenhydrate als auch Fette (und natürlich Eiweiße). Aber – und jetzt kommt's: Sie haben zum größten Teil »gute« Kohlenhydrate und »gute« Fette zu sich genommen. Und das macht den entscheidenden Unterschied auch für uns heute aus.

KOHLENHYDRATE

Was heißt hier gut? Gute Kohlenhydrate sind, aus gesundheitlicher Sicht, solche, die möglichst naturbelassen, also wenig verarbeitet und raffiniert worden sind. Sie besitzen noch einen Teil ihrer Schutzhüllen aus Faserstoffen. Diese Faser- oder Ballaststoffe haben sehr viele extrem günstige Eigenschaften, denn sie enthalten Mineralstoffe und Vitamine. Ich ärgere mich immer wieder, weshalb sie extra aufwendig in industriellen Verfahren beseitigt werden. Etwa beim Mehl, wo die Schalenbestandteile der Körner zur Herstellung des hellen Auszugsmehls (Type 405) entfernt werden. Zum einen binden diese Faserstoffe Wasser, sie sind daher volumenreich und sorgen somit schon in unserem Magen für ein schnelleres Sättigungsgefühl. Man könnte also sagen, dass Kohlenhydrate mit einer natürlichen »Sättigungskomponente« daherkommen, die wir künstlich im industriellen Herstellungsverfahren entfernen! Die Folge: Wir können große Mengen »leerer« Kohlenhydrate, wie raffinierten Zucker, und damit unglaubliche Mengen an Kalorien essen, ohne uns wirklich satt zu fühlen.

Zum anderen sorgen die Faserstoffe dafür, dass Kohlenhydrate nicht zu schnell verdaut und aus dem Magen-Darm-Trakt in den Körper aufgenommen werden können. Ein Maß dafür, wie schnell ein Kohlenhydrat im Darm verdaut wird und schließlich in der Blutbahn als Zucker erscheint, ist der »glykämische Index«. Gute, also faserstoffreiche Kohlenhydrate haben einen niedrigen, »schlechte«, weil raffinierte Kohlenhydrate einen hohen glykämischen Index. Warum ist das wichtig? Schlechte Kohlenhydrate werden in kürzester Zeit vom Darm aufgenommen und tauchen rasch im Blut auf, was zu einem sehr schnellen Blutzuckeranstieg führt. Dies wiederum veranlasst unsere Bauchspeicheldrüse, sprunghaft größere Mengen Insulin auszuschütten – mit verschiedenen ungünstigen Konsequenzen: Oftmals fällt die »Insulinantwort« auf die große Zuckermenge, wie sie durch unnatürliche, raffinierte Zucker hervorgerufen wird, »überschießend« aus. Es wird also zu viel Insulin ausgeschüttet. Das führt dann dazu, dass Sie sich kurze Zeit später energielos und schlapp fühlen. Was ist passiert? Die überschießende Insulinantwort hat Sie in eine leichte Unterzuckerung getrieben, die sich nicht gut anfühlt. Man bekommt auf einmal diesen Heißhunger auf Süßes. Kennen Sie bestimmt auch, den Süßhunger. Zum Glück gibt es ein Gegenmittel: den nächsten Schokoriegel! Auf diese Weise geraten Sie in einen Teufelskreis, der Sie (nicht ganz ungewollt von der Zucker- und Nahrungsmittel-Lobby) ständig nach »schlechten«, also raffinierten Zuckern in Form von Schokolade und anderen Süßigkeiten gieren lässt. Auf lange Sicht kann dies zu einer unserer großen »Volksseuchen«, der Zuckerkrankheit (Diabetes), führen. Durch die aufgrund der hohen Zuckermengen immer wieder ausgeschütteten hohen Insulinmengen werden unsere Körperzellen immer unempfindlicher gegenüber Insulin, und es entwickelt sich irgendwann eine Insulinresistenz. Dann wird der Zucker nicht mehr ausreichend aus dem Blut abtransportiert, und wir werden zum Diabetiker …

Und als ob das nicht alles schon genug wäre, beeinflusst das Zuviel an Insulin auch noch unsere Arterien negativ und fördert die Arteriosklerose mit ihren ungünstigen Folgen.

FETTE

Was macht nun Fette gut oder schlecht? Allgemein gesprochen (Ausnahmen bestätigen wie immer die Regel), sind aus gesundheitlicher Sicht ein- oder mehrfach ungesättigte pflanzliche Fette, wie sie in pflanzlicher Kost zu finden sind, zu bevorzugen. Gesättigte Fette, wie sie vor allem in tierischen Produkten, wie Fleisch, Vollmilchprodukten, Eigelb, aber auch (Ausnahme zur Regel) in wenigen pflanzlichen Produkten, wie Kokosnuss- und Palmöl, zu finden sind, sollten Sie lieber meiden. Warum? Tierische, gesättigte Fette (und vor allem auch Transfette, siehe rechts) beeinflussen unsere Blutfettwerte ungünstig, lassen das LDL-Cholesterin (siehe Seite 109) ansteigen und begünstigen somit die Arteriosklerose. Daneben fördern sie auch ganz allgemein Entzündungsreaktionen in unserem Körper, was ebenfalls die Arteriosklerose beschleunigt.

Eine spezielle Form von ungesättigten Fettsäuren (die ja sonst eigentlich gesund sein sollen) sind die Transfette. Sie entstehen auf natürliche Weise beispielsweise im Verdauungstrakt von Kühen und sind daher auch in Milchprodukten enthalten. Daneben entstehen sie beim Braten und Frittieren oder in der industriellen Produktion bei der Härtung pflanzlicher Öle, um zum Beispiel streichfähige Margarine herzustellen. Da sie billig und lange haltbar sind, gelten sie als perfekte Industrieprodukte. Leider wirkt sich eine erhöhte Aufnahme dieser Transfette aber sehr ungünstig auf unsere Blutgefäße aus. Und es gibt Hinweise auf viele weitere gesundheitsschädigende Effekte, wie etwa Depressionen.

In Deutschland hat der Verbraucher es aktuell noch sehr schwer, den möglichen Gehalt dieser schädlichen Transfette in Nahrungsmitteln nachzuvollziehen. Denn hierzulande müssen Transfette nur in Lebensmitteln deklariert werden, die der Diätverordnung unterliegen (zum Beispiel Säuglingsnahrung). Achten Sie daher darauf, ob auf der Verpackung bei den Inhaltsstoffen »gehärtete« oder »zum Teil gehärtete« Fette auftauchen. Dann wissen Sie, dass Transfette enthalten sind (allerdings leider nicht, in welcher Menge).

Letztlich ist es paradox: Obwohl bekannt ist, dass (ein- oder mehrfach) ungesättigte Fettsäuren gesünder als gesättigte Fettsäuren sind, werden Fette industriell gehärtet. Warum? Aus dem einfachen Grund, weil sich durch diesen Prozess die Haltbarkeit verlängern lässt. Etwas plakativ formuliert und zugespitzt: Die Lebensdauer dieser industriell

TIPP
GOOD CARBS

Essen Sie nicht unbedingt Low Carb, sondern Good Carbs, also gute faserstoffreiche Kohlenhydrate, wie sie in Früchten, Gemüse, Vollkornprodukten, Nüssen, Hülsenfrüchten und beispielsweise ungeschältem Reis vorkommen. Dafür sollten Sie auf Bad Carbs verzichten, also auf schlechte, weil verarbeitete, faserstoffarme oder -freie, hochkonzentrierte Kohlenhydrate, wie einfache Zucker (Softdrinks!), geschälten, weißen Reis, Weißbrot, Pasta und andere.

verarbeiteten Lebensmittel im Regal Ihres Supermarktes wird verlängert auf Kosten Ihrer eigenen Lebenserwartung.

PROTEINE

Und wie steht es nun zu guter Letzt mit dem Dritten im Bunde, den Proteinen (Eiweißen)? Prinzipiell erscheint eine Aufnahme ausreichend großer Mengen von Proteinen insofern günstig, da diese für den Aufbau einer gesunden Muskulatur und anderer Körperbestandteile gebraucht werden, aber genau wie Kohlenhydrate nur halb so viele Kalorien haben wie Fett. Außerdem können sie mit einem guten Sättigungseffekt punkten. Stellt sich freilich die Frage, woher die Eiweiße vornehmlich stammen sollten, aus tierischen oder pflanzlichen Quellen? (Ruhig Blut, liebe Fleischesser, hören wir uns den derzeitigen Forschungsstand erst mal in Ruhe an …)
Den ersten Schock für Fleischliebhaber gab es Ende 2015, als der Verzehr von rotem Fleisch als »wahrscheinlich karzinogen« (also krebserregend) und der Verzehr verarbeiteter Fleischwaren wie Wurst, Würstchen oder Schinken von keiner geringeren Institution als der Weltgesundheitsorganisation (WHO) sogar als krebserregend eingestuft wurde. Grundlage für diese Entscheidung war die gründliche Analyse von mehr als 800 Studien, die den Zusammenhang zwischen dem Konsum von rotem und verarbeitetem Fleisch und Krebserkrankungen beleuchtet haben.
Eine weitere Studie, die im Oktober 2016 veröffentlicht wurde und die die Daten von mehr als 130 000 Studienteilnehmern über einen Zeitraum von über 30 Jahren ausgewertet hat, sieht ebenfalls den Genuss von

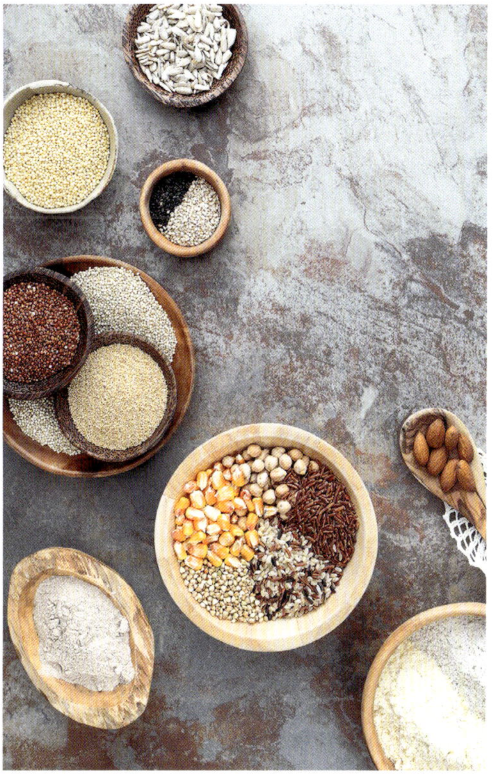

Mais, Reis, Hülsenfrüchte und Mandeln sind wichtige pflanzliche Eiweißquellen.

pflanzlichen Eiweißquellen im Vorteil. Eine hohe Aufnahme tierischer Proteine hatte eine erhöhte Herz-Kreislauf-Sterblichkeit zur Folge. Bei der Gruppe derjenigen, die viele pflanzliche Eiweiße zu sich nahmen, konnten eine verminderte allgemeine Sterblichkeit und eine verminderte Herz-Kreislauf-Sterblichkeit festgestellt werden.
Neben den bekannten ökologischen Gründen (übermäßiger Fleischkonsum ist einer der Hauptverursacher der Klimakatastrophe) sowie ethischen Gründen (grenzenloses Tierleid in der industriellen Tierproduktion) ist dies meiner Meinung nach ein weiterer Grund, kein oder zumindest weniger Fleisch zu essen. Aber es gilt nicht im-

mer »Alles oder nichts«. Wenn Sie gerne Fleisch essen, versuchen Sie doch, Ihren Fleischkonsum zu reduzieren. Seien Sie offen für Experimente mit fleischlosen Gerichten, essen Sie mehr Fisch. Und wenn es doch mal Fleisch sein muss, dann investieren Sie in artgerecht erzeugtes Bio-Fleisch.
Weitere Informationen:
http://dr-heart.de/herzgesund-ernahren/

DAS PRINZIP DER »FLEXIBLEN KONTROLLE«

Um mit einer Ernährungsumstellung wirklich dauerhaft erfolgreich zu sein, ist wie bei jeder angestrebten Verhaltensänderung das Prinzip der flexiblen Kontrolle extrem wichtig. Ein sehr häufiger Fehler sind anfänglich viel zu hochgesteckte Ziele und »Überehrgeiz«, sprich Sie sind von Ihrem neuen Ziel so überzeugt, dass Sie es am liebsten gleich 110-prozentig umsetzen wollen. Nehmen wir an, Ihr guter Vorsatz lautet: »Von jetzt an werde ich nie mehr Bienenstich essen.« Wenn Sie ein ausgemachter Bienenstichliebhaber sind, ist die Wahrscheinlichkeit, dass er spätestens nach 14 Tagen bei Ernas Hochzeit gebrochen wird, extrem hoch. Viele sind dann so von sich und ihrem Versagen enttäuscht, dass sie das gesamte Projekt ihrer Ernährungsumstellung über Bord werfen, nach dem Motto: »Ich hab's gleich gewusst, ich bin zu schwach …«

SCHWACHE MOMENTE SIND MENSCHLICH

Wir alle haben unsere schwachen Momente, das ist menschlich. Und hier kommt das Prinzip der flexiblen Kontrolle ins Spiel: Planen Sie Ihre schwachen Momente fest mit ein, und seien Sie nicht zu streng mit sich selbst! Die meisten Vorhaben und guten Vorsätze scheitern an völlig unrealistischen Zielvorstellungen. Besser ist es, kleinere Rückschläge auf Ihrem fest beschlossenen Weg zu Ihrem neuen Verhalten einzurechnen. Sprich, wenn Sie Ihren Gelüsten mal nachgegeben und sich haben gehen lassen, dann verurteilen Sie sich nicht zu sehr dafür. Stattdessen finden Sie Wege, kleinere Fehltritte wieder auszugleichen: Ernähren Sie sich in den folgenden Tagen besonders bewusst, und gehen Sie vielleicht eine Extrarunde joggen! Ich garantiere Ihnen: Mit dieser Taktik haben Sie auf lange Sicht viel bessere Aussicht auf dauerhaften Erfolg!

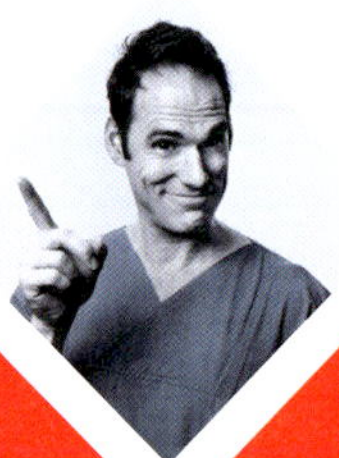

TAKE HOME MESSAGE

Wir fassen zusammen: Nicht Low Fat oder Low Carb ist die Lösung, sondern Good Carbs und Good Fats sind entscheidend. Mit einer pflanzenbetonten, fischreichen, abwechslungsreichen, frischen und möglichst unverarbeiteten, natürlichen Kost sind Sie auf der richtigen Seite und können die überhitzte Ernährungsdebatte ganz ruhig an sich vorbeiziehen lassen …

DIE TOP-10-LEBENSMITTEL FÜR EINE HERZGESUNDE ERNÄHRUNG

Diese Lebensmittel tun unserem Körper und insbesondere unserem Herz-Kreislauf-System auf verschiedenste Weise gut. Sie sollten auf Ihrem Speiseplan nicht fehlen!

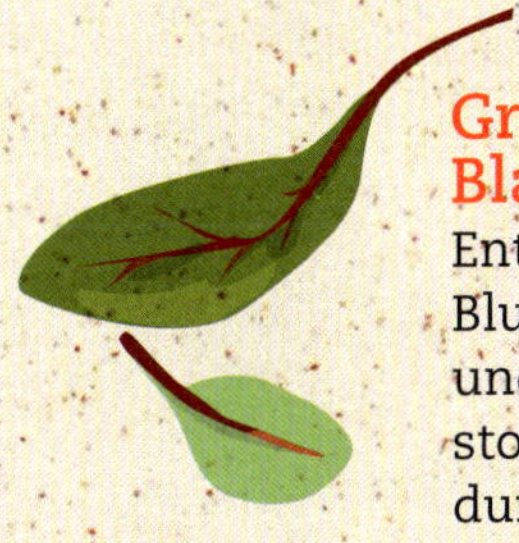

Grünes Blattgemüse

Enthält Nitrat, das den Blutdruck senken kann, und sekundäre Pflanzenstoffe, die u.a. entzündungshemmend wirken.

Beeren

Gefäßschützend, entzündungshemmend. Mehrmals pro Woche genießen, auch Beeren aus der Gefriertruhe zeigen ihre positiven Wirkungen!

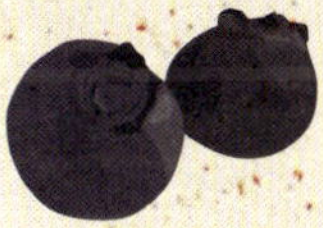

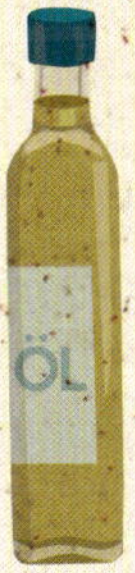

Olivenöl

Für die kalte Küche. Öl mit der Bezeichnung »nativ extra« wählen, da es gefäßschützende Bestandteile enthält.

Fisch

Hoher Gehalt an Omega-3-Fettsäuren. Unbedingt auf von Schwermetallen unbelasteten Fisch aus nachhaltigen Quellen achten.

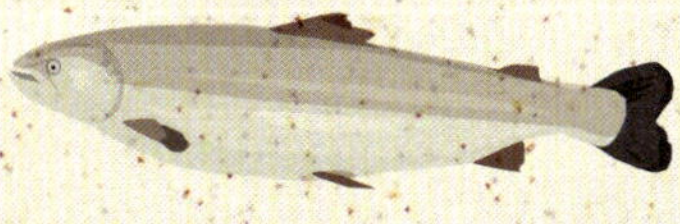

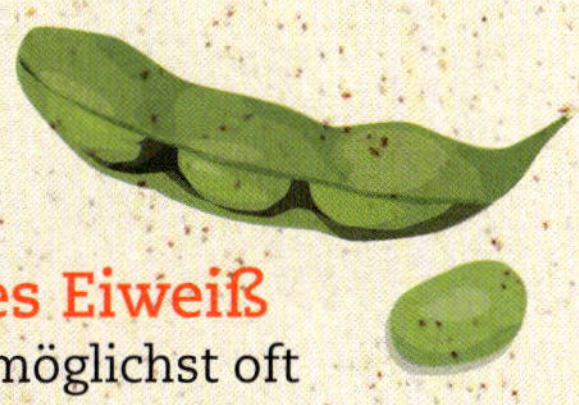

Pflanzliches Eiweiß

Ersetzen Sie möglichst oft tierisches Eiweiß durch pflanzliches – etwa als Sojaprodukte oder Linsenbratling.

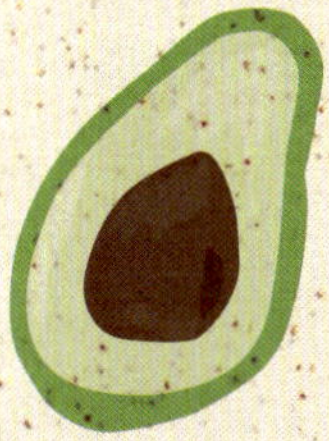

Avocado

Hoher Fettgehalt, aber reich an guten, ungesättigten Fettsäuren und Vitalstoffen – insofern zu empfehlen!

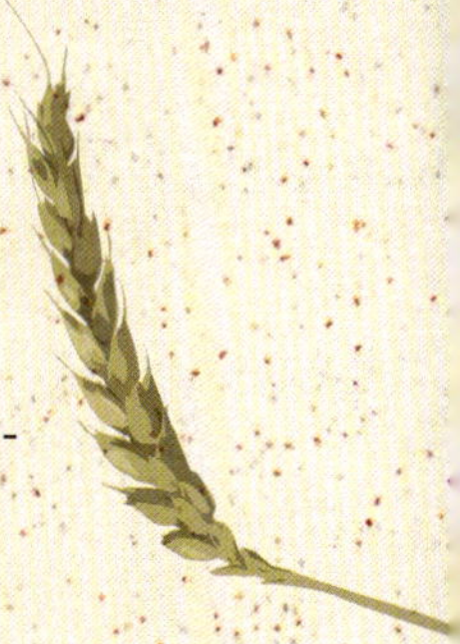

Vollkorngetreide

Hafer und Gerste enthalten wertvolle Ballaststoffe (Beta-Glucane) und senken über verschiedene Mechanismen den Cholesterinspiegel.

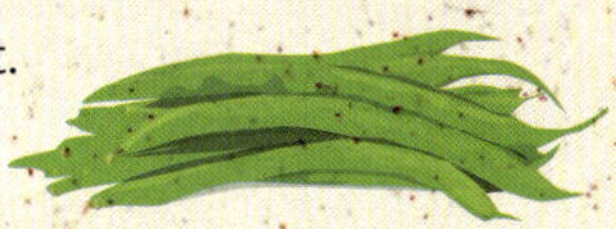

Hülsenfrüchte

Ballaststoffreich. Fester Bestandteil der Mittelmeerdiät.

Nüsse und Leinsamen

Mit Ballaststoffen, ungesättigten Fettsäuren, Omega-3-Fettsäuren. Wegen des hohen Energiegehalts nicht mehr als eine kleine Hand voll Nüsse pro Tag.

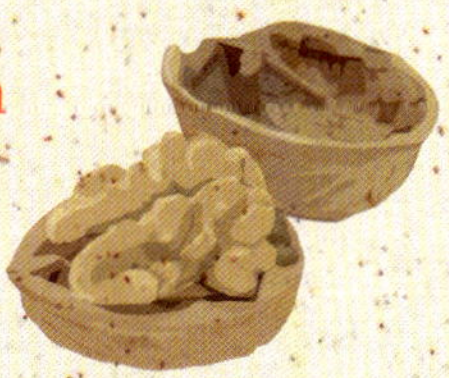

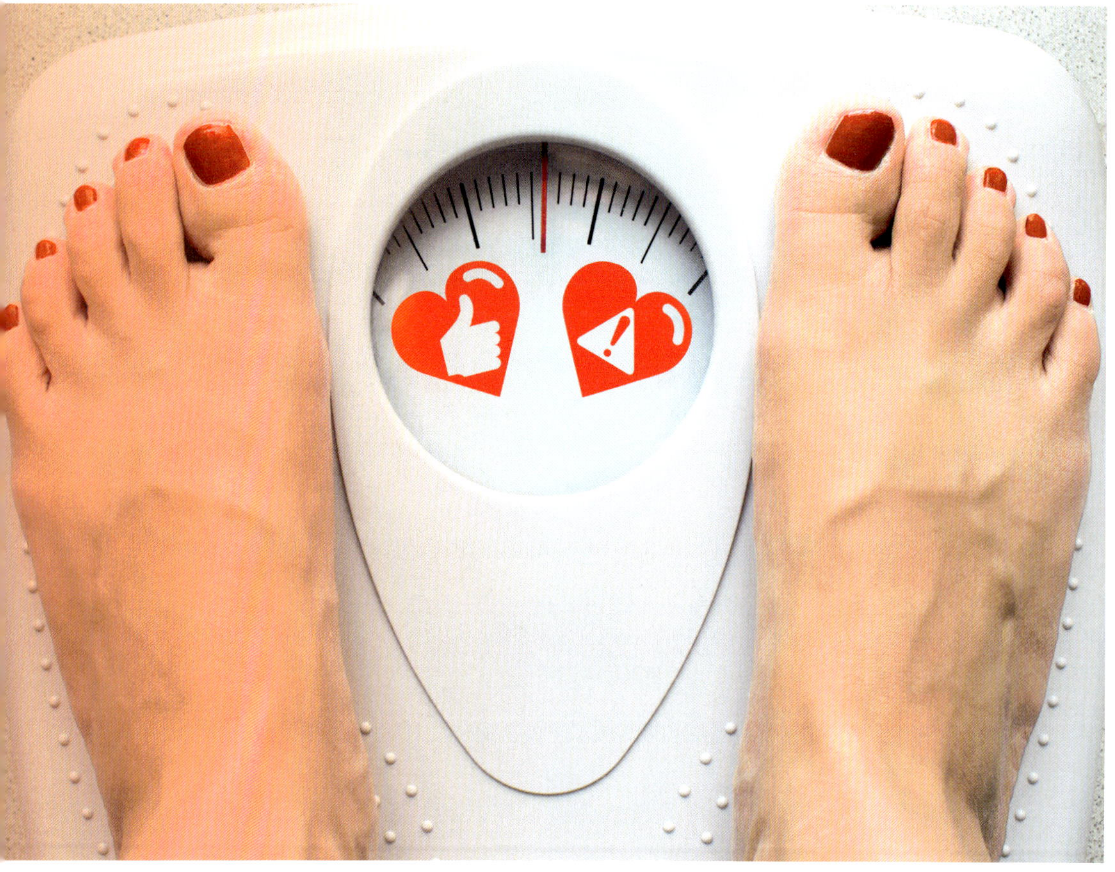

EIN GUTES GEFÜHL – MEIN KÖRPERGEWICHT IM GRIFF

Unsere heutige, moderne Welt wird von einer ungeheuren Fettsucht-Lawine überrollt. Auch wenn natürlich der Hunger in der Welt immer noch eines der größten Probleme unserer Zeit ist, welches konsequent bekämpft werden muss, gehen weltweit gesehen bereits mehr Lebensjahre durch die Fettsucht (Adipositas) als durch Unterernährung verloren. Somit muss man also die Adipositas als eine der derzeit wohl gefährlichsten Erkrankungen auf der Welt bezeichnen. Dabei ist die Verteilung dieses gigantischen Problems regional sehr unterschiedlich.

WOHLSTANDSKRANKHEIT ÜBERGEWICHT

Während die US-Amerikaner nur sechs Prozent der Weltbevölkerung stellen, häufen sie ein Drittel des weltweiten Übergewichts an. Die Asiaten stellen dagegen weit mehr als die Hälfte der Weltbevölkerung, tragen aber nur 13 Prozent zum weltweiten Übergewicht bei. Allerdings – und das scheint eine der Kehrseiten der Globalisierung zu sein – breitet sich der westliche Lebensstil mit Fast Food und Convenience sowie zu wenig Bewegung leider auch in Asien immer weiter aus, und somit nehmen leider auch dort Übergewicht und Adipositas rasant zu. In Deutschland haben etwa zwei Drittel der Männer und mehr als die Hälfte der Frauen Übergewicht, wobei ein Viertel der Männer und Frauen sogar stark übergewichtig (adipös) ist, also unter Fettsucht (Adipositas) leidet. Das Problem nimmt mit steigendem Lebensalter deutlich zu, aber jeder, der schon mal das Ikea-Kinderparadies gesehen hat, weiß, dass leider auch immer mehr Kinder betroffen sind ...

WAS SIND DIE URSACHEN?

Woher kommt diese Fehlentwicklung? Ganz einfach: Wir haben das Problem bereits als »Urzeitmensch-Dilemma« kennengelernt. Wir nehmen viel zu viele Kalorien zu uns und verbrauchen zu wenige.

Je nach Körpergröße und Aktivität benötigen wir im Durchschnitt täglich etwa 2 000 bis 2 500 Kalorien. Leider nehmen wir aber jeden Tag im Schnitt über 500 Kalorien mehr zu uns, als wir verbrennen. Gleichzeitig sind wir von sportlichen Jägern und Sammlern zu Computermaus-Dompteuren geworden und bewegen uns kaum noch. 60 Prozent der Menschen hierzulande bewegen sich weniger als 30 Minuten täglich. Dadurch verbrennen wir im Schnitt pro Tag 400 Kalorien weniger als unsere fleißigen Vorfahren noch im Jahr 1950.

WERDEN SIE ZUM JÄGER UND SAMMLER!

Wenn wir uns also wieder in die »richtige Spur« bringen wollen, müssen wir ein Stück weit zurückkehren zu unserem früheren Lebensstil als Jäger und Sammler. Wir müssen für mehr Bewegung sorgen und weniger Kalorien zu uns nehmen. Dabei geht es überhaupt nicht darum, eine »Modelfigur« anzustreben oder irgendwelche fragwürdigen Schönheitsideale zu bedienen. Schon gar nicht werde ich Ihnen hier irgendwelche dubiosen Diäten ans Herz legen, die Ihnen aufgrund des berühmten Jo-Jo-Effektes (siehe Seite 106) meist mehr schaden als nutzen. Es geht uns hier um vielleicht eher kleine, aber dafür dauerhafte Erfolge. Wenn Sie es mithilfe einer klügeren Ernährung und körperlicher Aktivität schaffen, auch nur einige wenige Kilogramm Körpergewicht dauerhaft loszuwerden, kann das – auch wenn es vielleicht äußerlich kaum sichtbar ist – für Ihre Gesundheit und Ihren Stoffwechsel bereits einen großen Unterschied bedeuten und Sie möglicherweise davor bewahren, später an Diabetes zu erkranken.

»Essen ist eine höchst ungerechte Sache: Jeder Bissen bleibt höchstens zwei Minuten im Mund, zwei Stunden im Magen, aber drei Monate an den Hüften.«

Christian Dior

RAUF, RUNTER, RAUF … DER JO-JO-EFFEKT

Schöne, schlanke Models lächeln uns aus Hochglanzmagazinen an und verheißen die tollsten Effekte mit der gerade angesagtesten Super-Power-Diät, ganz neu und im Zweifel aus Amerika …

Um es den Models gleichzutun, hungern wir uns also mit viel Mühe (und häufig schlechter Laune) ein paar Pfund von unseren Komfortzonen – um dann nur wenige Wochen bis Monate später frustriert feststellen zu müssen, dass die Person im Spiegel irgendwie doch recht wenig Ähnlichkeit mit dem Model auf der Titelseite des Hochglanzmagazins hat … Noch dazu wiegen wir jetzt sogar noch mehr als vor unserer Super-Power-Diät. Die meisten von Ihnen werden ihn kennen: Das ist der Jo-Jo-Effekt.

GEFAHR FÜRS HERZ

Ende 2016 zeigte eine Studie, dass der Jo-Jo-Effekt für unser Herz sogar richtig gefährlich werden kann. Man nimmt an, dass das Rauf und Runter der Fettspeicherung letztlich vielleicht auch die Fettdepots in unseren Gefäßplaques beeinflusst und somit die Ablagerungen instabil werden lassen könnte. Die mögliche Folge: ein Aufreißen der Plaque mit nachfolgendem Herzinfarkt oder Schlaganfall (siehe Seite 22 f.).

RESERVEN FÜR SCHLECHTE ZEITEN

Woran liegt's? Auch hier greift wieder das Urzeitmensch-Dilemma (siehe Seite 59 ff.): Unser wunderbarer Körper wurde in Jahrtausenden rauer menschlicher Evolution darauf trainiert, die mühsam durch Sammeln und Jagen erworbenen Kalorien bestmöglich zu verwerten und außerdem Reserven für schlechte Zeiten anzulegen. Für unseren Körper erscheint eine solche Diät wie eine schlechte Zeit, quasi eine kleine Hungersnot. (Unser Körper kann ja nicht ahnen, dass wir nur dem Sixpack-Bauch gephotoshoppter Hollywood-Schönheiten nacheifern.) Daher stellt unser Körper während der Diät auf ein Stoffwechselsparprogramm um, sprich er stellt sich darauf ein, dass die Nahrung knapp ist. Nach der Diät verbleibt der Körper dann aber in diesem Modus, denn es könnte ja sein, dass bald die nächste Hungersnot kommt. Dementsprechend wird der nun wieder vorhandene Nahrungsüberschuss genutzt, um unsere Fettspeicher für kommende »schlechte Zeiten« besonders gut zu bestücken.

»Hauruck-Diäten« können übrigens auch zu ungünstigen Veränderungen in unserem Hormonhaushalt führen, was letztlich einen gesteigerten Appetit zur Folge hat. Das begünstigt ebenfalls eine Gewichtszunahme.

Was ist die Lösung für dieses Dilemma? Ganz einfach: Lassen Sie die Hochglanzmagazine im Regal stehen, und verzichten Sie auf irgendwelche Wunderdiäten! Verbessern Sie dafür dauerhaft Ihre Ernährung, und stabilisieren Sie durch mehr Bewegung und Sport Ihr Gewicht. Anregungen und Tipps für Ihren persönlichen »Fahrplan« finden Sie ab Seite 131.

BIN ICH ZU DICK?

Wenn wir optische und ästhetische Aspekte mal komplett außen vor lassen (denn Schönheit entsteht ja bekanntlich im Auge des Betrachters, und da sind die Geschmäcker und Präferenzen zum Glück ja sehr unterschiedlich), so ist von gesundheitlicher Seite betrachtet nicht nur das Körpergewicht absolut gesehen alleine entscheidend, sondern insbesondere auch die Art der Fettverteilung, sprich: Wo an unserem Körper haben sich die Fettpölsterchen niedergelassen?

FETTVERTEILUNGSTYPEN

Hier wird zwischen dem Apfel- und dem Birnentyp unterschieden, wobei der Apfeltyp mit vornehmlicher Bauchfetteinlagerung (also dem klassischen, schönen Ranzen oder Bierbauch) ein größeres Risiko für unser Herz-Kreislauf-System darstellt als der Birnentyp mit vornehmlicher Fetteinlagerung im Bereich von Gesäß und Oberschenkeln (im Volksmund als Reiterhosen bekannt). Deshalb wird beim Arzt auch nicht das Gesäß vermessen, sondern es wird der Taillenumfang benutzt, um Aussagen über ein eventuell erhöhtes Herz-Kreislauf-Risiko treffen zu können. Bei Frauen besteht ab einem Bauchumfang von 80 Zentimetern, bei Männern ab 94 Zentimetern ein erhöhtes Risiko für Herz-Kreislauf-Erkrankungen wie Herzinfarkt und Schlaganfall, aber auch für Diabetes. Ab einem Bauchumfang von 88 Zentimetern für Frauen und 102 Zentimetern für Männer ist das Risiko besonders stark erhöht.

Das Bauchfett, also das Fettgewebe, das sich in unserem Bauchraum um unsere Organe herum ansammelt, verursacht vereinfacht gesagt einen vermehrten »Fettfluss«, das heißt die im Bauchfett gespeicherten Fette werden besonders leicht in unsere Blutbahn mobilisiert und wirken sich daher besonders ungünstig auf unsere Blutfettwerte aus. Darüber hinaus ist das Fettgewebe im Bauchraum auch besonders stark hormonell aktiv, wirkt also wie eine Hormondrüse und beeinflusst unseren Stoffwechsel über verschiedene Hormone, die nach und nach immer genauer erforscht werden, negativ. Unter anderem ist das tiefe Bauchfett Produktionsort für Entzündungsstoffe, die die Entwicklung der Arteriosklerose begünstigen.

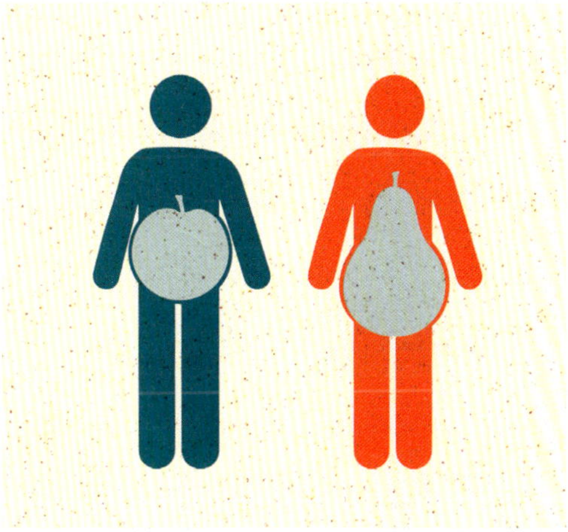

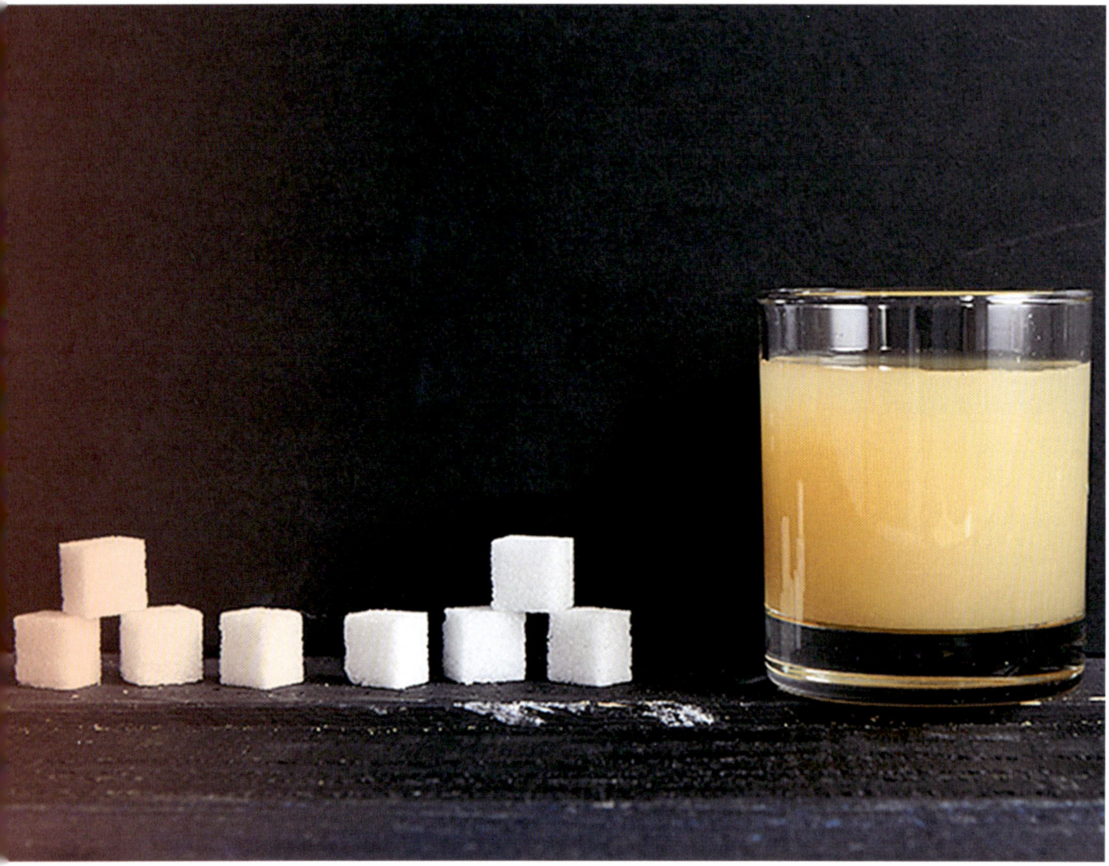

CHOLESTERIN, ZUCKER-KRANKHEIT UND DAS HERZ

Ich dachte, ich hätte es mit dem Herzen, wieso lese ich jetzt über Cholesterin und die Zuckerkrankheit?« So werden Sie sich jetzt vielleicht fragen. Warum das so ist? Weil die Dinge im Leben oftmals recht kompliziert sind und häufig in zunächst ungeahnter Weise miteinander in Verbindung stehen. Und so wie Wissenschaftler einen Zusammenhang zwischen erhöhten Cholesterinwerten und der Entstehung von Arteriosklerose (Arterienverkalkung) aufgedeckt haben, so wurde ebenfalls nachgewiesen, dass die Zuckerkrankheit (Diabetes mellitus) über verschiedene Mechanismen ein ganz massiver Beschleuniger für die Arteriosklerose ist.

CHOLESTERIN – EIN PAAR GRUNDLAGEN

Cholesterin ist eine körpereigene Substanz, ohne die wir nicht leben könnten. Unser Körper braucht Cholesterin zum Aufbau sämtlicher Zellmembranen, für die Produktion unserer Gallenflüssigkeit und auch für die Herstellung vieler Hormone, zum Beispiel der Sexualhormone. Ohne Cholesterin hätten wir also nicht nur kein Sexualleben, sondern wir hätten überhaupt kein Leben! Aber, und das ist der ganz wesentliche Punkt: Entscheidend ist die Art und die Menge der Cholesterine, die in unserem Blut herumschwimmen.

Damit Cholesterin, das ja eine fettige Substanz ist, überhaupt in unserem Blut, also einer wässrigen Umgebung, transportiert werden kann, muss es an Transporteiweiße gebunden werden. Diese Verbindungen aus Cholesterin und Transporteiweiß bezeichnet man als Lipoproteine. Je nach Zusammensetzung und der daraus resultierenden Dichte unterscheidet man verschiedene Lipoproteinformen, einige haben Sie vielleicht schon mal auf dem Laborbericht Ihrer Blutwerte gesehen. Die wichtigsten für Sie sind das HDL (High-Density-Lipoprotein) und das LDL (Low-Density-Lipoprotein), oft einfach auch als gutes und schlechtes Cholesterin bezeichnet.

WAS MACHT CHOLESTERIN NUN GUT ODER SCHLECHT?

Das LDL-Cholesterin lagert sich in die Arterienwände ein und gilt somit als wesentlicher Verursacher der Arteriosklerose, daher auch etwas vereinfacht als »schlechtes« Cholesterin bezeichnet. Tatsächlich kann ohne LDL-Cholesterin keine arteriosklerotische Plaque entstehen. LDL hat aufgrund seines hohen Gehaltes an Cholesterin im Verhältnis zum Transporteiweiß eine geringe Dichte (englisch *low density*). Umgekehrt ist es beim natürlichen Gegenspieler, quasi dem Robin Hood unter den Blutfetten. Das High-Density-Lipoprotein hat eine hohe Dichte (englisch *high density*), weil es wenig Cholesterin an Bord hat. Es besitzt die Fähigkeit, Cholesterin aus dem Blut und zum Teil sogar aus schon bestehenden Plaques zu binden und zurück zur Leber zu transpor-

CHOLESTERINPRODUKTION

Cholesterin wird zum allergrößten Teil, nämlich zu mehr als zwei Dritteln, in unserem Körper, nämlich in der Leber hergestellt und zu weniger als einem Drittel mit der Nahrung aufgenommen. Aus diesem Grund sind unsere Cholesterinwerte leider nur bis zu einem gewissen Grad durch unsere Ernährung zu beeinflussen.

Inwieweit der Cholesterinspiegel durch die Ernährung gesenkt werden kann, hängt aber natürlich ganz entscheidend davon ab, wie cholesterinreich die Ernährung vor einer Ernährungsumstellung war und wie konsequent eine Ernährungsumstellung durchgeführt wird. Studien von Dr. Dean Ornish – einem weltbekannten amerikanischen Kardiologen – konnten unter einer extrem cholesterin- und fettarmen Ernährung LDL-Reduktionen von im Mittel 40 Prozent dokumentieren, was durchaus in der Größenordnung des Effektes liegt, den man mit cholesterinsenkenden Medikamenten (Statinen) erreicht.

FAMILIÄRE HYPERCHOLESTERINÄMIE (FH)

Besonders drastisch wird der Zusammenhang zwischen erhöhten LDL-Cholesterinwerten und erhöhtem Herz-Kreislauf-Risiko bei einer der häufigsten, aber leider immer noch zu selten diagnostizierten Erbkrankheit deutlich, der Familiären Hypercholesterinämie.

Ursache dieser Erkrankung sind verschiedene Gendefekte, die die Bindung des LDL-Cholesterins an seinen Rezeptor (Schlüssel-Schloss-Prinzip) beeinträchtigen und dadurch die Entfernung des LDL-Cholesterins aus dem Blut behindern. Die Folge sind stark erhöhte LDL-Cholesterinwerte mit daraus resultierender beschleunigter Arteriosklerose. In schweren Fällen führt dies unbehandelt zu Herzinfarkten bereits im Kindesalter!

Glücklicherweise stehen auch für diese Menschen heute hochwirksame Behandlungsmethoden zur Verfügung, mit denen der Erkrankungsverlauf sehr günstig beeinflusst werden kann. Voraussetzung hierfür ist aber natürlich, die Erkrankung frühzeitig zu entdecken. Dies wäre etwa durch Screening-Untersuchungen mit Cholesterinbestimmung bereits im Kindesalter möglich und wird in anderen Ländern (Beispiel: Holland) bereits umgesetzt.

tieren. So kann es den Cholesteringehalt des Blutes senken und wird daher auch als »gutes« Cholesterin bezeichnet.
Studien haben nun allerdings den schützenden Effekt des HDL-Cholesterins etwas infrage gestellt. So scheint die beschriebene Schutzwirkung vornehmlich auf gesunde Menschen zuzutreffen, nicht jedoch unbedingt auf Patienten mit Diabetes oder Koronarer Herzkrankheit. Bei diesen Patienten scheint aus bislang noch nicht genau geklärter Ursache das HDL-Cholesterin seine schützende Wirkung zu verlieren.

THERAPIE TROTZ BESCHWERDEFREIHEIT?

Ich fühle mich auch mit meinen hohen Cholesterinwerten sehr wohl, warum sollte ich sie also senken?
Auch wenn sich Ihre hohen Cholesterinwerte nicht störend bemerkbar machen, ist eine Absenkung aus verschiedenen Gründen dringend angeraten.
> Seit langer Zeit ist bekannt, dass die Sterblichkeit an Herz-Kreislauf-Erkrankungen, wie Herzinfarkt oder Schlaganfall, direkt mit der durchschnittlichen Höhe des Cholesterinwertes in der Bevölkerung in Verbindung steht. Hierzu wurden seit den 50er-Jahren große Studien durchgeführt, die zeigen konnten, dass die Arteriosklerose in asiatischen Ländern, die einen mittleren Gesamtcholesterinspiegel von 150 mg / dl aufweisen, deutlich seltener vorkommt als in Ländern mit einem Cholesterinspiegel jenseits der 200 mg / dl. Umgekehrt konnte bei den in die USA ausgewanderten Japanern, die den westlichen Lebens- und Ernährungsstil angenommen hatten, eine Zunahme von Herzinfarkten beobachtet werden.

> Aus genetischen Untersuchungen ist außerdem bekannt, dass eine familiäre Veranlagung zu niedrigen LDL-Cholesterinwerten einen Schutz vor Arteriosklerose darstellt, wohingegen genetische Defekte, die zu einem erhöhten LDL-Cholesterinwert führen, das Herz-Kreislauf-Risiko erhöhen.
> Ebenfalls sehr gut durch eine Vielzahl an Studien belegt ist die Tatsache, dass eine Absenkung des LDL-Cholesterins mithilfe von Medikamenten, aber auch eine nichtmedikamentöse LDL-Cholesterinsenkung, zu einer deutlichen Absenkung des Herz-Kreislauf-Risikos führt.

WIE BEKOMME ICH MEIN LDL RUNTER?

Ich hoffe, ich konnte Ihnen aufzeigen, dass das LDL-Cholesterin ein wesentlicher Schrittmacher der Arteriosklerose ist und somit auch einen der wichtigsten Risikofaktoren für die Koronare Herzkrankheit darstellt. Daher macht es Sinn, diesen Wert möglichst effektiv zu senken.
Aber wie tief eigentlich? Und muss dies unbedingt mit Medikamenten geschehen? Hierzu muss gesagt werden, dass das LDL-Cholesterin zwar ein sehr wichtiger, aber eben nicht der einzige Herz-Kreislauf-Risikofaktor ist. Letztlich ist ja das Ziel einer cholesterinsenkenden Behandlung nicht, »Laborkosmetik« zu betreiben, sprich Ihren Laborzettel schöner aussehen zu lassen, sondern schwere Komplikationen wie Herzinfarkte und Schlaganfälle zu verhindern. Aber darauf haben zahlreiche weitere Risikofaktoren Einfluss, etwa Alter, Rauchen, Bluthochdruck, Zuckerkrankheit etc. Je höher die Gesamtgefährdung des Patienten aufgrund seiner individuellen Risikofaktoren ist, desto wirksamer ist eine cholesterinsenkende Behandlung, sprich desto mehr Komplikationen wie Herzinfarkte und Schlaganfälle können vermieden werden. Wenn Sie, liebe Leserin / lieber Leser, dieses Buch in Händen halten, weil bei Ihnen be-

LDL-CHOLESTERIN – DIE ZIELWERTE

Im Allgemeinen werden drei Risikoklassen mit verschiedenen LDL-Cholesterin-Zielwerten unterschieden:

> **Bei moderatem Risiko** (gilt letztlich für alle Menschen) sollte ein LDL-Zielwert < 115 mg/dl (< 3 mmol/l) angestrebt werden.
> **Bei hohem Herz-Kreislauf-Risiko** (z. B. Bluthochdruckpatienten, Raucher, erblich bedingt hohe Cholesterinwerte) sollte ein LDL-Wert < 100 mg/dl (< 2,5 mmol/l) anvisiert werden.
> **Bei sehr hohem Herz-Kreislauf-Risiko** (z. B. bei bekannter arteriosklerotischer Erkrankung wie der Koronaren Herzkrankheit oder Zuckerkrankheit) liegt der LDL-Cholesterin-Zielwert bei < 70 mg/dl (< 1,8 mmol/l) beziehungsweise sollte eine mindestens 50-prozentige Absenkung des Ausgangs-LDL-Cholesterinwertes erreicht werden.
> Möglicherweise werden diese Zielwerte in Zukunft sogar noch weiter abgesenkt werden.

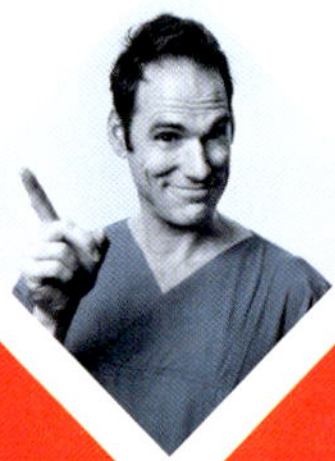

TAKE HOME MESSAGE

Die Rolle des LDL-Cholesterins als wesentlicher Schrittmacher der Arteriosklerose ist trotz immer wieder aufflammender Diskussionen in unzähligen Studien sehr gut belegt. Diesen Wert gut im Auge zu behalten ist daher insbesondere (aber nicht nur!) für Herzpatienten eine »Lebensversicherung«. Ihren aktuellen LDL-Wert sollten Sie also zukünftig immer kennen und auf das Erreichen Ihrer Zielwerte achten!

reits eine Koronare Herzkrankheit festgestellt worden ist, dann gehören Sie zur Gruppe der Hochrisikopatienten. Studien zeigen, dass der LDL-Cholesterinwert aufgrund der ausgeprägten Risikokonstellation mit bereits vorhandener Arteriosklerose hier gar nicht niedrig genug sein kann.
Die zweifellos im Mittelpunkt stehenden Veränderungen in unserem Lebensstil wie mehr Bewegung und eine herzgesunde Ernährung, mit denen wir unser Gesamtrisiko hocheffektiv beeinflussen können, helfen den Cholesterinwert zu senken. Den geforderten Zielwert von unter 70 mg / dl werden die meisten Menschen aber ohne eine zusätzliche Behandlung mit Medikamenten (in aller Regel den Statinen, siehe Seite 48 f.) meistens nicht erreichen, da der Cholesterinwert, wie oben ausgeführt, zu einem großen Anteil auch genetisch bestimmt ist und unser Körper den Löwenanteil des Cholesterins in der Leber selbst herstellt. Und selbst wenn Sie bereits einen sehr niedrigen LDL-Wert hätten, wäre bei Ihnen als Patient mit einer Koronaren Herzkrankheit die Einnahme von Statinen aufgrund ihrer plaquestabilisierenden Wirkung sinnvoll.

DIABETES – EIN PAAR GRUNDLAGEN

Diabetes (fachsprachlich »Diabetes mellitus«) ist eine chronische Stoffwechselerkrankung. Man unterscheidet zwischen Typ-1- und Typ-2-Diabetes. Beim selteneren Typ-1-Diabetes kommt es durch eine fehlgeleitete Reaktion unseres Immunsystems zur Zerstörung der insulinproduzierenden Zellen. Deshalb wird kein Insulin mehr gebildet, die Betroffenen sind auf die Zufuhr von Insulin angewiesen.
Der Typ-2-Diabetes, von dem wir hier reden, ist dagegen eine typische Zivilisationskrankheit, also durch unseren Lebensstil verursacht, insbesondere durch falsche Ernährung, Übergewicht und zu wenig Bewegung. Der Typ-2-Diabetiker produziert zunächst noch Insulin, sogar sehr viel. Das Problem ist aber, dass aufgrund der ständig erhöhten Blutzuckerwerte infolge unserer Fehlernährung ständig hohe Insulinmengen ins Blut abgegeben werden. Dadurch kommt es zu einer zunehmenden Insulinresistenz, also einer nachlassenden Wirksamkeit des Insulins an den Zellen. Der Blutzucker wird immer schlechter von den Körperzellen aufgenommen, sodass die Bauchspeicheldrüse

immer mehr Insulin produzieren muss. Irgendwann versagt jedoch die Bauchspeicheldrüse ihren Dienst und kann die erforderlichen hohen Insulinmengen nicht mehr bilden. Die Folge: Es befindet sich zu viel Glukose im Blut und es kommt schließlich zur Überzuckerung.

HOHES HERZINFARKTRISIKO

Über die Hälfte der Patienten mit Herz-Kreislauf-Erkrankungen haben einen Diabetes mellitus oder eine Vorform davon (dann spricht man von Störung der Glukosetoleranz). Im Klartext heißt das: Die Wahrscheinlichkeit, dass Sie als Herzpatient bereits einen bekannten oder noch nicht diagnostizierten Diabetes haben oder zumindest auf dem besten Weg sind, einen solchen zu entwickeln, ist sehr hoch. Als ob es nicht reichen würde, dass der Diabetes allein für sich genommen schon eine komplizierte und aufwendig zu behandelnde Erkrankung ist, auch der Verlauf der Koronaren Herzkrankheit wird von ihm sehr ungünstig beeinflusst.

Als Daumenregel gilt, dass das Herzinfarktrisiko eines Diabetikers in etwa genauso hoch ist wie für einen Nichtdiabetiker, der bereits einen Herzinfarkt erlitten hat. Insgesamt ist das Risiko, einen Herzinfarkt oder Schlaganfall zu erleiden, bei bestehender Zuckerkrankheit etwa zwei- bis viermal so hoch wie ohne Zuckerkrankheit.

WESHALB IST DAS HERZINFARKTRISIKO DURCH DIABETES ERHÖHT?

Die Blutgefäße des Diabetikers werden durch die dauerhaft erhöhten Blutzuckerspiegel geschädigt und verlieren einen Teil ihrer Funktionsfähigkeit. Auch das Endothel, die innerste Schutzschicht der Arterien, ist frühzeitig in seiner Funktion gestört. Darüber hinaus ist die Blutgerinnung aktiviert, und aufgrund einer gesteigerten Ent-

METABOLISCHES SYNDROM

Diabetiker haben (entgegen dem, was die Bezeichnung vermuten lässt) nicht nur ein Problem mit dem Zuckerstoffwechsel, sondern eine komplizierte Erkrankung, die den gesamten Körper und den Stoffwechsel insgesamt beeinflusst und in Mitleidenschaft zieht. Deshalb greift es viel zu kurz, beim Diabetiker ständig nur auf den Blutzuckerspiegel (und das »Blutzuckergedächtnis«, den HbA1c-Wert) zu schielen. Bei mehr als drei Viertel der Typ-2-Diabetiker kommen nämlich die bekannten Herz-Kreislauf-Risikofaktoren gleich ganz geballt, also kombiniert zusammen. Meist finden sich außerdem ein ungünstiges, bauchbetontes Übergewicht (der berühmte »Apfeltyp«, siehe Seite 107), Bluthochdruck und aufgrund eines gestörten Fettstoffwechsels auch eine ungünstige Zusammensetzung der Blutfette mit meist besonders hohen LDL-Cholesterinwerten. Das gemeinsame Auftreten dieser Risikofaktoren bedeutet eine besonders hohe Gefährdungslage und wird medizinisch als metabolisches Syndrom bezeichnet.

TIPP

BETREUUNGSPROGRAMME NUTZEN

Nehmen Sie an den durch die Krankenkassen angebotenen speziellen Betreuungsprogrammen, den »Disease-Management-Programmen«, teil. Diese gibt es sowohl für die Koronare Herzkrankheit als auch für den Diabetes mellitus. Sind Sie herzkrank und Diabetiker, können Sie beide zusammen nutzen, damit Sie eine optimale Betreuung und Behandlung für sich sicherstellen. So sind Sie auch immer durch regelmäßige Schulungsprogramme up to date über Ihre Erkrankung.

zündungsaktivität besteht eine besondere Neigung der Plaques, aufzureißen und einen akuten Herzinfarkt, Schlaganfall oder andere Komplikationen zu verursachen.

»STUMME« HERZINFARKTE UND HERZRHYTHMUSSTÖRUNGEN

Durch den dauerhaft erhöhten Blutzuckerspiegel werden aber auch die Nerven des Diabetikers geschädigt. Viele Patienten entwickeln eine allgemeine Nervenschädigung (Neuropathie). Diese beeinflusst viele Organe negativ, am Herzen führt sie zum einen dazu, dass Diabetiker häufig die typischen Angina-Pectoris-Beschwerden (siehe Seite 24) nicht mehr als Warnsignal wahrnehmen, da auch die schmerzvermittelnden Nervenfasern geschädigt sind. Man schätzt, dass bei Diabetikern mehr als die Hälfte der Herzinfarkte zunächst unbemerkt, also »stumm« verlaufen.

Daneben ist bei vielen Patienten ein Überwiegen des Sympathikotonus zu beobachten. Das ist der Anteil unseres unbewussten Nervensystems, der für Stress zuständig ist. Der natürliche Gegenspieler, das für Ruhe und Ausgleich sorgende parasympathische Nervensystem, funktioniert häufig nicht mehr richtig und fällt aus. Dadurch besteht eine erhöhte Neigung zu gefährlichen Herzrhythmusstörungen. Typischerweise ist bereits der Ruhepuls erhöht.

ES GIBT HOFFNUNG!

Wir sind all dem aber nicht hilflos ausgeliefert, sondern können unser Schicksal selbst in die Hand nehmen. Und das lohnt sich! Wenn Sie noch keinen Diabetes haben, sollten Sie mithilfe eines klugen Lebensstils (und davon handelt ja dieses Buch) alles daransetzen, dass das auch so bleibt! Besonders gefährdet, einen Diabetes zu entwickeln, sind Menschen mit bauchbetontem Übergewicht (Apfeltyp, siehe Seite 107), Menschen, bei denen eine Verfettung der Leber nachgewiesen wurde, und Menschen mit erhöhten Blutfettwerten, Bluthochdruck und anderen Herz-Kreislauf-Erkrankungen. Ist bei Ihnen eine Zuckerkrankheit bekannt, können Sie den weiteren Verlauf Ihrer Erkrankung durchaus positiv beeinflussen. So zahlt sich insbesondere eine optimale Einstellung von Blutfetten und Blutdruck beim Diabetiker noch mehr aus, als es beim Nichtdiabetiker schon der Fall ist.

Daher sollte jeder Patient mit einer Koronaren Herzkrankheit auf einen möglichen Diabetes (beziehungsweise seine Vorform) untersucht werden! Ist ein Diabetes gesichert, müssen sämtliche Herz-Kreislauf-Risikofaktoren regelmäßig kontrolliert und bestmöglich eingestellt werden. Angestrebt werden sollte eine möglichst optimale Blutzuckereinstellung, die vor allem Unterzuckerungen vermeidet. Diese können nämlich bei Herzpatienten aufgrund der erhöhten Stresshormonausschüttung im Rahmen der Unterzuckerung gefährliche Herzrhythmusstörungen verursachen.

DIABETES MELLITUS TYP 2 – THERAPIE

Wollen wir also das Problem an der Wurzel packen, so wird wieder einmal klar, dass wir an allererster Stelle an unserem Lebensstil angreifen und etwas ändern müssen, in diesem Fall heißt das: Abspecken! Denn fast alle Typ-2-Diabetiker sind übergewichtig beziehungsweise adipös. Dies gelingt dauerhaft aber nicht mit irgendwelchen »Wunderdiäten« (Achtung: Jo-Jo-Effekt!), sondern nur durch eine dauerhafte Umstellung auf eine gesunde Ernährung und regelmäßige Bewegung und Sport (siehe ab Seite 82). Insbesondere wenn die Diagnose Diabetes frühzeitig gestellt wird, kommen viele Betroffene allein durch diese Maßnahmen ohne Tabletten oder Insulin aus.
Gelingt eine angemessene Kontrolle des Blutzuckers durch eine Lebensstilverbesserung nicht, müssen Medikamente eingenommen oder sogar Insulin verabreicht werden. Unter den vielen Wirkstoffen, die in der Diabetesbehandlung Anwendung finden, hat zuletzt vor allem das Empagliflozin positive Schlagzeilen gemacht. Empagliflozin ist ein sogenannter SGLT2-Hemmer (Sie sehen mal wieder, wir Mediziner lieben komplizierte Abkürzungen). SGLT2 ist ein Transporteiweiß, das in der Niere Glukose (also Zucker) transportiert. Hemmt man dieses Transporteiweiß mit Empagliflozin, werden täglich über 50 Gramm Zucker mit dem Urin ausgeschieden, was dem Diabetiker sehr gut zu bekommen scheint. In einer großen Studie konnten eine beeindruckende Senkung von Herz-Kreislauf-Ereignissen und Herzschwäche und sogar eine Reduktion der Gesamtsterblichkeit um 32 Prozent durch Empagliflozin dokumentiert werden. Daneben zeigte sich auch ein (sehr erwünschter!) Gewichtsverlust von durchschnittlich zwei bis drei Kilogramm, und auch der Blutdruck konnte gesenkt werden. Aufgrund dieser positiven Ergebnisse wird Empagliflozin in Zukunft wahrscheinlich noch breitere Anwendung finden.

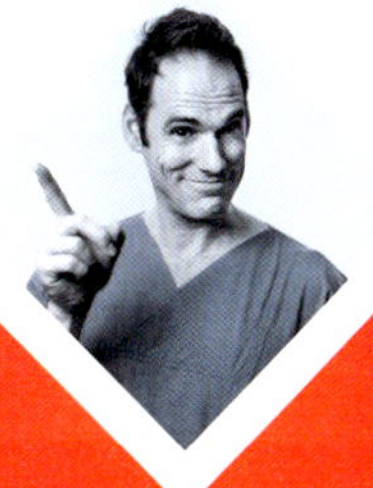

TAKE HOME MESSAGE

Die Zuckerkrankheit stellt – insbesondere bei gleichzeitig bestehender Herzkrankheit – eine bedeutende Risikokonstellation dar, sodass Diabetes-Patienten eine besonders gute medizinische Betreuung benötigen. Zusammen mit einer Verbesserung des Lebensstils lässt sich so die Lebenserwartung und Lebensqualität deutlich verbessern.

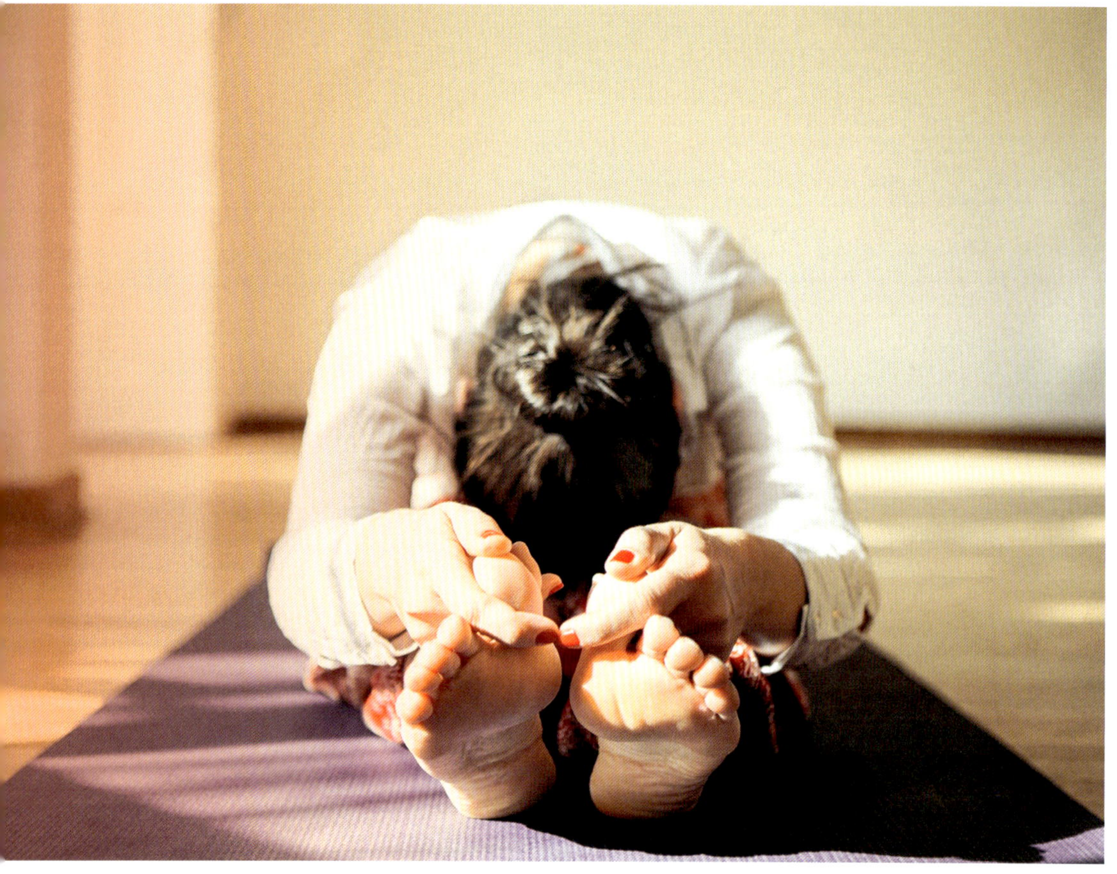

ENTSPANNUNG, ACHTSAMKEIT UND LEBENSFREUDE

Jetzt geht es ans Eingemachte, ans große Ganze: unsere Seele! Letztlich geht es vor allem auch um die Frage: Warum stehen wir da, wo wir heute sind, und wieso ist ausgerechnet uns das alles genau so widerfahren? Natürlich können wir es uns einfach machen und sagen: »Pech gehabt, das kann jedem passieren. Ich habe wohl eine gewisse Veranlagung für eine Herzerkrankung, und hier und da habe ich vielleicht auch etwas ›zu gut‹ gelebt, das ist jetzt eben die Quittung dafür.«

Wir können uns aber auch die Mühe machen, etwas tiefer einzusteigen, und uns ehrlich fragen, ob es nicht doch auch Faktoren in unserem Seelenleben gibt, die unsere Erkrankung verursacht oder zumindest begünstigt haben könnten. Wenn Sie hier den Mut zu einer ehrlichen Bestandsaufnahme in Ihrem bisherigen Leben aufbringen, dann können Sie vielleicht tatsächlich Ihre Krankheit als eine Chance zu einer viel umfassenderen Veränderung in Ihrem Leben begreifen, an deren Ende Sie vielleicht nicht nur

»Wir können unseren Schmerz ... als Katalysator benutzen, um einen Heilungsprozess einzuleiten, der über das Kurieren von Symptomen hinausgeht. ... unser Schmerz und unser Leiden werden zum Vehikel der Veränderung unseres Lebens, wir heilen unseren inneren Schmerz und unsere Beziehungen, unsere Herzen und Seelen.«

Dean Ornish, Revolution in der Herztherapie (Buchtipp Seite 156)

eine Stabilisierung Ihrer Herzkrankheit, sondern vielleicht sogar Heilung in ganz anderen Bereichen, vor allem auf seelischer Ebene erreichen. Sie wären nicht der erste Patient, der seinen Herzinfarkt oder seine Erkrankung rückblickend als den entscheidenden Wendepunkt für eine umfassende »Transformation« in seinem Leben beschreibt und letztlich sogar dankbar für diesen Weckruf ist.

Aber wie können wir uns diesem riesigen und sehr schwer fassbaren Thema Seele nähern und herausfinden, was denn nun tatsächlich bei uns im Argen liegt, dass es uns so »ans Herz« gegangen ist?

Vielleicht ist es an dieser Stelle am einfachsten, wenn wir das Pferd gewissermaßen von hinten aufzäumen und uns zunächst einmal mit den Folgen eines wie auch immer gearteten seelischen Ungleichgewichts beschäftigen. Denn so unterschiedlich die Ursachen auch sein mögen, die Folgen sind im Grunde ähnlich, nämlich Stress in seinen verschiedenen Erscheinungsformen. Reden wir also erst mal über Stress im Allgemeinen, bevor wir uns etwas genauer anschauen, was in uns Stress entstehen lässt, um uns schließlich zu überlegen, wie wir mit Stress am besten umgehen können.

ALLE REDEN VON STRESS – WAS IST DAS GENAU?

Fragen wir mal Wikipedia: »Stress (engl. für ›Druck, Anspannung‹) bezeichnet zum einen durch ... äußere Reize (Stressoren) hervorgerufene psychische und physische Reaktionen bei Lebewesen, die zur Bewältigung besonderer Anforderungen befähigen, und zum anderen die dadurch entstehende körperliche und geistige Belastung.«

Es gibt also bestimmte äußere oder innere Reize, die bei uns Stress auslösen können. Und es gibt eine psychische und körperliche Reaktion, die auf diese Reize folgen kann. Damit wird klar, dass Stress immer aus zwei Komponenten besteht, nämlich aus dem Stressreiz und unserer Reaktion darauf, die wir (wie wir gleich noch sehen werden) beeinflussen können.

DIE SACHE MIT DEM SÄBELZAHNTIGER FRÜHER …

Aber welchen Sinn hat Stress überhaupt? In neun von zehn Fällen wird zur Erklärung der Stressreaktion das berühmte Säbelzahntiger-Beispiel bemüht. Heutzutage mögen wir zwar mit iPhone und google-Brille in Designer-Anzügen durch die Metropolen dieser Welt jetten, genetisch gesehen entspricht unser Körper aber immer noch dem unserer Vorfahren des Urzeitmenschen, ein Phänomen, welches wir ja zuvor nun schon einige Male als »Urzeitmensch-Dilemma« kennengelernt haben. Das gilt nicht nur für unseren Körper und unseren Stoffwechsel, sondern eben auch für die in uns auf bestimmte Reize hin ausgelöste, automatisch ablaufende Stressreaktion, die für unsere Vorfahren in vielen gefährlichen Situationen lebensrettend war und letztlich auch das Überleben unserer Gattung Mensch ermöglicht hat.

Versetzen Sie sich jetzt also gedanklich mal ein paar Tausend Jahre zurück, Sie sitzen gerade gemütlich mit Ihrer verzottelten Urzeit-Frau / Ihrem Urzeit-Mann und den vier Kindern am Lagerfeuer und essen die Reste des Mammuts, das Sie mit Ihrer Sippe vor einigen Tagen erlegt haben. Da steht er plötzlich, wie aus dem Nichts, vor Ihnen: der Säbelzahntiger, ebenfalls hungrig mit gefletschten Zähnen.

Jetzt geht's um alles! Innerhalb von Sekundenbruchteilen wird die rettende Stressreaktion ausgelöst: Stresshormone wie Adrenalin und Noradrenalin werden in die Blutbahn ausgeschüttet, Ihr Herz rast, Ihr Blutdruck steigt, in kürzester Zeit wird eine Menge Energie für diese alles entscheidende »Kampf-oder-Flucht-Situation« mobilisiert. Vor dem Säbelzahntiger davonlaufen fällt leider flach, da Ihre Kinder teils noch im Krabbelalter sind. Also Kampf! Sie greifen zum Speer, der immer griffbereit in Ihrer Nähe liegt, und stechen auf das Monstrum ein. Der Tiger hat Sie aber schon erwischt, eine große Wunde klafft an Ihrem rechten Oberarm. Die ausgeschütteten Stresshormone bewirken ein Zusammenziehen der oberflächlichen Blutgefäße und aktivieren Ihre Blutgerinnung, sodass Sie Gott sei Dank nicht verbluten. Mit dem noch gesunden Arm greifen Sie im Kampf auf dem Boden wälzend nach einem Dolch, den Sie für derartige Notsituationen immer unter Ihrem Lendenschurz versteckt haben. Mit letzten Kraftreserven stechen Sie auf das wilde Tier ein und rammen ihm den Dolch mitten ins Herz. Ein ohrenbetäubendes, jämmerliches Geräusch, die Reißzähne des Tigers lösen sich langsam aus Ihrem Oberarm, das Tier sackt schließlich leblos zusammen, ein letzter Atemzug, vorbei. Der Säbelzahntiger ist tot, Sie und Ihre Sippe haben überlebt! (Erst jetzt bemerken Sie, dass der Arm schon ein wenig schmerzt …)

… UND HEUTE

Den Säbelzahntiger gibt es heute ja nicht mehr, aber beispielsweise Ihren Chef. Und der kann unter Umständen in Ihnen die gleiche, über die Jahrtausende der menschlichen Evolution entwickelte und tief in uns verankerte Stressreaktion auslösen. Er fragt nur ganz höflich: »Wie sehr hängen Sie eigentlich an Ihrem Arbeitsplatz?«, und plötzlich laufen in Ihnen auch heute noch die gleichen körperlichen Mechanismen ab, ganz ohne Säbelzahntiger. Allerdings sind diese automatisch ablaufenden Reaktionen,

NEGATIVE AUSWIRKUNGEN VON STRESS

Chronischer Stress ist ein echter Gesundheitskiller:

> Stress führt zu einer gesteigerten entzündlichen Aktivität in unserem Körper und einem dauerhaft aktivierten Blutgerinnungssystem. Das kann die Arteriosklerose in unseren Blutgefäßen beschleunigen.
> Unter Stress haben wir einen erhöhten Blutdruck, der – wenn ständig vorhanden – unserem Herz und unseren Arterien zu schaffen macht.
> Schon vor Jahrzehnten wurde in teils grausamen Versuchen an Affen nachgewiesen, dass chronischer Stress die Arterienverkalkung beschleunigt.
> Durch eine erhöhte Ausschüttung von Cortisol steigt das Risiko, an Diabetes zu erkranken.
> Dauerstress führt zu einer Schwächung unseres Immunsystems und macht uns daher anfälliger für eine Vielzahl von Erkrankungen.
> Unsere Chromosomen altern schneller, das verkürzt unsere Lebenszeit.
> Unter dauerhaftem Stress verhalten wir uns ungesünder. Wir essen unbedachter, rauchen mehr, trinken mehr Alkohol und kommen nicht zur Ruhe.

Lernen Sie, die Signale Ihres Körpers wahrzunehmen! Folgende Symptome sind Botschaften unseres durch Dauerstress belasteten Körpers:

> Konzentrationsstörungen, schlechtes Gedächtnis, Reizbarkeit,
> verspannte Nacken- und Kopfmuskulatur, verspannter Rücken,
> angespannte Kiefermuskeln, nächtliches Zähneknirschen,
> unruhige Beine, »Zappligkeit«, sexuelle Funktionsstörungen,
> ständige Müdigkeit und rasche Erschöpfung, Schlafstörungen,
> Kopfschmerzen, Magenschmerzen, Verdauungsprobleme,
> schneller Herzschlag, Herzklopfen, Schwindel, Depressionen.

die früher noch lebensrettend für uns waren, heute oft nicht mehr wirklich hilfreich. Dem Chef einen Dolch ins Herz zu rammen wäre sicherlich etwas überreagiert …
Andererseits gilt auch heute noch, dass eine Stressreaktion nicht automatisch schädlich ist. Stress spielt auch in unserem heutigen Leben in vielen Situationen eine sinnvolle Rolle, indem er uns durch die ausgelösten Reaktionen in die Lage versetzt, besondere Belastungen zu bewältigen.
Zum Problem wird Stress dann, wenn er dauerhaft auftritt und wir uns zwischen den Stressphasen nicht mehr entspannen können. Dann läuft unser Organismus auf Dauer im Hochleistungsmodus, was schließlich zu den vielen gesundheitlich sehr ungünstigen Wirkungen von Stress führen kann.

EINE LOHNENDE AUFGABE: STRESSMANAGEMENT

Stress ist nicht gleich Stress. Stress ist ein in höchstem Maße individuelles Geschehen. Bestimmt haben Sie das auch schon beobachtet: Die exakt gleiche Situation kann für den einen Menschen eine schreckliche Bedrohung darstellen, während jemand anderes sie als willkommene Herausforderung ansieht. Die eine Mitarbeiterin kann vor einer wichtigen Präsentation drei Tage nicht schlafen, eine andere fiebert der Präsentation seit Wochen in freudiger Erwartung entgegen und möchte endlich alle Mitarbeiter von ihren bislang völlig unzureichend gewürdigten Entertainment-Qualitäten überzeugen. Das eigene Stresserleben ist also immer ein Zusammenspiel aus den äußeren, vermeintlich belastenden Umständen und unseren inneren Stressverstärkern, also unserer persönlichen Bewertung der Situation. Wir sollten uns hier und da ruhig mal selbst kritisch hinterfragen: Wie viel von dem Stress, den ich gerade erlebe, ist hausgemacht, also Folge meiner eigenen Bewertung der Situation?

DIE DREI SÄULEN DES STRESSMANAGEMENTS

Nach einem der großen deutschen »Stresspäpste«, Gert Kaluza, haben wir drei große Fronten, an denen wir ansetzen können, die drei Säulen des Stressmanagements: die instrumentelle, die mentale und die regenerative Stresskompetenz.

Klingt vielleicht erst mal etwas trocken und wissenschaftlich, ist aber eigentlich eine ganz einfache und, wie ich finde, sehr praktische und vor allem alltagstaugliche Einteilung der Möglichkeiten, die wir haben, mit unserem Stress umzugehen.

Dabei heißt **instrumentelle Stresskompetenz** ganz einfach, zu analysieren, wo in unserem Leben die Stressauslöser verborgen sind und wie wir diese vermeiden oder zumindest entschärfen können. Dazu kann zum Beispiel gehören, Unterstützung zu suchen und Hilfe anzunehmen, Problemlösungsfähigkeiten zu entwickeln und vieles mehr.

Was genau sind die Dinge, die Sie in Ihrem Leben beruflich oder privat belasten? Umso genauer und ehrlicher Sie sich hierüber Klarheit schaffen, desto besser können Sie diese Stressoren verringern oder vielleicht sogar ganz eliminieren. Leiden Sie unter Ihrer Arbeitsplatzsituation, kann oftmals ein klärendes Gespräch mit dem Chef oder mit Kollegen Belastungen aus dem Weg räumen. In letzter Konsequenz kann es aber auch bedeuten, einen Arbeitsplatz zu wechseln und sich nach einer besser passenden Stelle umzusehen (musste ich auch schon tun, hat geholfen!). Allein schon um seine verschiedenen Möglichkeiten zu wissen (und es gibt immer Möglichkeiten) hat eine »entstressende« und befreiende Wirkung.

»Das beste Mittel gegen Stress hat vier Buchstaben: Nein.«

Ansgar Simon Freigericht

Man kann sich auch eine Menge Stress ersparen, wenn man lernt, sich abzugrenzen, sprich öfter mal »Nein« zu sagen und Dinge an andere Kollegen zu delegieren.
In anderen Fällen kommt es vielleicht darauf an, dass Sie Ihre Selbstorganisation verbessern. Vielleicht kommen Sie jeden Tag in Stress, weil Sie grundsätzlich zu wenig Zeit für Ihren Weg zur Arbeit einplanen und dann regelmäßig im Berufsverkehr im Stau stehen. Hier könnte es hilfreich sein, den Wecker grundsätzlich eine halbe Stunde früher zu stellen und dann in Ruhe in den Tag zu starten. Wenn es der Weg erlaubt, können Sie statt mit dem Auto lieber mit dem Fahrrad zur Arbeit und damit am Stau vorbei fahren oder auf die öffentlichen Verkehrsmittel umsteigen. Die gewonnene Zeit lässt sich zur täglichen Lektüre der Zeitung oder einfach zum Entspannen nutzen.
Letztlich kann man natürlich bei dieser Analyse noch viel tiefer gehen und sich insgesamt fragen: Bin ich mit meinem Leben, so wie es bislang läuft, zufrieden, oder läuft da vielleicht etwas Grundlegendes seit Jahren in die falsche Richtung und verursacht mir somit unterschwellig ständig Stress? Führe ich wirklich das Leben, das ich leben will, oder spiele ich vielleicht ständig eine mir zugewiesene Rolle? Lebe ich wirklich mein Leben oder erfülle ich vielmehr die Erwartungen anderer? Eine solche ehrliche Bestandsaufnahme kann bedeuten, die eigenen, engsten Beziehungen zu hinterfragen, eine Paartherapie zu beginnen oder sich vielleicht sogar einzugestehen, dass eine Trennung vom Partner/von der Partnerin der beste Weg sein kann.
Die zweite Säule, die **mentale Stresskompetenz,** ist die Art und Weise, wie ich mit potenziellen Stressauslösern umgehe und sie bewerte. Denn das Stresserleben entsteht ja im eigenen Kopf. Hier kann es einem also gelingen, durch ehrliches Hinterfragen der eigenen Denkmuster solche zu erkennen, die in uns Stress erzeugen. Und dann sollten Sie versuchen, diese durch positive Denkmuster zu ersetzen. Dazu gehört zum Beispiel, perfektionistische Leistungsansprüche zu überprüfen und eigene Leistungsgrenzen zu akzeptieren.

TIPP

DANKBARKEITSTAGEBUCH

Es klingt etwas wie Grundschule und Poesiealbum, ist aber eine sehr wirksame Methode, um eine gesundheitsfördernde Grundeinstellung, nämlich Dankbarkeit, zu trainieren und dauerhaft zu kultivieren. Das Prinzip ist einfach: Kaufen Sie sich ein schönes Tagebuch, und schreiben Sie jeden Tag auf, für was Sie dankbar sind oder was Ihnen an diesem Tag Positives widerfahren ist. Öffnen Sie dabei die Augen für die kleinen Dinge, meist sind sie es, die den Alltag bereichern. Ein netter Plausch mit dem Gemüsehändler, ein schöner Sonnenuntergang, ein kleiner Erfolg bei der Arbeit usw. Ich versuche dieses Prinzip jeden Tag anzuwenden und zwar morgens, noch im Bett liegend vor dem Aufstehen, und abends vor dem Einschlafen (ist auch ein gutes Schlafmittel ...).

Die mentale Stresskompetenz ist in meinen Augen die wichtigste. Seien Sie kritisch sich selbst gegenüber, dann erkennen Sie, dass Sie sich in vielen Situationen mit eingefahrenen, negativen Denkmustern Ihren Stress selbst erzeugen. Das Gute ist, dass wir nicht nur unseren Körper trainieren und unsere Muskeln kräftigen können, sondern dies gilt auch für »neues Denken«. Wir können gesunde Denkmuster trainieren wie einen Muskel, einfach durch deren regelmäßige Anwendung. Hierdurch können Nervenverschaltungen ausgebaut und gewissermaßen zu »tragfähigen Datenautobahnen« werden. Dies erhöht dann die Wahrscheinlichkeit, dass nach regelmäßiger Anwendung in der nächsten kritischen Situation automatisch der positive »Gedanken-Highway« gewählt wird und das positive Denkmuster schließlich zur Gewohnheit wird.

Wie oben bereits erwähnt, gehört in die Kategorie des mentalen Stressmanagements auch das Akzeptieren eigener Leistungsgrenzen und das kritische Überprüfen eigener Leistungsansprüche, und zwar sowohl derjenigen, die man an andere, als auch solcher, die man an sich selbst stellt. Eine perfektionistische Grundeinstellung ist eine sehr häufige Quelle von Stress, und auch hier kann man durchaus lernen, sich von unrealistischen, überhöhten Ansprüchen zu verabschieden und gut öfters auch mal gut genug sein zu lassen (könnte Sie als positiven Nebeneffekt bei Ihren Kollegen auch schlagartig beliebter machen).

Natürlich ist es nicht falsch, einen gesunden Ehrgeiz zu haben und die Dinge, die man anpackt, auch möglichst gut machen zu wollen. Die Kunst hierbei ist aber, seine natürlicherweise begrenzten Ressourcen möglichst klug und gewinnbringend einzusetzen und sich eben nicht selbst ständig komplett fertigzumachen. Unreflektierter Perfektionismus kann sehr kräftezehrend sein und eine häufige Quelle von Frustration darstellen, wenn man hinter viel zu hoch gesteckten Zielen zurückbleibt oder einen viel zu hohen Preis gezahlt hat, weil man viele wirklich wichtige Dinge (Beziehungen zu geliebten Menschen, die eigene Gesundheit und vieles mehr) zum Zwecke der perfekten Zielerreichung vernachlässigt hat.

Ein ganz gewaltiger Glückskiller und häufiger Auslöser von Stress sind (überzogene) Erwartungen. Weil das Leben nun einmal leider kein Wunschkonzert ist, liegt es in der Natur der Sache, dass sich die Dinge um uns herum nicht immer so entwickeln und die Menschen sich leider nicht immer so verhalten, wie wir uns das wünschen würden. Je genauer wir also eine bestimmte Erwartung in unserem Kopf zementieren, umso größer ist die Wahrscheinlichkeit, dass sie sich in der Realität natürlich anders zutragen wird und zu einer Quelle von Stress und Enttäuschung wird. Gewöhnen Sie sich also an, Ihre Erwartungen klein zu halten, dann werden Sie vom Leben meist positiv überrascht.

> »Es sind nicht die Dinge an sich, die den Menschen beunruhigen, sondern das, was er über die Dinge denkt.«
>
> Epiktet

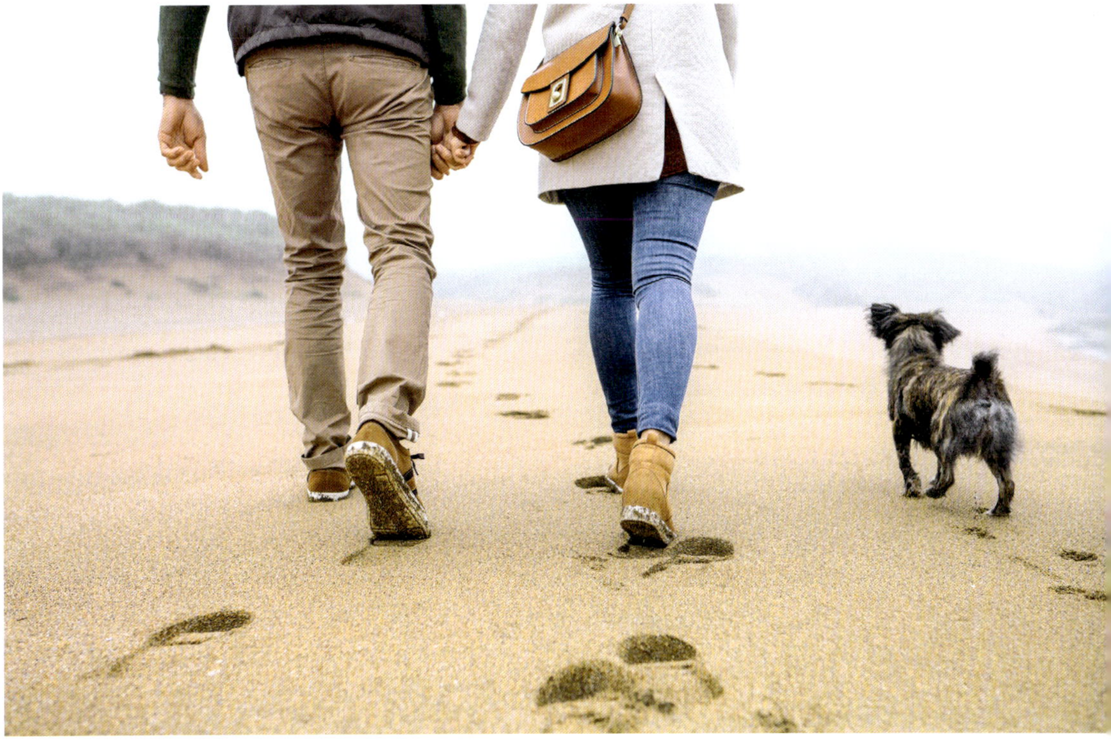

Gönnen Sie sich regelmäßig Auszeiten, damit Stress nicht zum Dauerstress wird.

Die dritte Säule ist die **regenerative Stresskompetenz:** Erholen und entspannen Sie sich von Stress! Hierzu gehören verschiedenste Entspannungstechniken wie Meditation, Yoga, Autogenes Training, die Progressive Muskelrelaxation und viele mehr. Daneben als »ultimativer Stresskiller« Sport und Bewegung (siehe ab Seite 82), das Pflegen sozialer Kontakte (damit meine ich nicht 1 000 Facebook-Freunde), erfüllende Hobbys, genug Schlaf und »innere Muße«. Bei der regenerativen Stresskompetenz geht es darum, einen notwendigen Ausgleich zu schaffen. Selbst wenn wir die beiden zuvor besprochenen Stresskompetenzen erfolgreich anwenden, bleibt natürlich dennoch immer Stress in unserem Leben übrig. Das ist vollkommen normal und gehört zu unserem Leben dazu (gewissermaßen das Salz in der Suppe). Wichtig ist der Wechsel von Anspannung und Entspannung, damit aus natürlichen und gesundheitlich unbedenklichen Stressreaktionen kein gefährlicher Dauerstress wird.

Wie lässt sich also ein Ausgleich zu den Alltagsbelastungen schaffen? Zunächst einmal indem Sie darauf achten, ausreichend Zeit für die Menschen in Ihrem Leben zu haben, die Ihnen am Herzen liegen, und für die Dinge und Hobbys, die Ihnen wirklich Freude bereiten. Und natürlich müssen Sie diese gegenüber den anderen Zeitfressern in Ihrem Terminkalender verteidigen. Leider neigen viele von uns dazu (da beziehe ich

mich selber auch mit ein), unsere eigene Erholung bei außergewöhnlichen Anforderungen hintanzustellen.
Daher: Sorgen Sie für regelmäßige Auszeiten, und verteidigen Sie diese auch vehement gegenüber anderen Ansprüchen. Ich habe mir einen komplett arbeitsfreien Tag pro Woche (Sonntag) eingerichtet, an dem der Computer zubleibt, keine E-Mails gecheckt und Körper und Geist nur mit Dingen beschäftigt werden, die nichts mit Arbeit zu tun haben. Interessanterweise lohnt sich das nicht nur ungemein für Sie und Ihr Wohlbefinden, sondern Sie gehen auch wieder viel motivierter und mit frischen Ideen an Ihre Arbeit heran! Und natürlich hilft es auch dabei, Nähe und Intimität zu den Ihnen wichtigen Menschen zu schaffen und zu pflegen. Kaufen Sie sich ein Theater- und/oder Museums-Abo, und besuchen Sie so regelmäßig zusammen mit Ihren Liebsten kulturelle Veranstaltungen, die Ihnen Freude bereiten. Pflegen Sie Hobbys, die Ihnen das Herz öffnen, oder suchen Sie sich ein ganz neues Betätigungsfeld. Wichtig ist, etwas zu finden, das Sie der Sache selbst wegen aus Freude heraus machen und nicht, um einen bestimmten Zweck zu erfüllen. Lassen Sie keinen Freizeitstress aufkommen, indem Sie Ihre freie Zeit komplett mit Terminen füllen. Reservieren Sie sich immer auch Zeit für spontane Dinge oder einfach nur für herrliches Nichtstun!
Nicht nur unser geistiger Zustand beeinflusst eine ganze Reihe körperlicher Reaktionen (Herzrasen, Blutdruckanstieg und muskuläre Anspannung in Stresssituationen), sondern umgekehrt – und das ist den meisten Menschen weitaus weniger bewusst – können wir auch durch eine körperliche Entspannung unseren Geist beeinflussen und somit zu Wohlbefinden, Gelassenheit und Zufriedenheit finden. Dies ist die Grundlage verschiedenster Entspannungstechniken. Letztlich gibt es in diesem Feld eine riesige Auswahl an unterschiedlichsten wertvollen Techniken. Seien Sie neugierig und offen, probieren Sie die verschiedenen Entspannungstechniken wie beispielsweise Yoga, Meditation, autogenes Training oder progressive Muskelrelaxation möglichst unvoreingenommen aus. Nicht jede Technik ist etwas für jeden, aber bei dem breiten Angebot unterschiedlicher Entspannungsverfahren ist für jeden etwas dabei! Überwinden Sie Ihre Vorurteile, und entscheiden Sie sich dann für ein oder zwei Techniken, die Sie fest in Ihr Leben integrieren. Regelmäßig praktiziert, verleihen sie Ihnen ungeahnte innere Stärke, Ruhe und Ausgeglichenheit.

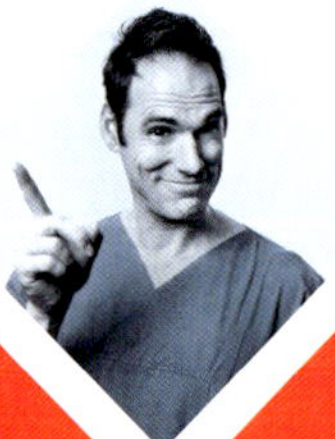

TAKE HOME MESSAGE

Stressmanagement über die drei Stresskompetenzen, wie wir Sie nun besprochen haben, braucht Zeit und muss wie jede andere Verhaltensänderung trainiert und eingeübt werden. Aber ich kann Ihnen aus eigener Erfahrung versichern: Es lohnt sich!

DAS GROSSE GANZE – LEBENSFREUDE, LEBENSPLANUNG, LEBENSZIELE

Nachdem wir uns nun recht ausführlich mit dem ungemein wichtigen Thema Stress beschäftigt haben, steigen wir am Schluss dieses Kapitels noch ein wenig tiefer ein mit der grundsätzlichen Frage: Gibt es vielleicht außerhalb der »klassischen« Risikofaktoren noch weitere Faktoren, die eine Mitverantwortung für meine Herzerkrankung tragen? Ich persönlich bin davon überzeugt, wobei es natürlich oft nicht so einfach ist, derartigen Faktoren ihre genaue »prozentuale« Mitschuld am Erkrankungsgeschehen nachzuweisen, ganz einfach deshalb, weil es für sie keine wissenschaftliche Maßeinheit gibt, die man in Studien schwarz auf weiß bemessen könnte.

So ist bekannt, dass etwa 40 Prozent der Patienten mit einer Koronaren Herzkrankheit nur einen und 20 Prozent gar keinen der klassischen Risikofaktoren aufweisen.

WAS IST IM LEBEN WIRKLICH WICHTIG?

Meist sind wir so im Karussell unseres Alltagslebens mit all seinen scheinbar dringlichen Anforderungen gefangen, dass wir oft gar nicht dazu kommen, uns um die wirklich wichtigen Dinge in unserem Leben Gedanken zu machen. Ehe man sich's versieht, gerät das Leben zu einer andauernden kleinen Krise mit ständig zu lösenden, dringlich erscheinenden Problemen.

Es ist daher eine sehr gute Idee, einmal zu versuchen, für eine gewisse Zeit aus dem Alltags-Hamsterrad auszusteigen, um wieder ein wenig Abstand zu bekommen und gewissermaßen aus der Vogelperspektive von oben auf sein Leben zu schauen.

Ich selbst habe dies schon mehrmals in meinem Leben getan und jedes Mal danach weitreichende »Kursänderungen« vorgenommen. So war ich vor einigen Jahren eigentlich schon fest in der Weiterbildung zum Gastroenterologen, also Magen-Darm-Arzt, »eingetaktet«. Eine leise Stimme hatte mir zwar schon längere Zeit geflüstert, dass dies vielleicht nicht ganz meiner eigentlichen Berufung entspricht, aber ich musste mir tatsächlich erst eine mehrmonatige Auszeit gönnen, um mir darüber wirklich klar zu werden und herauszufinden, wo denn die Reise stattdessen hingehen sollte. So bin ich in der Kardiologie gelandet und freue mich im Nachhinein, mir diese Zeit zur Entscheidungsfindung genommen zu haben. Hätte ich mir diese Zeit nicht genommen, würden Sie diese Zeilen jetzt nicht lesen, sondern stattdessen vielleicht den »Dr. Darm – Darmcoach« …

EXKURS: HERZ UND DEPRESSION

Was hat eine Depression mit unserer Herzgesundheit zu tun? Eine ganze Menge, wie wir gleich sehen werden.

»Nicht alles, was zählt, kann gezählt werden, und nicht alles, was gezählt werden kann, zählt!«

Albert Einstein

Die Depression ist eine echte Volkskrankheit. Jeder fünfte Deutsche erkrankt in seinem Leben an einer Depression. Bei chronisch, also dauerhaft erkrankten Menschen, wie etwa Menschen mit einer Herzschwäche, ist dieser Anteil noch viel höher. Obwohl die Depression heutzutage gut behandelbar ist, wird sie leider immer noch viel zu häufig übersehen, aus falscher Scham verleugnet oder bagatellisiert.

Stellen Sie sich einmal die folgenden zwei Fragen:

> Fühlten Sie sich im letzten Monat häufig niedergeschlagen, traurig-bedrückt oder hoffnungslos?

> Hatten Sie im letzten Monat deutlich weniger Lust und Freude an Dingen, die Sie sonst gerne tun?

Wenn Sie eine der beiden Fragen mit »Ja« beantwortet haben, dann ist die Wahrscheinlichkeit einer Depression sehr hoch, und Sie sollten sich um professionelle Hilfe bemühen.

Leider trübt eine unbehandelte Depression nicht nur unsere Lebensfreude, sondern sie begünstigt auch Herz-Kreislauf-Erkrankungen wie Herzinfarkt, Schlaganfall und Herzschwäche. Daneben beeinflusst eine Depression aber auch den Verlauf bereits bestehender Herz-Kreislauf-Erkrankungen ungünstig. Wie ist das zu erklären?

Zunächst einmal beobachtet man bei depressiven Menschen krankheitsbedingt auch einen ungesünderen Lebensstil, es wird mehr geraucht, ungesünder gegessen und weniger auf ausreichend Bewegung geachtet. Daneben fällt es depressiven Menschen oft schwerer, ihre Medikamente regelmäßig einzunehmen, was den Verlauf einer Herzerkrankung sehr negativ beeinflussen kann. Aber auch körperliche Veränderungen tragen zu der schlechteren Prognose von depressiven Patienten bei. So ist das Stresslevel bei Depressiven meist erhöht, es kommt zu einer verstärkten Ausschüttung von Stresshormonen mit daraus resultierender erhöhter Herzschlagfrequenz, überschießenden Herzschlagfrequenzanstiegen und Neigung zu Herzrhythmusstörungen bis hin zu einer erhöhten Gefahr des plötzlichen Herztodes. Darüber hinaus beobachtet man Veränderungen des Stoffwechsels mit einem erhöhten Spiegel von Entzündungsfaktoren (CRP, Interleukin-6 und weitere), einer aktivierten Blutgerinnung und ungünstigen Veränderungen der Blutfettwerte. All diese Erscheinungen erhöhen zusammen genommen das Herz-Kreislauf-Risiko von depressiven Menschen beträchtlich.

Aber die Depression verschlechtert nicht nur den Verlauf einer Herzerkrankung, sondern umgekehrt begünstigt eine schwere (Herz-)Erkrankung natürlich auch das Auftreten einer Depression. Menschen mit einer fortgeschrittenen Herzschwäche leiden in 40 Prozent der Fälle unter einer depressiven Symptomatik.

!

Wenn Sie also bei sich oder einer anderen Person den Verdacht haben, dass eine Depression vorliegen könnte, zögern Sie nicht, sondern wenden Sie sich vertrauensvoll an Ihren Arzt, der Ihnen weiterhilft.

SELBSTTEST: WAS FÜR EIN PERSÖNLICHKEITSTYP BIN ICH?

Verschiedene Persönlichkeitszüge und Charaktereigenschaften bergen ein besonderes Risiko für Herz-Kreislauf-Erkrankungen, auch wenn dies nicht so einfach nachzuweisen ist wie etwa der Zusammenhang zwischen erhöhten Cholesterinwerten und Herzinfarktrisiko.

Neben Menschen mit einer Depression werden vor allem Menschen mit folgenden Persönlichkeitszügen als besonders gefährdet für Herzerkrankungen angesehen:

> Egoismus, Aggressionsbereitschaft und eine feindselige Grundeinstellung (»Nicht mit mir, ich lass mir nichts gefallen!«). Hier dominiert eine ständig vorhandene mentale Anspannung aufgrund der Überzeugung, sich ständig verteidigen zu müssen.

> Gefühl von Überforderung. Menschen, die sich ständig überfordert fühlen und einem sehr belastenden Gefühl des Kontrollverlusts ausgesetzt sehen. Sie haben immer den Eindruck, die Situation nicht gestalten zu können und ihr hilflos ausgeliefert zu sein.

> Überehrgeiz. Sehr stark leistungsorientierte Menschen, die ihren Selbstwert vornehmlich aus ihren erzielten Errungenschaften und Leistungen beziehen und daher nie wirklich zur Ruhe kommen.

Wenn Sie sich in Teilen (oder auch vollständig …) in einer dieser Beschreibungen wiedererkannt haben, ist das kein Grund zur Verzweiflung. Die Erkenntnis ist schließlich der erste Schritt zu Veränderung, und derartige ungünstige Charaktereigenschaften lassen sich (falls nötig, mithilfe eines Psychotherapeuten) nach und nach durch förderliche Grundeinstellungen ersetzen.

POSITIVE CHARAKTEREIGENSCHAFTEN FÖRDERN

Die für unsere Gesundheit und auch für unsere Lebenszufriedenheit förderlichen Charaktereigenschaften sollten wir durch regelmäßige Anwendung wie einen Muskel trainieren. Hierzu zählen:

> Großzügigkeit gegenüber anderen und sich selbst

> Dankbarkeit (Dankbarkeitstagebuch!)

> Altruismus und Freundlichkeit

> Sich nicht als Opfer von Umständen, sondern als selbst entscheidender Gestalter seines Lebens zu fühlen zählt ebenfalls zu den förderlichen Denkmustern. Sehen Sie Veränderung und neue Aufgaben nicht als Bedrohung, sondern als Herausforderung an!

RISIKOFAKTOR SOZIALE ISOLATION

Ein sehr wichtiger Faktor für ein glückliches und erfülltes Leben ist das Vorhandensein eines funktionierenden und stabilen sozialen Netzwerks. Gefühle von Einsamkeit oder sozialer Isolation gehören zu den häufigsten Gründen für »emotionalen Stress«. Schon vor mehreren Jahrzehnten wurde in Studien gezeigt, dass Menschen, die in sozialer Isolation leben oder sich isoliert fühlen, häufiger einen Herzinfarkt bekommen und dass Menschen, die ihre Gefühle, Ängste und Sorgen niemandem mitteilen können, ein erhöhtes Erkrankungs- und Sterberisiko aufweisen. Soziale Isolation ist also ein ganz bedeutender Risikofaktor.

Wieso fällt es manchen Menschen offensichtlich schwerer als anderen, wertvolle und dauerhaft tragfähige soziale Bindungen aufzubauen? Viele Kardiologen (wie Dean Ornish, der dies in seinem Klassiker »Revolution in der Herztherapie« sehr treffend beschreibt) beobachten bei Herzinfarktpatienten häufig wiederkehrende Einstellungen und Lebensauffassungen. Viele Infarktpatienten fühlen sich isoliert und wünschen sich mehr Nähe und Intimität. Nach dem tief in vielen von ihnen verankerten Leistungsprinzip, denken sie, sie hätten einen Mangel, den sie nur kompensieren können, indem sie etwas Besonderes werden, erreichen oder leisten, um sich so die Liebe von anderen Menschen zu »verdienen«.

Das Paradoxe ist: Wir sehnen uns nach Dingen, von denen wir glauben, dass sie uns die Liebe und Anerkennung anderer Menschen einbringen, damit wir uns wieder »zugehörig« fühlen und unsere Einsamkeit und Isolation überwinden können. Aber selbst wenn wir diese Dinge erreichen, bringen sie uns fast nie dauerhafte Zufriedenheit. Im Gegenteil: Erfolg kann sogar Neid, Eifersucht und Missgunst anderer bewirken und daher unsere Isolation sogar noch verstärken. Wir denken meist unterbewusst, wir müssten besonders toll, erfolgreich und außergewöhnlich sein, um uns die Anerkennung, Liebe und Zuneigung anderer Menschen zu verdienen. Genauer betrachtet, versuchen wir also, anderen nahezukommen, indem wir uns von ihnen abheben, etwas Besonderes sein wollen. Im Endeffekt isolieren wir uns also von den Menschen, deren Verbundenheit und Nähe wir eigentlich suchen.

Zwanghaft leistungsorientierte Personen beziehen ihren Selbstwert häufig fast ausschließlich aus ihren Leistungen. Aus die-

TIPP
EIGENARTEN MACHEN EINZIGARTIG

Horchen Sie mal in sich selbst hinein! Wenn Sie Ihren Kopf mal außen vor lassen und sich auf Ihr Gefühl konzentrieren, dann werden Sie feststellen, dass es nicht unbedingt die hypererfolgreichen »Karriereüberflieger« sind, zu denen wir uns emotional hingezogen fühlen (auch wenn wir sie auf intellektueller Ebene bewundern). Es ist vielmehr das Menschliche, es sind die kleinen Fehler und Eigenarten, die wir an anderen Menschen mögen und die auch uns einzigartig machen.

sem ständigen Ansporn heraus sind sie meist auch überdurchschnittlich erfolgreich, aber oft fällt es ihnen schwer, sich an dem Erreichten auch längere Zeit zu erfreuen. Immer wieder aufs Neue meinen sie, sich durch neue Leistungen beweisen zu müssen – eine niemals versiegende Quelle von Dauerstress, die irgendwann in Burn-out, Zynismus und Frustration enden kann.

BEFREIEN SIE SICH AUS DER ISOLATION!

Falls Sie das Gefühl haben, dass einiges von dem gerade Beschriebenen auch auf Sie zutrifft, dann werden Sie aktiv! Treten Sie aus Ihrer Komfortzone heraus und gehen Sie auf Menschen zu, überwinden Sie Ihre Isolation, das macht Sie nicht nur sehr viel glücklicher, sondern reduziert sogar Ihr Risiko für einen vorzeitigen Tod, wie mehrere Studien nachweisen konnten.

SOZIALE NETZWERKE NUTZEN

Gleichgesinnte Menschen zu finden war noch nie so einfach wie heute in Zeiten des Internets. Auch wenn viele (teilweise zu Recht) die Verdrängung echter menschlicher Kontakte durch soziale Netzwerke wie Facebook und Co. beklagen, bietet Ihnen das Netz unglaubliche Möglichkeiten, Menschen auch im realen Leben kennenzulernen. Ich selbst habe einen Großteil meines »Dr.-Heart-Teams« online über Facebook-Gruppen und andere Netzwerke gefunden, und nun arbeiten wir ganz »real« im wahren Leben zusammen an unserem Projekt.
Eine wunderbare Möglichkeit, aus der Isolation herauszutreten und anderen (vor allem aber auch sich selbst!) etwas Gutes zu tun, ist soziales Engagement! Anderen Gutes zu

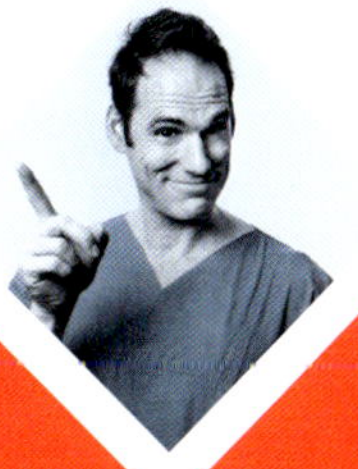

TAKE HOME MESSAGE

Der Mensch ist ein soziales Tier! Überwinden Sie Ihre Einsamkeit, gehen Sie raus aus Ihrer Komfortzone, engagieren Sie sich in einem Verein oder für andere Menschen, für sinnvolle Projekte oder das Allgemeinwohl! Und erfahren Sie, wie gut dies vor allem auch Ihnen tut.

tun tut Ihnen gut! Wer kennt es nicht, das Gefühl, dass Geben und Schenken oftmals mehr Freude schenkt, als selbst beschenkt zu werden. Engagieren Sie sich in einem Ehrenamt, in der Nachbarschaft oder da, wo Sie gebraucht werden. Bedarf für Ihre Hilfe und Ihre wie auch immer gearteten Fähigkeiten (und wenn es »nur« Ihre Zeit, Ihr Engagement und Ihr Mitgefühl sind) gibt es an allen Ecken und Enden, und Sie werden rasch merken, wie heilsam der Umgang und das Miteinander mit anderen Menschen sind und wie gut es tut, etwas Sinnstiftendes zu tun und für andere Menschen von Bedeutung zu sein.
Probieren Sie etwas Neues aus! Wann haben Sie das letzte Mal etwas zum ersten Mal gemacht? Es gibt nichts Gutes, außer man tut es! Anregungen, Adressen und Links finden Sie in Kapitel 4 und im Anhang.

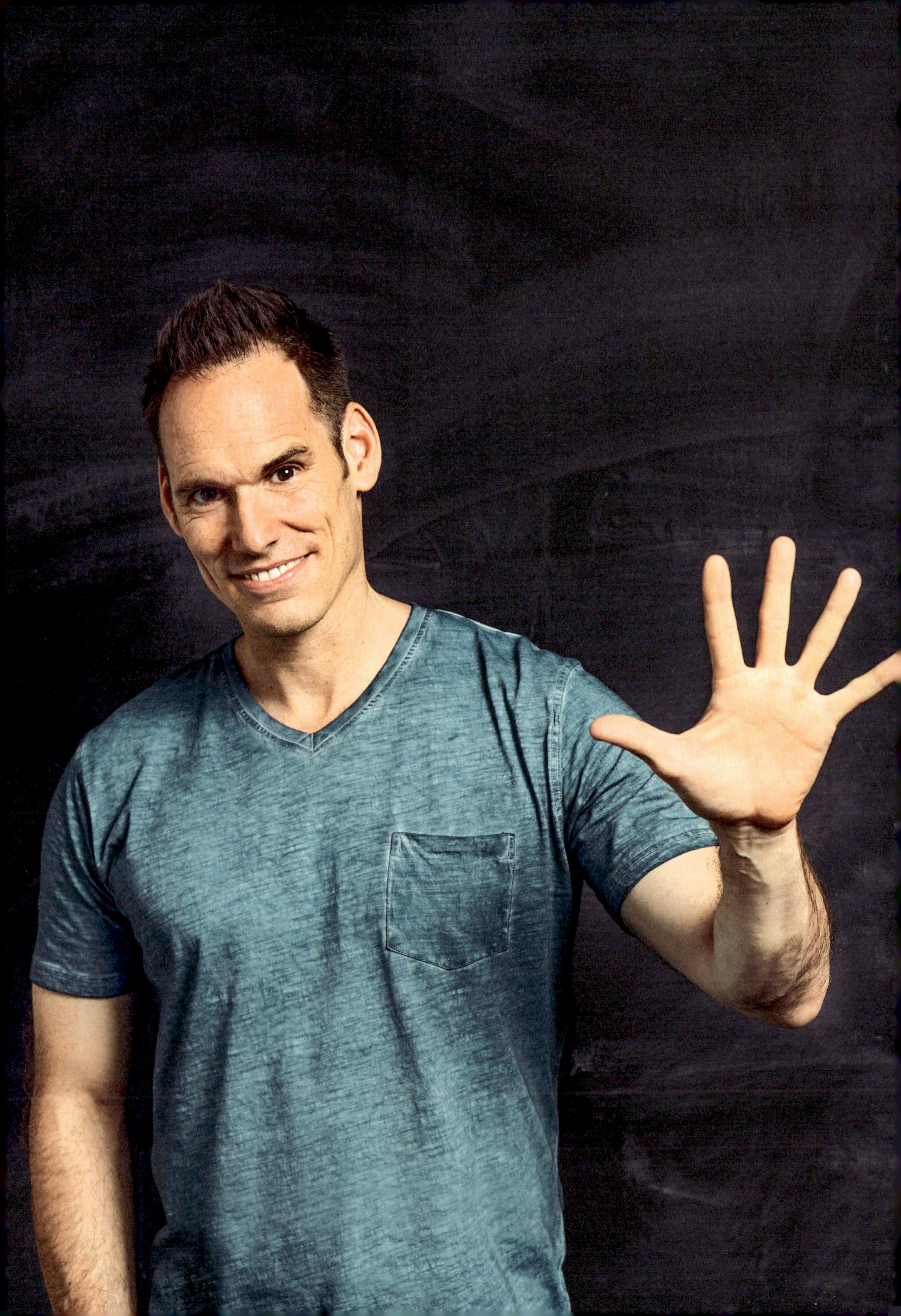

4

FÜNF-PUNKTE-PLAN FÜR IHR **NEUES LEBEN**

Es gibt nichts Gutes, außer man tut es! Nachdem Sie nun schon so weit gekommen sind und sich durch die aufmerksame Lektüre dieses Buches fundiertes Wissen zugelegt haben, finden Sie hier konkrete Hilfestellungen für den Einstieg in Ihr neues, herzgesundes Leben!

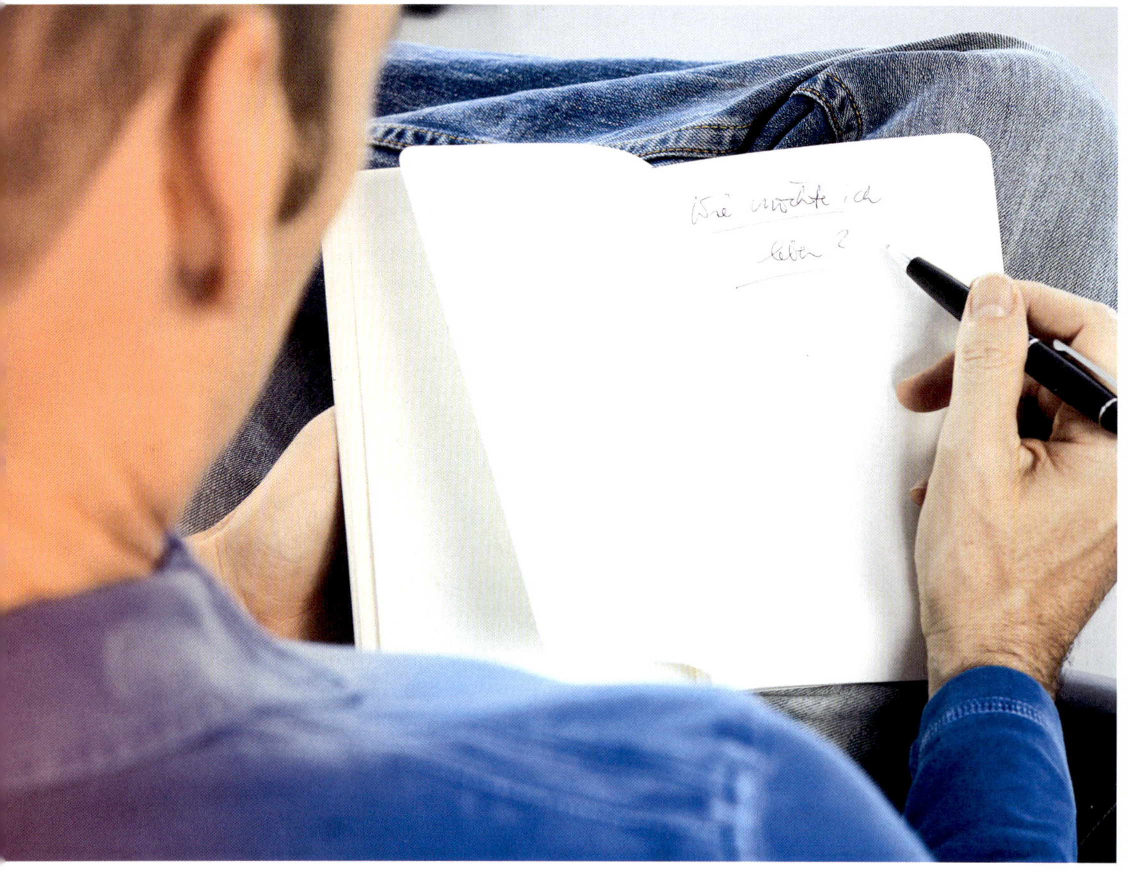

DER FAHRPLAN

Jetzt ist sie da, die Stunde der Wahrheit! Jetzt ist es an Ihnen, Entscheidungen zu treffen, die Ihr Leben verändern werden. Und wenn ich Entscheidungen sage, dann meine ich echte Entscheidungen, keine Absichtserklärungen oder losen Pläne. Die Entscheidungen, von denen wir hier reden, sind Beschlüsse, die Sie nach reiflicher Überlegung unter Abwägen möglicher Konsequenzen und von Vor- und Nachteilen für sich und gegebenenfalls auch mitbetroffene Mitmenschen (daher auch in gemeinsamer Absprache) treffen und die dann, einmal getroffen, auch nicht mehr angezweifelt, sondern wirklich von Ihnen umgesetzt werden. Die Erfahrung und auch Studien zeigen, dass sich hierbei die Erfolgsaussichten erhöhen, je konkreter Sie Ihre Ziele ausarbeiten und zeitlich festlegen. Daher sollten Sie in den nachfolgenden Zieltabellen wirklich alle Punkte bedenken und schriftlich festhalten.

SCHRITT 1: WO STEHE ICH? EINE BESTANDSAUFNAHME

Eine erfolgreiche »Trendwende« beginnt mit einer ehrlichen Bestandsaufnahme des Status quo: Was sind die Faktoren in Ihrem Leben, die zur Entwicklung Ihrer Erkrankung geführt oder sie zumindest begünstigt haben könnten? Wie steht es mit Ihrer Lebenszufriedenheit insgesamt? Sind Sie mit sich und Ihrer Lebenssituation im Einklang, oder gibt es da auch Stimmen der Resignation, Frustration, Verzweiflung und Enttäuschung? Haben Sie sich Ihr Leben im Wesentlichen so vorgestellt, wie Sie es jetzt führen? Oder herrscht das Gefühl vor, ständig nur äußeren Anforderungen und Erwartungen genügen zu müssen, sodass Sie eher eine Ihnen zugeschriebene Rolle erfüllen? Haben Sie das Gefühl, sich in Ihrem Leben nach Ihren Wünschen, Werten und Talenten verwirklichen zu können? Oder gehören Sie auch zu den Menschen, die viel zu oft Ja sagen, obwohl sie eigentlich Nein meinen?

Natürlich ist das Leben kein Ponyhof. Und Phasen, in denen man die eigenen Bedürfnisse hintanstellt, gehören zum Leben dazu. Viele Menschen haben aber das frustrierende Gefühl, eher vom Leben gelebt zu werden, als dass sie ihr Leben aktiv gestalten. Ich schlage daher vor, dass wir unsere unterschiedlichen Lebensbereiche einmal ehrlich beleuchten und hinterfragen, um zu sehen, in welchen Bereichen wir schon ganz gut aufgestellt sind und wo es noch Nachholbedarf gibt. Zur Bestandsaufnahme finde ich drei Fragen (siehe Tipp) recht hilfreich. Und wenn Sie so richtig im Flow sind, können Sie Ihre Analyse systematisch weiterführen. Zu jedem Schritt Ihres Fahrplans gibt es im Folgenden einen exklusiven Videoclip, mit dem ich Sie auf Ihrem neuen Lebensweg mit meiner Motivation und einigen Tipps unterstützen will. Die Coaching-Videos finden Sie hier: **www.gu.de/dr-heart.** Wenn Sie noch tiefer in bestimmte Themen einsteigen wollen, erwarten Sie viele weitere Filme und zahlreiche Informationen auf meiner Website dr-heart.de, und natürlich finden Sie mich auch auf Youtube und Facebook.

TIPP
PERSÖNLICHES BRAINSTORMING

Nehmen Sie sich ein wenig Zeit, machen Sie sich eine schöne Tasse Tee, und ziehen Sie sich mit einem Blatt Papier und einem Stift an einen ruhigen, ungestörten Platz zurück. Beantworten Sie dann die folgenden Fragen.

> Was läuft beruflich und privat gut in meinem Leben? Was könnte besser laufen? Welche Dinge setzen mich häufig unter Druck oder erzeugen Stress?
> Was sind meine Grundüberzeugungen und Erwartungen, meine »Glaubenssätze« in Bezug aufs Leben? Mit welchen Denkmustern schaffe ich mir vielleicht selbst einen Großteil meines Stresserlebens?
> Was sind meine derzeitigen Kraft- und Regenerationsquellen? Wie kann ich sie öfter nutzen? Welche Tätigkeiten bereiten mir echte Freude?

STATUS QUO BERUFSLEBEN

Nehmen Sie sich ein wenig Zeit und reflektieren Sie über Ihre Zufriedenheit im Beruf: Fühlen Sie sich von Ihrer Arbeit erfüllt, oder entspricht sie nicht Ihren Wünschen und Bedürfnissen? Die folgenden Fragen sind als Anregung zu einer tiefer gehenden Analyse Ihrer beruflichen Situation gedacht.

Können Sie den Aussagen im ersten Teil der Tabelle zustimmen, scheinen Sie beruflich ganz gut aufgestellt zu sein. Wenn Sie eher mit den Aussagen im zweiten Teil der Tabelle übereinstimmen, ist es vielleicht Zeit für berufliche Veränderungen (Beispiele finden Sie unter Schritt 5 ab Seite 148).

STATUS QUO BERUFSLEBEN	STIMME VOLL ZU.	STIMME ZUM TEIL ZU.	STIMME NICHT ZU.
Ich gehe gern zu meiner Arbeit.			
Ich habe das Gefühl, grundsätzlich etwas Sinnvolles zu tun.			
Ich denke, dass meine Arbeit einen positiven Einfluss auf das Leben anderer Menschen hat.			
Die Zusammenarbeit im Kollegenkreis ist respektvoll und bereichernd.			
Ich habe das Gefühl, für meine Arbeit genug Wertschätzung zu bekommen.			
Die Unternehmensziele sind für mich klar verständlich und konform mit meinen eigenen Werten.			
Ich fühle mich von meiner Arbeit gefordert, aber nicht überfordert.			
Meine Ideen und Kreativität kann ich in meiner Arbeit zum Ausdruck bringen.			
Meine Arbeit ermöglicht mir Weiter- und Fortbildung, persönliche und fachliche Entwicklungsmöglichkeiten.			
Ich empfinde mein Gehalt/meinen Verdienst als gerecht und angemessen.			

STATUS QUO BERUFSLEBEN	STIMME VOLL ZU.	STIMME ZUM TEIL ZU.	STIMME NICHT ZU.
An den meisten Tagen in der Woche muss ich mich eher zur Arbeit schleppen.			
Meine Arbeit langweilt mich.			
Mich stören die langen Arbeitswege.			
Meine vielen Dienstreisen belasten mich sehr.			
Ich habe das Gefühl, mich in meiner Arbeit nicht verwirklichen zu können.			
Ich vermisse oft die Unterstützung von Vorgesetzten und/oder Kollegen.			
Für meine Arbeit bekomme ich nicht genug/keine Wertschätzung.			
Ich arbeite ständig unter Zeitdruck.			
Die ständige Erreichbarkeit durch Handy etc. belastet mich.			
Ich fühle mich durch Umstrukturierungen und Einführung neuer Technologien überfordert.			
Ich fühle mich oft fachlich überfordert.			
Es fällt mir schwer, nach der Arbeit abzuschalten.			
Ich neige dazu, To-do-Listen anzufertigen, die fast nie zu schaffen sind.			
Ich verliere mich bei der Arbeit oft in Kleinigkeiten.			
Ich fühle mich bei der Arbeit oft gestresst, weil ich es immer allen recht machen will.			
Ich finde mein Gehalt/meinen Verdienst nicht angemessen.			
Ich habe nicht das Gefühl, dass meine Arbeit irgendeinen positiven Effekt im Leben anderer Menschen bewirkt.			

STATUS QUO PRIVATLEBEN UND LEBENSFÜHRUNG

Szenenwechsel: vom Berufs- ins Privatleben. Sind Sie glücklich mit Partnerin/Partner, Kindern und Familie, oder läuft hier vielleicht schon längere Zeit schleichend einiges aus dem Ruder? Haben Sie ein soziales Netzwerk, auf das Sie bauen können und das Sie auch pflegen? Wie steht es mit Ihrer persönlichen Entwicklung, und können Sie Ihre Wünsche und Bedürfnisse ausleben?

Gehen Sie einigen dieser Fragen nach. Auch hier gilt wieder: Wenn Sie den Aussagen in der ersten Tabellenhälfte größtenteils zustimmen können, dann scheint sehr vieles gut zu laufen. Finden Sie sich eher von den Aussagen der zweiten Tabellenhälfte angesprochen, ist es Zeit, aktiv zu werden und – gegebenenfalls gemeinsam mit Ihrem Partner/Ihrer Partnerin – etwas zu verändern.

STATUS QUO PRIVATLEBEN UND LEBENSFÜHRUNG	STIMME VOLL ZU.	STIMME ZUM TEIL ZU.	STIMME NICHT ZU.
In meiner Partnerschaft fühle ich mich geborgen und verstanden.			
Ich habe (aus meiner Sicht) genug Zeit für meine Partnerschaft/Familie.			
In meiner Partnerschaft/Familie kann ich mich richtig fallen lassen und Energie tanken.			
Ich habe einen Kreis von Freunden, mit denen ich mich emotional stark verbunden fühle und auf die ich mich stets verlassen kann.			
Ich verbringe regelmäßig Zeit mit Freunden.			
In meinem Privatleben finde ich den nötigen Ausgleich zu meinen beruflichen Belastungen.			
Ich gehe regelmäßig meinen außerberuflichen Interessen und Hobbys nach.			
Nach der Arbeit komme ich gerne (zum Beispiel zu meiner Familie) nach Hause.			
Ich bin in meinem Leben von Menschen umgeben, die mich unterstützen und inspirieren.			

STATUS QUO PRIVATLEBEN UND LEBENSFÜHRUNG	STIMME VOLL ZU.	STIMME ZUM TEIL ZU.	STIMME NICHT ZU.
Ich lache häufig und herzlich aus voller Brust.			
Insgesamt bin ich mit meiner jetzigen Lebenssituation sehr zufrieden.			
Ich habe das Gefühl, die Dinge in meinem Leben entwickeln sich im Großen und Ganzen in die richtige Richtung.			
Ich habe das Gefühl, mich in meinem Leben nach meinen Wünschen, Bedürfnissen und Werten zu verwirklichen.			
Ich habe das Gefühl, meine Beziehung schon lange Zeit vernachlässigt zu haben.			
Ich habe das Gefühl, von meinem Partner/meiner Partnerin nicht verstanden zu werden.			
Andauernde familiäre und/oder partnerschaftliche Konflikte belasten mich.			
Ich leide unter den vielen Streitigkeiten in meinem privaten Umfeld.			
Ich weiß gar nicht mehr genau, wann ich meine Freunde das letzte Mal getroffen habe.			
Die Rede auf meiner Beerdigung würde ich mir nicht so gerne anhören.			
Ich bin meistens viel zu unmotiviert, noch etwas Besonderes zu unternehmen, und hänge häufig nur auf dem Sofa vor dem Fernseher rum.			
Ich fühle mich oft einsam.			
In meinem Leben vermisse ich Intimität und Geborgenheit.			
In meinem Leben gibt es wenig Dinge, die mir wirklich Freude bereiten.			
Ich habe das Gefühl, die Dinge in meinem Leben nicht unter Kontrolle zu haben.			

GRUNDÜBERZEUGUNGEN, ERWARTUNGEN UND GLAUBENSSÄTZE

Die meisten von uns schleppen – meist unbewusst – belastende und wenig förderliche Überzeugungen von sich und der Welt mit sich herum. Derartige »limitierende« und oftmals Stress erzeugende Glaubenssätze zu identifizieren und durch dauerhaftes »Training« sinnvollerer Gedankengänge in positive Glaubenssätze zu verwandeln kann ein sehr lohnenswerter Weg sein. Schauen Sie mal durch …

GRUNDÜBERZEUGUNGEN, ERWARTUNGEN UND GLAUBENSSÄTZE	STIMME VOLL ZU.	STIMME ZUM TEIL ZU.	STIMME NICHT ZU.
POSITIVE GLAUBENSSÄTZE			
Gut ist meist auch gut genug.			
Weniger ist oft mehr.			
Fehler zu machen gehört dazu. Wichtig ist, daraus zu lernen.			
Ich vertraue auf meine Fähigkeiten; ich habe es bislang noch immer geschafft.			
Ich weiß, was ich kann.			
Es ist vollkommen normal, dass nicht immer alles glatt läuft.			
Für jedes Problem gilt: Auch das zieht vorüber …			
Was ich nicht ändern kann, versuche ich zu akzeptieren.			
Ich muss nicht alles planen und kontrollieren.			
Ohne mich geht es auch.			
Ich darf auch mal Arbeit/Aufgaben delegieren/abgeben.			
Auch wenn ich nicht weiß, was auf mich zukommt, versuche ich gelassen zu bleiben.			

GRUNDÜBERZEUGUNGEN, ERWARTUNGEN UND GLAUBENSSÄTZE	STIMME VOLL ZU.	STIMME ZUM TEIL ZU.	STIMME NICHT ZU.
Risiko gehört zum Leben dazu.			
Mal sehen, was diese neue Situation/Aufgabe Gutes bereithält.			
Dinge, die mich stören, kann ich verändern.			
NEGATIVE GLAUBENSSÄTZE			
Ich fühle mich nur wohl, wenn die Arbeit 110-prozentig erledigt ist.			
Es ist mir sehr wichtig, wie andere Menschen über mich denken.			
Ich darf andere Menschen nicht enttäuschen.			
Ich will es ständig allen Menschen recht machen.			
Ich muss immer stark sein, damit alles funktioniert.			
Ich darf mir keine Fehler erlauben.			
Gefühle zu zeigen ist ein Zeichen von Schwäche.			
Wenn du willst, dass etwas gut gemacht wird, dann mach es am besten selbst!			
Ich bin nicht gut genug (nicht schlau/gebildet/schön ... genug).			
Ich kann das nicht.			
Bestimmt werde ich scheitern/versagen.			
Wenn es darauf ankommt, habe ich immer Pech.			
Ich habe das nicht verdient.			
Die Welt meint es nicht gut mit mir.			
Ich bin das Opfer meiner Umstände.			
Was mir leichtfällt, kann nicht gut, kann nicht von Bedeutung sein.			

REGENERATIONS- UND KRAFTQUELLEN

Nun eine eingehendere Analyse Ihrer »regenerativen Stresskompetenzen«. Woraus können Sie immer wieder verlässlich Kraft ziehen, und wie schaffen Sie es, Ihren »Akku aufzuladen«? Was sind Ihre kleinen Ruhepole im hektischen Alltag, mit denen Sie sich immer wieder erden können? Je mehr der folgenden Aussagen aus der Liste auf Sie zutreffen, desto besser sind Sie in diesem Bereich bereits aufgestellt. Los geht's!

REGENERATIONS- UND KRAFTQUELLEN	STIMME VOLL ZU.	STIMME ZUM TEIL ZU.	STIMME NICHT ZU.
Ich jogge regelmäßig und kann dabei herrlich abschalten.			
Ich kann mich beim Fußball (Tennis, Handball etc.) mit meinen Freunden/Freundinnen super auspowern, und danach genieße ich das lockere Beisammensein und unsere Gespräche.			
Regelmäßiges Yoga (Pilates, autogenes Training, Meditieren etc.) ist für mich ein stabilisierender Ruhepol.			
Nach einem anstrengenden Tag nehme ich meistens ein heißes Bad mit Kerze und Räucherstäbchen und kann dann herrlich entspannen.			
Die Saunarunde mit meinen Freunden/Freundinnen ist für mich ein wahrer Jungbrunnen und Entspannung pur.			
Ich genieße meine regelmäßigen Spaziergänge oder Wanderungen in der Natur mit meinem Partner/meiner Partnerin.			
Beim Spielen mit den Kindern empfinde ich große Freude und Glück, und ich vergesse meistens die Probleme im Job.			
Beim Salsa (Merengue, Cha-Cha-Cha, Walzer, Standardtanzen etc.) vergesse ich die Zeit, lasse mich von der Musik treiben und lerne häufig nette Menschen kennen.			

REGENERATIONS- UND KRAFTQUELLEN	STIMME VOLL ZU.	STIMME ZUM TEIL ZU.	STIMME NICHT ZU.
Ich liebe es, ins Kino (Theater, Oper, Museum, Ausstellungen etc.) zu gehen.			
Beim Musizieren kann ich komplett abschalten.			
Ich koche regelmäßig und habe Freude daran, immer wieder neue Gerichte auszuprobieren.			
Die ehrenamtliche Arbeit (zum Beispiel im Flüchtlingsheim, bei den Lesepaten, im Tierschutzverein etc.) gibt mir eine innere Zufriedenheit.			
Ich bin im Verein engagiert und fühle mich mit meinen Vereinsfreunden verbunden.			
Ich finde Kraft in meinem Glauben.			
Sonntags liebe ich es, ausgiebig zu frühstücken und dann in Ruhe die Zeitung zu lesen oder auch einfach mal nur auf dem Sofa zu dösen und gar nichts zu tun.			
Ich kann wunderbar und ohne schlechtes Gewissen nichts tun.			
Für mich ist das körperliche Arbeiten draußen im Garten eine Kraftquelle.			
Nach einem stressigen Arbeitstag höre ich meine Lieblingsmusik und kann damit herrlich abschalten.			
Bei der Arbeit achte ich auf regelmäßige Pausen.			
Ich lese gerne stundenlang und kann dann in andere Welten abtauchen.			
In meinen Urlauben kann ich immer wieder schön auftanken.			
Ich schlafe gut und ausreichend viel.			
Am liebsten sitze ich im Café, lese Zeitung und beobachte das rege Treiben.			

»Das Schwierigste am Leben ist es, Herz und Kopf dazu zu bringen, zusammenzuarbeiten. In meinem Fall verkehren sie noch nicht einmal auf freundschaftlicher Basis.«

Woody Allen

SCHRITT 2: WO WILL ICH HIN? ZIELE UND MOTIVATION

Nachdem Sie sich jetzt schon so weit in diesem Buch vorgearbeitet haben, ist es an der Zeit, sich zurückzulehnen, tief durchzuatmen und das große Ganze ins Visier zu nehmen. Was ist Ihnen in Ihrem Leben wirklich wichtig? Was sind die Werte, die Ihnen tatsächlich am Herzen liegen? Gibt es etwas, was Sie in Ihrem Leben unbedingt erreichen wollen? Gibt es Menschen oder Projekte, die Sie gerne auf Ihrem Lebensweg weiter begleiten und unterstützen wollen? Was für ein Leben wollen Sie führen?

Je klarer Sie diese Fragen für sich beantworten und bestenfalls sogar visualisieren, desto besser werden Sie Ihre Ziele erfolgreich realisieren können. Hilfreich ist es hierbei, seine Ziele nach der SMART-Technik zu planen und auszuformulieren.

SMART STEHT FÜR …

S pezifisch: Formulieren Sie Ihr Ziel so konkret, eindeutig und präzise wie möglich. Also nicht: »Ich möchte mich in Zukunft gesünder ernähren.« Sondern: »Ich beschließe, ab sofort auf Softdrinks und Fertiggerichte zu verzichten, meinen Fleischkonsum auf zweimal pro Woche zu reduzieren und dreimal pro Woche selbst zu kochen.« Sehr hilfreich ist es auch, wenn Sie Ihren Zielzustand visualisieren; malen Sie sich ein Bild von Ihrem Wunschzustand vor Ihrem geistigen Auge aus, zum Beispiel im Rahmen von Meditationen oder vor dem Einschlafen.

M essbar: Formulieren Sie Ihr Ziel so, dass Sie es eindeutig überprüfen können. Was ist das messbare Erfolgskriterium? Also nicht bloß: »Ich will mehr Sport machen.« Sondern: »Ich melde mich bis zum Ende dieser Woche in der Laufgruppe an und werde am Stichtag x den Hanselauf unter der Zeit von 2 Stunden und 37 Minuten bestreiten.«

A ttraktiv: Je attraktiver Sie sich Ihr Ziel gestalten und je mehr Vorfreude es Ihnen bereitet, desto höher sind Ihre Erfolgsaussichten. Formulieren Sie deswegen Ihr Ziel positiv, und benutzen Sie keine Verneinungen. Also nicht: »Ich werde mich nach der Arbeit nicht mehr auf die Couch vor den Fernseher legen.« Sondern: »Nach der Arbeit werde ich mir an drei Tagen in der Woche die Laufschuhe anziehen und eine dreiviertel Stunde draußen joggen gehen.«

R ealistisch: Sie können ein ehrgeiziges Ziel wählen, aber es muss realistisch für Sie erreichbar sein. Als kleinwüchsiger Jungsenior NBA-Basketball-Star werden zu wollen würde diesem Zielkriterium nicht entsprechen. Wichtig auch: Die Umsetzbarkeit des Zieles sollte nicht von anderen Menschen oder Umständen abhängen, sondern einzig von Ihnen. Ist das Ziel sehr groß, können Sie es auch in kleinere Teilziele zerlegen.

T erminiert: Wahrscheinlich das wichtigste Merkmal eines wirklichen Ziels: Bis zu welchem Stichtag soll Ihr Ziel erreicht sein? Also nicht: »Ich werde jetzt abnehmen.« Sondern besser: »Ich werde meine Ernährung dauerhaft so umstellen, dass ich bis zum Stichtag 31.10. stabil mein Wunschgewicht von 90 Kilogramm erreicht habe und mich damit einfach super fühle!«

AUF GEHT'S IN RICHTUNG ZIEL!

Die Tabellen auf den folgenden Seiten beziehen sich auf die Bereiche Ernährung, Sport und Bewegung, Wohlfühlen und Entspannung. Sie beinhalten jeweils eine Vielzahl an beispielhaften Zielen, aus denen Sie die für Sie passenden auswählen können. Passen Sie diese an Ihre Lebensrealität an, und schreiben Sie sie separat für sich auf. Füllen Sie die Spalten in Anlehnung an die Beispieltabellen mit Ihren persönlichen SMART-Kriterien aus. Also: Was ist das Ziel? Wie genau werde ich es erreichen? Bis wann? Wie erkenne ich, dass ich mein Ziel erreicht habe oder zumindest auf dem richtigen Weg bin? Die in den Tabellen aufgeführten Ziele sind nur (hoffentlich) anregende Beispiele, die Sie dazu inspirieren sollen, Ihre individuellen Ziele zu finden und dann vor allem umzusetzen und zu einem festen Bestandteil Ihres Lebens zu machen. Wie viele Ziele Sie in jedem der Bereiche angehen wollen, bleibt Ihnen überlassen. Je mehr Sie umsetzen können, desto größer wird der zu erwartende positive Effekt für Sie ausfallen. Auf der anderen Seite ist es entscheidend, dass Sie Ihre Ziele konsequent mit Spaß und Begeisterung verfolgen – nur so werden Sie dauerhaft erfolgreich sein. Fangen Sie am besten mit wenigen (zum Beispiel drei) Zielen in jedem Bereich an, und nehmen Sie sich dann die nächsten vor, wenn Sie merken, dass Sie mit den vorausgegangenen Zielen auf dem richtigen Weg sind.
Hier finden Sie das Coaching-Video Nummer 2, das Sie unter anderem mit einer geführten Visualisierung bei der Gestaltung Ihrer Ziele unterstützt: **www.gu.de/dr-heart**

DAS BEDEUTEN DIE ZEICHEN

Auf den folgenden Seiten finden Sie unterschiedliche Ziele zur Auswahl (die Sie natürlich um weitere persönliche Ziele ergänzen können). Kleine Zeichen erleichtern Ihnen die Orientierung. Und das bedeuten sie:

- ☐ Was genau ist mein Ziel?
- Wie erreiche ich mein Ziel?
- 14 Bis wann sollte ich es erreichen?
- Was ist mein Erfolgskriterium?

»Wenn man nicht weiß, welchen Hafen man ansteuert, ist kein Wind günstig.«

Seneca

SCHRITT 3: MEINE ERNÄHRUNGSZIELE

Nachdem Sie eine ehrliche Bestandsaufnahme zu Ihrem Status quo und Ihrer aktuellen Lebenssituation gemacht haben und die wichtigsten Eigenschaften wirklich guter Ziele kennen (Stichwort SMART), geht es jetzt ganz konkret weiter. Angepasst an Ihre Lebensrealität, Ihre eigenen Wünsche und Vorstellungen gestalten Sie sich jetzt Ihren persönlichen »Action-Plan« für Ihr neues Leben. Wir fangen an mit den Ernährungszielen. Stellen Sie Ihre Ernährung erfolgreich um, ohne Jo-Jo-Effekt und sehr schmackhaft! Hier geht's zum Coaching-Video Ernährungsziele: **www.gu.de/dr-heart**

☐ **ICH MELDE MICH ZU EINER ERNÄHRUNGSBERATUNG AN.**

Ich erkundige mich bei meinem Arzt, informiere mich im Internet und bei meiner Krankenkasse und melde mich dann an.

Innerhalb der nächsten zwei Wochen bis zum ________________ (Datum).

Ich werde viele wichtige Grundlagen über leckere und gesunde Ernährung verstehen und auf Dauer in meinen Alltag integrieren.

☐ **ICH ENTSCHEIDE MICH, WENIGER (ODER KEIN) FLEISCH ZU ESSEN.**

Ich werde pro Woche nur noch ___-mal (zum Beispiel 2-mal) Fleischgerichte essen.
Ich werde Bio- und Geflügelfleisch bevorzugen.

Ab sofort und dauerhaft.

Ich habe meinen Fleischkonsum auf ___ (zum Beispiel 2) Fleischgerichte pro Woche reduziert und esse dafür mehr Fisch und frisches Gemüse.

☐ **ICH STELLE MEINE ERNÄHRUNG AUF EINE ÜBERWIEGEND PFLANZLICHE KOST UM.**

Ich lese mich ein, informiere mich und mache einen Kochkurs.

Kochkurs bis zum ________________ (Datum eintragen).

Verbessertes Körpergefühl, Genuss und Spaß beim Kochen und Essen. Verbesserte Blutfettwerte.

☐ **ICH KOCHE MEHR SELBST UND VERZICHTE AUF FERTIGGERICHTE UND FAST FOOD.**

Ich kaufe mindestens ___-mal pro Woche frisches Gemüse und Obst ein und koche daraus ein leckeres und gesundes Gericht. Ich kaufe keine Fertiggerichte mehr ein.

Ab sofort und dauerhaft.

Spaß beim Kochen mit Freunden. Verbesserte Blutfettwerte.

☐ **ICH VERZICHTE AUF SOFTDRINKS BZW. REDUZIERE DEN KONSUM AUF ___-MAL PRO WOCHE.**

Ich kaufe keine Softdrinks mehr ein.

Ab sofort und dauerhaft.

Dauerhafter Gewichtsverlust.

☐ **ICH STELLE AUF VOLLKORNPRODUKTE UM.**

Ich bevorzuge Vollkornbrot, Vollkornpasta etc.

Ab sofort und dauerhaft.

Verbesserte Blutfettwerte.

☐ **ICH ESSE LANGSAMER UND GENUSSVOLLER.**

Ich genieße mein Essen bewusst und, sooft es geht, in guter Gesellschaft; ich kaue ausgiebig (jeden Bissen mindestens 30-mal) und lasse mich nicht durch Fernseher oder Smartphone ablenken.

Ab sofort und dauerhaft.

Ich habe wieder mehr Freude am Essen.
Ich esse weniger, da langsamer und mit Rücksicht auf mein Sättigungsgefühl.

☐ **ICH ACHTE AUF VERSTECKTE FETTE IN WURST, KÄSE, SAUCEN ETC.**

Ich mache es mir zur Angewohnheit, bei jedem Produkt die Nährwertangaben und den Fettanteil zu prüfen und fettarme, pflanzliche Alternativen zu bevorzugen.

Ab sofort und dauerhaft.

Dauerhafter Gewichtsverlust.
Verbesserte Blutfettwerte.

☐ **ICH ESSE WENIGER SÜSSIGKEITEN UND ZUCKER.**

Ich reduziere meinen Zuckerkonsum und ersetze zum Beispiel süße Snacks durch eine kleine Hand voll unbehandelter Nüsse.

Ab sofort und dauerhaft.

Dauerhafter Gewichtsverlust.
Verbesserte Blutfettwerte.
Reduktion der Heißhungerattacken auf Süßes.

☐ **ICH ERSETZE TIERISCHE (GESÄTTIGTE) FETTE DURCH PFLANZLICHE (UNGESÄTTIGTE) FETTE.**

Ich nutze fürs Kochen gesunde Pflanzenöle wie Rapsöl und für die kalte Küche Oliven-, Leinsamenöl und andere.

Ab sofort und dauerhaft.

Verbesserte Blutfettwerte.

SCHRITT 4: MEINE SPORT- UND BEWEGUNGSZIELE

Bringen Sie »Schritt für Schritt« mehr Aktivität in Ihren Alltag, und profitieren Sie von der wohltuenden Wirkung von Sport und Bewegung für Körper, Geist und Seele!

Lassen Sie sich von mir im Coaching-Video weiter motivieren, und ziehen Sie Ihre Laufschuhe an! Das Video finden Sie unter: **www.gu.de/dr-heart**

☐ **ICH LAUFE TÄGLICH ODER GEHE SPAZIEREN.**

Ich mache es mir zur Gewohnheit, jeden Tag nach dem Abendessen einen 15 Minuten langen Verdauungsspaziergang zu machen.

Ab sofort und dauerhaft.

Ich fühle mich gut und ausgeglichen.

☐ **ICH VERZICHTE AUF ROLLTREPPEN UND FAHRSTÜHLE.**

Bis auf absolute Ausnahmen laufe ich die Treppen.

Ab sofort und dauerhaft.

Ich fühle mich fitter.

☐ **ICH FAHRE RAD ODER LAUFE, STATT AUTO ZU FAHREN.**

Ich fahre folgende Strecken generell mit dem Fahrrad statt mit dem Auto (konkrete Beispiele, etwa Arbeitsweg, Weg zur Kita und weitere):

____

____

____

Ab sofort und dauerhaft.

Ich stabilisiere mein Gewicht und fühle mich wohler und fitter.

☐ **ICH GESTALTE MEINE ZEIT IN DER ARBEIT MIT MEHR AKTIVITÄT UND BEWEGUNG.**

Ich werde mir ein Headset kaufen und im Gehen telefonieren, meine Kunden zu Fuß vom Empfang abholen etc. Weitere Ideen:

____

____

____

Ab sofort und dauerhaft.

Ich fühle mich nach der Arbeit fitter.

☐ **ICH LERNE TANZEN.**

Ich erkundige mich nach Tanzkursen in meiner Nähe und melde mich an.

Innerhalb der nächsten ___ (zum Beispiel zwei) Wochen bis zum ______________ (Datum eintragen).

Ich habe Spaß am Tanzen und in der Gesellschaft mit anderen Menschen.

☐ **ICH MELDE MICH IN EINEM SPORTVEREIN ODER SPORTSTUDIO AN.**

Ich erkundige mich, probiere Verschiedenes aus und melde mich dann an.

Innerhalb der nächsten ___ (zum Beispiel vier) Wochen bis zum ______________ (Datum eintragen).

Ich habe Spaß an der Bewegung mit anderen Menschen und stabilisiere mein Gewicht.
Ich fühle mich wohler und fitter.

☐ **ICH TRETE EINER LAUFGRUPPE BEI.**

Ich informiere mich zum Beispiel übers Internet über bestehende Gruppen in meiner Nähe und melde mich dann an.

Innerhalb der nächsten ___ (zum Beispiel zwei) Wochen bis zum ______________ (Datum eintragen).

Ich gehe ___-mal (zum Beispiel 3-mal) pro Woche laufen.
Ich werde in einem Jahr einen Halbmarathon mitlaufen.

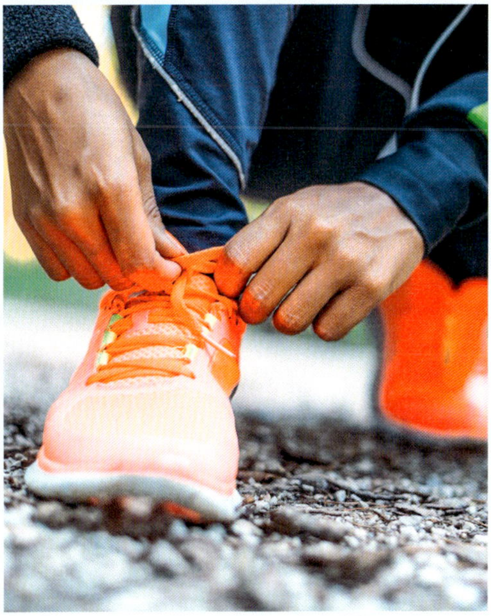

☐ **ICH SCHAFFE MIR EINEN HUND AN.**

Ich schaffe mir einen Hund aus dem Tierheim an und gehe 3-mal täglich Gassi.

Innerhalb der nächsten sechs Wochen.

Ich möchte meinen vierbeinigen Freund nicht mehr missen.

☐ **WEITERE SPORT- UND BEWEGUNGSZIELE – WERDEN SIE KREATIV!**

SCHRITT 5: MEINE ENTSPANNUNGS-, WOHLFÜHL- UND LEBENSZIELE

Der letzte Schritt ist der umfassendste und anspruchsvollste: Wie rücke ich meinen derzeitigen Stressoren auf den Pelz? Was genau werde ich unternehmen und bis wann? Wer oder was kann mir dabei behilflich sein? Wo tanke ich Kraft? Wie möchte ich mein Leben weiterführen? Was möchte ich in Zukunft anders machen? Mit welchen Menschen will ich gern mehr Zeit verbringen? Welche Projekte reizen mich? Wofür möchte ich mich engagieren?

Fragen über Fragen, bringen wir etwas Ordnung hinein. Die folgenden Beispiele können Sie wieder für Ihre eigenen Ziele nutzen und entsprechend anpassen. Gestalten Sie sich auch hier wieder nach den SMART-Kriterien Ihre ganz eigenen Ziele und halten Sie diese schriftlich in Ihrem Zieltagebuch fest! So können Sie regelmäßig überprüfen, wie viel Sie schon erreicht haben. Viel Spaß!
Und hier geht's zum Coaching-Video: **www.gu.de/dr-heart**

MEIN »INSTRUMENTELLES« STRESSMANAGEMENT: STRESS BEI DER ARBEIT UND PRIVAT VERMEIDEN (BEISPIELE)

☐ **ICH VERSUCHE, MEIN ARBEITSKLIMA ZU VERBESSERN.**

Ich verabrede einen Gesprächstermin mit meinem Chef oder (zum Beispiel) einem »problematischen« Kollegen.

Innerhalb der nächsten ___ (zum Beispiel zwei) Wochen bis zum ______________ (Datum eintragen).

Ich gehe wieder mit mehr Freude zur Arbeit.
Ich fühle mich bei der Arbeit weniger gestresst und bin nach der Arbeit nicht mehr so ausgebrannt.

☐ **ICH REDUZIERE MEINE ARBEITSZEIT.**

Ich erkundige mich über ein reduziertes Arbeitszeitmodell in meinem Betrieb.
Ich verabrede einen Gesprächstermin mit meinem Chef.
Ich bespreche mein Anliegen mit meinem Geschäftspartner.

Innerhalb der nächsten ___ (zum Beispiel zwei) Wochen bis zum ______________ (Datum eintragen).

Ich fühle mich entspannter und erholter.
Ich kann in der reduzierten Arbeitszeit mit mehr Freude effektiver arbeiten.
Ich habe mehr Zeit für die vielen anderen schönen Dinge im Leben.

☐ **ICH REDUZIERE MEIN ARBEITSPENSUM.**

Ich gebe Aufgabenbereiche an Kollegen ab und lerne zu delegieren.
Ich plane für Standardprojekte grundsätzlich 20 Prozent mehr Zeit ein.
Ich nehme weniger Aufträge an.

Delegieren: Gesprächstermin mit dem Chef und Kollegen innerhalb der nächsten zwei Wochen.
Einplanen von Mehrzeit: ab sofort.
Weniger Aufträge: ab sofort.

Ich arbeite mit weniger Zeitdruck.

☐ **ICH ENTSPANNE MEIN ZEITMANAGEMENT.**

Ich stehe jeden Tag 15 Minuten früher auf und plane mehr Zeit für Frühstück und Arbeitsweg ein.

Ab sofort.

Ich bin morgens weniger gehetzt und beginne den Arbeitstag entspannt.

☐ **ICH PLANE PAUSEN UND PUFFERZEITEN IN DEN ARBEITSTAG MIT EIN.**

Ich plane kurze Arbeitspausen fest alle 90 Minuten ein.
Bei meiner Arbeitszeitplanung halte ich einen Zeitpuffer für unerwartete Aufgaben bereit.

Arbeitspausen einplanen: ab sofort.
Zeitpuffer einplanen: ab sofort.

Ich arbeite effektiver und gerate nicht so schnell in Stress.

☐ **ICH BILDE MEINE FACHLICHEN KOMPETENZEN FORT.**

Ich besuchen eine Fort-/Weiterbildung (zum Beispiel Umgang mit neuen Medien/sozialen Netzwerken etc.).

Ich erkundige mich über passende Fort- oder Weiterbildungsangebote innerhalb der nächsten zwei Wochen bis zum ________________ (Datum eintragen) und absolviere eine Fort- oder Weiterbildung innerhalb der nächsten drei Monate.

Ich fühle mich wieder fachlich kompetenter und dadurch selbstsicherer und weniger gestresst bei der Arbeit.

☐ **ICH REDUZIERE »BEZIEHUNGSSTRESS«.**

Mein Partner/meine Partnerin und ich planen feste Zeiten für gemeinsame Aktivitäten und Gespräche ein.
Wenn es erforderlich ist: Wir beginnen eine Paar- oder Familientherapie.

Zeit für Gemeinsamkeit: zum Beispiel ab sofort jeden Freitag ab 19 Uhr, beginnend mit einem schönen Dinner.
Therapie: Wir erkundigen uns über passende Angebote innerhalb der nächsten zwei Wochen bis zum ________________ (Datum eintragen) und beginnen eine Therapie zum nächstmöglichen Zeitpunkt.

Konflikte werden durch frühzeitiges Kommunizieren entschärft; dadurch wird Stress reduziert.
Wir »retten« unsere Beziehung. Oder kommen zu dem gemeinsamen Entschluss, dass eine Trennung der bessere Weg ist.

☐ **ICH STÄRKE MEIN SOZIALES NETZWERK.**

Ich verabrede eine regelmäßige Saunarunde (Fußball-, Theatergruppe etc.) mit Freundinnen oder Freunden.
Ich reaktiviere eine leider etwas »eingeschlafene« Beziehung zu einem mir sehr wichtigen Menschen.

Treffen mit Freunden: Ich schicke innerhalb der nächsten zwei Wochen eine E-Mail an meine Freundinnen oder Freunde (oder rufe sie an) und beginne die Aktivität innerhalb der nächsten zwei Monate.
Beziehung reaktivieren: Ich kontaktiere ________________ (Person) innerhalb der nächsten zwei Wochen bis zum ________________ (Datum eintragen) und verabrede ein Treffen.

Belastende Situationen im Alltag werden regelmäßig geteilt und besprochen, Lösungen gemeinsam »erarbeitet«, Stress reduziert.
Ich genieße die Zeit mit mir wichtigen Menschen.

☐ **WEITERE ZIELE – WERDEN SIE KREATIV!**

MEIN »MENTALES« STRESSMANAGEMENT: FÖRDERLICHE EINSTELLUNGEN UND BEWERTUNGSMUSTER (BEISPIELE)

☐ **ICH ÜBERPRÜFE MEINE ÜBERHÖHTEN/PERFEKTIONISTISCHEN LEISTUNGSANSPRÜCHE.**

Ich plane für eine Aufgabe eine realistische Zeitspanne ein und beende die Aufgabe dann auch, wenn ich das Ergebnis noch nicht für 100 Prozent perfekt halte.
Ich versuche, gut gut genug sein zu lassen!

Ab sofort.

Ich mache die Erfahrung, dass gut meist gut genug ist, und kann dadurch mit sehr viel weniger Stress meiner Arbeit nachgehen.
Ich kann mit meinen typischen Standard-Stresssituationen gelassener umgehen.

☐ **ICH VERSUCHE, NEUE ANFORDERUNGEN ODER AUFGABEN ALS LOHNENDE HERAUSFORDERUNG STATT ALS BEDROHUNG ANZUSEHEN.**

Bei der nächsten mir zugetragenen oder anfallenden Aufgabe versuche ich, mich auf die Chancen und positiven Möglichkeiten zu konzentrieren.

Ab sofort und dauerhaft.

Stressreduktion, Erweiterung der persönlichen Möglichkeiten, neue Erfolgserlebnisse.

☐ **ICH KONZENTRIERE MICH AUF DIE VIELEN POSITIVEN DINGE IN MEINEM LEBEN UND ENTWICKLE DANKBARKEIT DAFÜR.**

Ich beginne, ein Dankbarkeitstagebuch zu führen, und trainiere damit meine dankbare Grundeinstellung.

Ab sofort und unbegrenzt.

Mehr Freude am Leben.

☐ **ICH AKZEPTIERE DINGE, DIE ICH NICHT ÄNDERN KANN.**

Im Verkehrsstau rege ich mich nicht auf, sondern nutze die Zeit, mich mit meiner Lieblingsmusik zu entspannen etc.
Ich plane Unerwartetes und Unerfreuliches fest mit ein und akzeptiere es als zum Leben gehörend.

Ab sofort und unbegrenzt.

Stau: Ich lasse Stress erst gar nicht entstehen und komme entspannt ans Ziel.
Unerwartetes akzeptieren: Ich reibe mich weniger an Dingen auf, die ich nicht ändern kann, und konzentriere mich lieber auf das, was in meiner Macht liegt.

☐ **ICH LERNE, ÜBERZOGENE ERWARTUNGEN ABZULEGEN.**

Ich erwarte von meinen Mitmenschen keine speziellen Verhaltensweisen und akzeptiere Realitäten.

Ab sofort und unbegrenzt.

Ich bin weniger häufig enttäuscht, wenn überzogene Erwartungen nicht erfüllt werden.
Ich freue mich über unerwartete Reaktionen.

☐ **ICH BESINNE MICH AUF MEINE STÄRKEN.**

Bei Problemen erinnere ich mich an ähnliche Situationen zurück, in denen ich die Aufgabe gemeistert habe.

Ab sofort und unbegrenzt.

Ich stärke das Vertrauen in meine Fähigkeiten.

☐ **ICH ÜBERWINDE MEINE ANGST VOR MISSERFOLGEN UND SCHEITERN.**

Ich akzeptiere, dass Rückschläge zum Erfolg dazugehören, und versuche, aus ihnen zu lernen.

Ab sofort und unbegrenzt.

Ich kann mehr Neues ausprobieren und meine Kreativität besser zum Einsatz bringen, da ich den Misserfolg nicht mehr so fürchte.

☐ **ICH VERBESSERE MEINEN UMGANG MIT DEM STRESS.**

Ich besuche einen Kurs zum Stressmanagement (zum Beispiel an der Volkshochschule, von der Krankenkasse, Online-Programme).

Ich erkundige mich über passende Angebote innerhalb der nächsten zwei Wochen bis zum ______________ (Datum eintragen) und beginne zum nächstmöglichen Zeitpunkt.

Ich lerne, Stress auf allen drei Ebenen von »Stresskompetenzen« zu reduzieren, und gehe glücklicher und entspannter durchs Leben.

☐ **WEITERE ZIELE – WERDEN SIE KREATIV!**

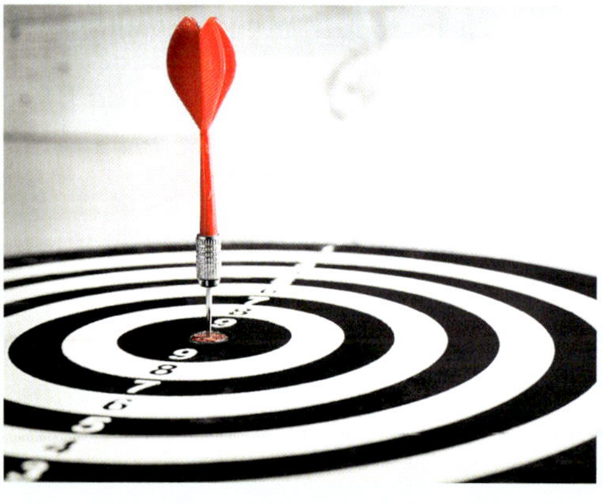

MEIN »REGENERATIVES« STRESS-MANAGEMENT: RUHE- UND KRAFTPOLE (BEISPIELE)

☐ **ICH ERLERNE EIN ENTSPANNUNGSVERFAHREN.**

Ich erkundige mich im Internet und/oder bei meiner Krankenkasse über passende Kurse (autogenes Training, progressive Muskelrelaxation, Pilates etc.).
Ich melde mich an und mache regelmäßig mit – inklusive meiner täglichen Übungen zu Hause.

Ich melde mich innerhalb der nächsten zwei Wochen bis zum ______________ (Datum eintragen) beim Kurs ______________ an, übe die Techniken regelmäßig zu Hause und integriere die erlernten Techniken in meinen Alltag.

Ich fühle mich im Alltag ruhiger, entspannter, weniger getrieben und geerdeter.
Meine Stresssymptome nehmen ab.
Ich schlafe besser.

☐ **ICH LERNE YOGA.**

Ich mache einen Yogakurs in der Yogaschule bei mir an der Ecke.

Ich melde mich bis zum ______________ (Datum eintragen) an, probiere es dann für mindestens drei Monate aus und schaue, ob es mir guttut.

Es macht mir Spaß.
Ich fühle mich danach immer herrlich entspannt und befreit.

☐ ICH LERNE ZU MEDITIEREN.

Ich mache einen Meditationskurs in der Volkshochschule und übe täglich zu meditieren.

Ich melde mich bis zum ________________ (Datum eintragen) an, probiere es dann für mindestens drei Monate aus und schaue, ob es mir guttut.

Ich lerne zu meditieren und integriere die Meditationen in meinen Tagesablauf.

☐ ICH GEHE REGELMÄSSIG JOGGEN.

Montags, mittwochs und freitags gehe ich direkt nach der Arbeit 45 Minuten im Stadtpark joggen.
Ich schließe mich einer »easy runners«-Laufgruppe an.

Ab sofort.

Ich fühle, wie mein allgemeines Stresslevel abfällt.
Ich fühle mich fit und entspannter.
Ich bin deutlich besser drauf.

☐ ICH GRÜNDE EINE SAUNA- ODER WELLNESS-GRUPPE BZW. SCHLIESSE MICH IHR AN.

Ich erkundige mich, wer von meinen Freunden Interesse hat.

Ab sofort und dann ___-mal (zum Beispiel 1-mal) pro Woche.

Ich fühle mich entspannter und erholter.

☐ ICH MELDE MICH IN EINEM SPORTVEREIN ODER SPORTSTUDIO AN ODER MACHE EINEN TANZKURS (ZUMBA?!).

Ich erkundige mich nach den Möglichkeiten, probiere Verschiedenes aus und melde mich dann bis zum ________________ (Datum eintragen) an.

Innerhalb der nächsten ___ (zum Beispiel vier) Wochen bis zum ________________ (Datum eintragen).

Ich habe wieder Spaß an der Bewegung, auch mit anderen Menschen, und stabilisiere mein Gewicht.
Ich fühle mich wohler und fitter.

☐ ICH PFLEGE EIN NEUES, ERFÜLLENDES HOBBY.

Beispiel: Ich lerne, asiatisch zu kochen in der Kochschule im Nachbarbezirk.

Ich erkundige mich nach den Kursen im Internet und buche bis zum ________________ (Datum eintragen) den nächsten verfügbaren, passenden Kurs.

Ich habe wieder mehr Spaß am Kochen.
Ich habe fünf leckere und gesunde neue Rezepte erlernt, die ich jetzt regelmäßig koche und genieße.

- [ ] **ICH LEGE »QUALITÄTSZEITEN« FEST UND VERTEIDIGE DIESE.**

Ich reserviere mir einen Wochentag, den ______________ (etwa Sonntag), an dem ich in keiner Form arbeite und mich nur mit schönen und inspirierenden Dingen beschäftige.

Ab sofort und lebenslang.

Ich spüre Lebenszufriedenheit, wenn ich mich mit meinen vielen anderen Interessen beschäftigen kann.

- [ ] **ICH PFLEGE MEINE SOZIALEN KONTAKTE UND MEINE BEZIEHUNGEN.**

Folgende Abende sind für kulturelle Aktionen mit meiner Partnerin/meinem Partner, mit Freunden etc. reserviert: ______________________________

____

Ab sofort und lebenslang.

Ich habe Spaß und emotionalen Rückhalt in meinem Freundeskreis.

- [ ] **WEITERE WOHLFÜHL- UND ENTSPANNUNGSZIELE – WERDEN SIE KREATIV!**

MEINE LEBENS- UND ENTWICKLUNGSZIELE

- [ ] **LERNEN**

Folgende Fähigkeiten möchte ich erlernen (zum Beispiel Gitarre spielen, kochen, Spanisch sprechen etc.; bitte eintragen!): ______________________

____

Ich erkundige mich nach Kursen oder Lehrern und buche den nächsten verfügbaren, passenden Kurs bis zum ______________ (Datum eintragen).

Ich habe Spaß am Lernen und meinen neuen Fähigkeiten.

- [ ] **ENTDECKEN/ERLEBEN**

Das will ich auf jeden Fall erkunden und erleben (Südostasien-Expedition, Segeltörn etc.; bitte eintragen!):

____

Beginn der Planungen: ab sofort.
Aktion bis zum ______________
(Datum eintragen).

Ich empfinde schon beim Planen Vorfreude.
Wenn es so weit ist: Ich sammle unvergessliche Momente.

☐ **SICH EINBRINGEN, ETWAS MITGESTALTEN**

Folgende Organisationen, Menschen, Vereine möchte ich mit meinem persönlichen Engagement unterstützen (zum Beispiel die örtlichen Lesepaten, freiwillige Feuerwehr, Kindernothilfe, Tierschutzverein, Ärzte ohne Grenzen, eine politische Bewegung etc.; bitte eintragen!): ______________________ ______________

Nach einer Erkundigungsphase von zwei Wochen lege ich los, bis zum ________________ (Datum eintragen).

Ich genieße das tolle Gefühl, gebraucht zu werden und einen Unterschied im Leben anderer zu machen.

☐ **ENTWICKELN**

Ich möchte mich (zum Beispiel beruflich) weiterentwickeln/umorientieren; ich erkundige mich daher nach Perspektiven und Alternativen sowie nach Fort- und Weiterbildungsmöglichkeiten.

Innerhalb der nächsten zwei Monate mache ich einen Termin zu einer beruflichen Coaching-Beratung, bis zum ________________ (Datum eintragen). Ich unterhalte mich mit Kollegen aus der entsprechenden Branche.

Ich habe eine Arbeit, in der ich meine Talente und meine Kreativität bestmöglich zur Geltung bringen kann, die mich erfüllt und mir Freude schenkt.

☐ **BEZIEHUNGEN UND EMOTIONALES**

Ich möchte wieder mehr Liebe und Geborgenheit in meinen sozialen Beziehungen erfahren und setze es folgendermaßen um (zum Beispiel plane ich einen langen gemeinsamen Urlaub, ich mache eine Paartherapie, ich bringe mich in sozialen Aktivitäten ein etc.; bitte eintragen!): ________ ____________________________

Ich rede mit ______________ (Namen eintragen), und wir buchen bis zum ________________ (Datum eintragen) einen gemeinsamen Urlaub.
Ich rede mit ______________ und wir beginnen ein Paar-Coaching am ________________ (Datum eintragen).

Ich erfahre wieder emotionale Wärme und entkomme meiner Einsamkeit.

☐ **WEITERE LEBENS- UND ENTWICKLUNGSZIELE – WERDEN SIE KREATIV!**

BÜCHER, DIE WEITERHELFEN

Carlson, Richard: *Don't sweat the small stuff … and it's all small stuff.* Hyperion (in englischer Sprache)

Kaluza, Gert: *Gelassen und sicher im Stress.* Springer

Lown, Samuel: *Die verlorene Kunst des Heilens. Anleitung zum Umdenken.* Suhrkamp

Ornish, Dean: *Revolution in der Herztherapie.* Lüchow.
Dort findet sich auf Seite 311 der auf Seite 117 des vorliegenden Buches zitierte Satz.

Schnabel, Erich: *Muße – Vom Glück des Nichtstuns.* Pantheon

AUS DEM GRÄFE UND UNZER VERLAG

Grasberger, Delia: *Autogenes Training (mit CD).*

Hainbuch, Friedrich: *Progressive Muskelentspannung (mit CD).*

Mannschatz, Marie: *Meditation (mit CD).*

Pölt, Andrea: *Die richtige Ernährung bei Bluthochdruck, Übergewicht, Diabetes, Gicht und Cholesterin.*

IM TEXT ERWÄHNTE STUDIEN

Lyon Diet Heart Study.
Benefits of a Mediterranean-Style, National Cholesterol Education Program/American Heart Association Step I Dietary Pattern on Cardiovascular Disease
Penny Kris-Etherton, Robert H. Eckel, Barbara V. Howard, Sachiko St. Jeor, Terry L. Bazzarre
https://doi.org/10.1161/01.CIR.103.13.1823
Circulation. 2001;103:1823-1825, Originally published April 3, 2001
Interheart Studie.
Effect of potentially modifiable risk factors associated with myocardial infarction in 52 countries
S. Yusuf, S. Hawken, S. Ôunpuu, T. Dans, A. Avezum, F. Lanas, M. McQueen, A. Budaj, P. Pais, J. Varigos, L. Lisheng
Lancet 2004; 364
Association of Animal and Plant Protein Intake With All-Cause and Cause-Specific Mortality.
Song, M. et al.
JAMA Intern Med. 2016 Oct 1; 176(10): 1453-1463.
Sexual activity and cardiovascular disease: a scientific statement from the American Heart Association.
Levine, GN et al.
Circulation. 2012 Feb 28;125(8):1058-72. doi:
Sex für Herzpatienten selten gefährlich.
Ärzteblatt online Freitag, 20. Januar 2012
https://www.aerzteblatt.de/nachrichten/48841
rme/aerzteblatt.de
A double-blind, parallel-group study of amlodipine versus long-acting nitrate in the managementof elderly patients with stable angina.
Hall R., Chong C.
Cardiology. 2001; 96(2):72–7.
The influence of partner's behavior on health behavior change: the English Longitudinal Study of Ageing.

Jackson SE1, Steptoe A2, Wardle J1.
JAMA Intern Med. 2015 Mar;175(3):385–92.
Association between sauna bathing and fatal cardiovascular and all-cause mortality events.
Laukkanen T1, Khan H2, Zaccardi F3, Laukkanen JA1.
JAMA Intern Med. 2015 Apr;175(4):542-8
Efficacy of water preloading before main meals as a strategy for weight loss in primary care patients with obesity: RCT.
Parretti HM1, Aveyard P2, Blannin A3, Clifford SJ1, Coleman SJ3, Roalfe A1, Daley AJ1.
Obesity (Silver Spring). 2015 Sep; 23(9):1785-91. doi: 10.1002/oby.21167. Epub 2015 Aug 3.
Empagliflozin, Cardiovascular Outcomes and Mortality in Type 2 Diabetes.
B. Zinman, M.D., Ch. Wanner, M.D., J. M. Lachin, Sc.D., D. Fitchett, M.D., E. Bluhmki, Ph.D., S. Hantel, Ph.D., M. Mattheus, Dipl. Biomath., T. Devins, Dr.P.H., O. E. Johansen, M.D., Ph.D., H. J. Woerle, M.D., U. C. Broedl, M.D., S. E. Inzucchi, M.D., for the EMPA-REG OUTCOME Investigators
N Engl J Med 2015; 373:2117–2128 November 26, 2015DOI: 10.1056/NEJMoa1504720

ADRESSEN, DIE WEITERHELFEN

Deutsche Gesellschaft zur Bekämpfung von Fettstoffwechselstörungen und ihren Folgeerkrankungen (Lipid-Liga) e. V.
www.lipid-liga.de

Deutsche Herzstiftung
www.herzstiftung.de

Diabetes-Gesellschaften und -Stiftungen
www.deutsche-diabetes-gesellschaft.de
www.oedg.at
www.diabetesstiftung.ch

Ernährungsgesellschaften
www.dge.de
www.oege.at
www.sge-ssn.ch

Ornish Lifestyle Medicine
www.ornish.com

Stiftung Deutsche Schlaganfall-Hilfe
www.schlaganfall-hilfe.de

Österreichischer Herzverband
www.herzverband.at

Schweizerische Herzstiftung
www.swissheart.ch

DIE INTERNET-PRÄSENZ DES AUTORS

Viele weiterführende Informationen und ansprechende Videoclips finden Sie hier:
www.dr-heart.de
www.youtube.com/c/DrHeart-tv
www.facebook.com/Dr.Waller.Heart/

ENGAGIEREN SIE SICH …

www.ehrenamt-deutschland.org/berlin/
www.drk.de/mitwirken/ehrenamt/
www.bamf.de/DE/Willkommen/Integrationsprojekte/Engagement/engagement-node.html

REGISTER

IMPRESSUM

Projektleitung: Monika Rolle
Lektorat: Irmela Sommer
Bildredaktion: Henrike Schechter
Umschlaggestaltung und Layout: Anzinger & Rasp, München
Herstellung: Susanne Mühldorfer
Satz: Christopher Hammond
Reproduktion: medienprinzen, München
Druck und Bindung: F & W Druck- und Medienzentrum, Kienberg

Printed in Germany

ISBN 978-3-8338-6142-0

1. Auflage 2017

Die GU-Homepage finden Sie unter www.gu.de

www.facebook.com/gu.verlag

BILDNACHWEIS

Fotoproduktion: Manuel Ringlstetter
Illustrationen: Claudia Lieb
Weitere Abbildungen: ddp images: S. 90. dpa: S. 72. Getty: S. 18, 40, 81, 123. GU: S. 97 (Mona Binner), 108 (Maria Brinkop). istockphoto: S. 32, 58, 101. Masterfile: S. 54. Mauritius: S. 34 unten, 60, 66. Shutterstock: S. 104, 146, 152. Stockfood: S. 93. Stocksy: S. 82, 116. Waller: S. 21.

Syndication: www.seasons.agency

WICHTIGER HINWEIS

Die Gedanken, Methoden und Anregungen in diesem Buch stellen die Meinung bzw. Erfahrung des Verfassers dar. Sie wurden vom Autor nach bestem Wissen erstellt und mit größtmöglicher Sorgfalt geprüft. Sie bieten jedoch keinen Ersatz für persönlichen kompetenten medizinischen Rat. Jede Leserin, jeder Leser ist für das eigene Tun und Lassen auch weiterhin selbst verantwortlich. Weder Autoren noch Verlag können für eventuelle Nachteile oder Schäden, die aus den im Buch gegebenen praktischen Hinweisen resultieren, eine Haftung übernehmen.

Liebe Leserin, lieber Leser,

haben wir Ihre Erwartungen erfüllt? Sind Sie mit diesem Buch zufrieden? Haben Sie weitere Fragen zu diesem Thema? Wir freuen uns auf Ihre Rückmeldung, auf Lob, Kritik und Anregungen, damit wir für Sie immer besser werden können.

GRÄFE UND UNZER Verlag
Leserservice
Postfach 86 03 13
81630 München
E-Mail:
leserservice@graefe-und-unzer.de

Telefon: 00800 / 72 37 33 33*
Telefax: 00800 / 50 12 05 44*
Mo–Do: 9.00 – 17.00 Uhr
Fr: 9.00 – 16.00 Uhr
(gebührenfrei in D, A, CH)*

Ihr GRÄFE UND UNZER Verlag
Der erste Ratgeberverlag – seit 1722.

UMWELTHINWEIS

Dieses Buch wurde auf PEFC-zertifiziertem Papier aus nachhaltiger Waldwirtschaft gedruckt.

GRÄFE UND UNZER
Ein Unternehmen der
GANSKE VERLAGSGRUPPE